神経心理学コレクション

シリーズ編集
山鳥 重
彦坂 興秀
河村 満
田邊 敬貴

手

THE HAND, ITS MECHANISM AND VITAL ENDOWMENTS, AS EVINCING DESIGN
SIR CHARLES BELL, K.G.H.

チャールズ・ベル

岡本 保 訳
富坂診療所神経内科

医学書院

表紙絵　説明

表紙絵の作製ならびに本文中の図版の構成は木村政司による。

手〈神経心理学コレクション〉

発　行　2005年 5月15日　第1版第1刷ⓒ
　　　　2010年12月15日　第1版第2刷
著　者　チャールズ・ベル
訳　者　岡本　保（おかもと　たもつ）
発行者　株式会社　医学書院
　　　　代表取締役　金原　優
　　　　〒113-8719　東京都文京区本郷1-28-23
　　　　電話 03-3817-5600（社内案内）
印刷・製本　三美印刷

本書の複製権・翻訳権・上映権・譲渡権・公衆送信権（送信可能化権を含む）
は㈱医学書院が保有します．

ISBN 978-4-260-11900-9

JCOPY〈㈳出版者著作権管理機構　委託出版物〉
本書の無断複写は著作権法上での例外を除き禁じられています．
複写される場合は，そのつど事前に，㈳出版者著作権管理機構
（電話 03-3513-6969，FAX 03-3513-6979，info@jcopy.or.jp）の
許諾を得てください．

The human hand is so beautifully formed, it has so fine a sensibility, that sensibility governs its motions so correctly, every effort of the will is answered so instantly, as if the hand itself were the seat of that will ; its actions are so powerful, so free, and yet so delicate, that it seems to possess a quality instinct in itself, and there is no thought of its complexity as an instrument, or of the relations which make it subservient to the mind ; we use it as we draw our breath, unconsciously, and have lost all recollection of the feeble and ill-directed efforts of its first exercise, by which it has been perfected.

(Charles Bell, 第 I 章 9 頁参照)

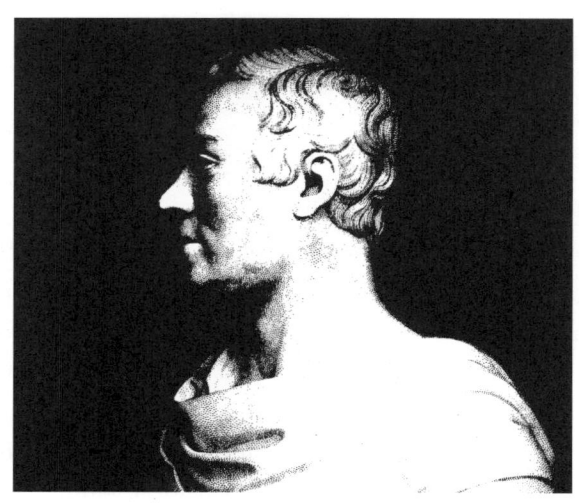

(1774-1842)

　スコットランドの解剖学者，外科医，芸術家。1804年ロンドンへ行き，1835年エジンバラ大外科教授として戻った。彼の多くの発見の一部は，ラコルニャとワーテルローの戦いにおける負傷者の治療を通じてなされた。非常に人間性に富み，当代の指導的解剖学者と認められた。1821年に顔面神経麻痺を記載し，後に筋強直症と偽性肥大性筋ジストロフィーを報告した。脊髄前根を切断した際に筋の攣縮のみが起こることを確認したが，前根は運動と感覚の両インパルスを伝えると考えた。後根の切断で痛み感覚の消失することに気づいていたが，無意識感覚(位置覚)の経路が後根を通り小脳に達すると考えた。1822年 Magendie が後根の一般的な感覚機能を証明し，ベルは全面的に同意した。ベルはまた，三叉神経が運動・感覚の両機能を有することを認めた。また，長胸神経を同定し，初めて第「六」感覚，すなわち筋肉や関節の運動感覚の存在を提唱した。これら多くの解剖学的発見は，彼の著作 "The Anatomy of the Body"(1802)あるいは "The Nervous System of the Human Body"(1830)として出版されている。彼の魅力ある人格のため，ウスターシャーのハロー教会付属墓地の墓碑銘には次のように記されている。

　「チャールズ・ベル卿に捧げる記念碑――彼は，比類なき聡明と忍耐と成功をもって，われわれの死すべき肉体の驚異的な構造を明らかにした。

　しかのみならず，彼は，彼の偉大な発見を謙虚に受けとめたが，それらは，彼自身と諸々に，全能の神の限りなき英知と語りつくせぬ神聖さを印象づけた」。W. P. Pryse-Phillps(『臨床神経学辞典』)。

訳者序

　本書は1833年にロンドンで出版されたチャールズ・ベル(Sir Charles Bell K.G.H.)の『ブリッジウォーター叢書』に収められた"THE HAND-Its mechanism and vital endowments, as evincing design(ロンドンのWilliam Pickering社)"の全訳である。1750年代に，リヴァプールとマンチェスター間の運河開削に貢献したフランシス・エジャートン(Francis Egerton, 1736-1803)という名の公爵がいた。その甥が後を継ぎ，第7代のブリッジウォーター伯爵となった。その息子が第8代，ブリッジウォーター伯爵フランシス・エジャートン(Francis Henry Egerton, Eighth Earl of Bridgewater, 1756-1829)である。1825年2月の彼の遺言に沿って，「創造に見られる神の英知」を証明するために8,000ポンドを見込み，8名の適切な論者を英国王立協会長が選定し，執筆を依頼することになった。

　エジャートン死去(1829)後，数年の間に著作が順次計画通り刊行された。『創造に示される神の力と英知と善を説くためのブリッジウォーター叢書』と呼ばれるものがそれである。8名の筆者は自然科学の諸分野にわたっている。『ブリッジウォーター叢書』の着想は，ウィリアム・ペイリー(William Paley, 1743-1805)の『自然神学，すなわち神の存在とその属性の証明』(1802)に基づいているとされる。

　チャールズ・ベル(1774-1842)の『手』は，この『ブリッジウォーター叢書』第四巻であり，初版以来，1896年までに数版を重ねた。

　ベルは本書の中で，手を人間にだけ与えられた道具と考えた。ガレノス(130-200)を引用し，「野獣の自然の鎧を身につけていたとしたら，人間は道具を使って働くこともなく，胸当てで自らを守ることもなく，剣や槍を作ることも乗馬用の手綱を考案したりライオンを狩ることもなかったであ

ろう。また，平和を守ったり笛や竪琴を作ったり，家を建てたり，祭壇を設けたり，法律を定めたり，文字や手の巧妙さを通して古代の知恵と交わり，プラトンやアリストテレス，ヒポクラテスと語り合うこともなかったであろう」と述べている（本文第 2 章，12 頁）。

さらに，ベルはこれを進めて，次のように述べている。

「人間の手は極めて美しく形作られており，非常に繊細で，それによって動きを調節し，どんな意志にも反応するので，手自体がそうした意志の座であるかのようである。

手を使っていてもそれに気づかないこと，それ自体がまさにこの道具の完成ではなかろうか。」（本文第 1 章，9 頁）。

ベルは比較解剖学的見地から，初めにヒトの手から魚のヒレに至るまで骨の構造を研究した後，腕と手の筋肉の働きを追究し感覚論を展開する。ベルは傑出した解剖生理学者であり，外科医でもあった立場から現象を忠実に記述する科学者であるが，『ブリッジウォーター叢書』の趣旨に合致するような創造主義者でもあった。そのため，現代的視点からみると本論はダーウィンの進化論と創造主義の間を行き来し，一体ベルはどちらの説を支持しているのか，時に解釈不明なことが多々ある。

人間の「表情」に関して科学的に研究した最初の人物であるベル（神経心理学コレクション『表情を解剖する』医学書院，2001 年）であったように，手を科学的に最初に検討したのもベルである。中でも現代まで重要な概念として命脈を保つ研究としては，筋緊張と拮抗筋（第 4 章），ベルが第 6 感覚と名づけた筋感覚（9 章），能動的触覚と受動的感覚の所説（7，9 章）があり，幻肢の最初の医学的記載（9 章）もあげられよう。ベルはまた終章「手と眼」の中で，眼が外界と自己の関係を測定し，表情の主役を果たすのに対して，手は感覚と運動の融合により，環境を探る眼の役割を補助すると同時に「表情」にとって重要で精緻な道具であることを示した。

人間が「道具を使うサル」であることは，直立歩行して手が自由になり「工作人」（homo faber）と言われ手先が器用になったことでも知られるが，

手が人間にとって決定的な意味をもち，日常生活や芸術など，さまざまな営みに欠かせない至高のものであることが，ベルの文章から感じられるであろう。本文中にみられる見事な素描はすべてベル自身のスケッチである。

なお原文は19世紀の装飾的な文体であり，従属節が多く一文が長くなっている。さらに博物学や天文学，地質学の状況と当時の時代背景や諸科学の動向が正確に読み取りにくいところもあった。そのため訳注を多くして内容をわかりやすくし，原文にはない見出しも多く挿入した。

翻訳にあたっては長野敬氏に御教示をいただいた。また「動物の分類」の章を校訂をお願いした。ここに厚く感謝申し上げる。

また，手を多面的に理解できるよう，巻末には附録として「手の言葉抄」や「手の症候学」などを入れて読者の理解に役立つようにした。

本書の翻訳の機会を与えてくださった昭和大学の河村満教授，本書の実現を許可してくださった『神経心理学コレクション』編者の先生方に深謝し上げる。

最後になるが，企画構成に関して終始労を惜しまれず訳者を支えてくださった医学書院書籍編集部の樋口覚，制作部の川口純子，武田誠の各氏に深謝の意を表したい。

2005年4月

岡本　保

序

　ある主張をしなければならない場合，それが偏見によるものではなく，自然な感情の表明であると知っていれば，人はその意見にいっそう容易に耳を傾けるだろう。以下の考察は，『ブリッジウォーター叢書』訳注 を書く機会によって暗示されたものではなく，以前から他の対象に向けられてきた研究の過程で生まれたものである。一解剖学の教師として，科学がもたらす多大な貢献を意識しながら，教授から専門的教育の必要事項全体を学ぶ学生の心に感銘を及ぼすことのできる証拠を彼らの前に提示する機会を見逃すなどということはありえない。こうして自然と私は本文中に見出されるように一連の考察に没頭するようになったのである。

　1813年の昔のことであるが，ケンジントン教区牧師であった故レンネル氏が私の講義に出席し，私が生理学に関するイギリス学派の原則を厳守し，フランスの哲学者や生理学者が「組織化」(organization)と名付けた生命は単なる部分の活動とその組み合わせの物質的結果にすぎないとする考えの不毛さを証明することに従事していると気づいた。

　この紳士はこれは論ずるに値するテーマであると思い，「キリスト教主唱者」注 という役職の中でこの問題を取り扱うことになった。このことは，周囲の若者らに対する義務感から，私がその発表の必要を感じ，そしてレンネル氏がたまたま聞き知った意向と見解が，一連の研究から自然に

注）ケンブリッジ大学での役職

訳注）『ブリッジウォーター叢書』Earl of Bridgewater, Francis Henry. 1829年没。ペイリー(1743-1805)の自然神学(1802)に啓発され，生前の意思により1825年に遺産を自然における創造主の英知の現れを研究する学問（自然神学）の普及書の出版にあてることにし，英国王立協会の会長が最初の人選をし，そのひとりにベルが選ばれた。叢書は八巻から構成され，ベルの『手』は第IV巻に相当する。

生じてきたものであることを読者に示すことになろう。

　私が『動物の機構』と題する論文^{訳注1)}を書いたのは，大法官の求めによるものだった。おそらくこの論文で触れた主題の重要性を私が感じているという信念から，閣下はペイリー博士が著した『自然神学』を例証することにより，私が閣下に協力するという身に余まる栄誉を与えられたのである。

　この要請がとりわけ重要であったのは，私が到達した結論が，職業上の特殊な感覚による偶然的な暗示や，熱狂に陥りやすい独りよがりの研究でなく，ブルーハム卿^{訳注2)}の力強い男性的な精神が同一の目標に対して向けられていたことを示す点であった。すなわち彼が初期には科学の追求で成功を治めることで抜きん出ると同時に，彼の高い身分の最も困難で活動的な任務につきながら，科学への興味を決して忘れず，そうした意見を奨励し共有した点である。

　自然界には設計（デザイン）と慈悲が至るところ，目に見えて存在しているということを支持することから私は書きはじめたが，筆が進むにつれ，初期の計画より巧妙にこうした見解の証拠を順序立てて述べることができた。

　私が公衆の面前に出ることの不利な立場を隠しておくことはできない。それは少しばかり専門外の著書であるということと，その学問と同様，文体の古典的な洗練さを有する同僚に比べて，著者が見劣りすることに関係している^{訳注3)}。早期から常に私が解剖学の研究は，その利益と有効性に

訳注1)　『動物の機構』は「動物の形態にみられる設計の証明」という副題で1828年にロンドンで出版された。ペイリーの言う「設計」（design）は本書のキーワードである。

訳注2)　ブルーハム卿　1778年英国に生まれ，14歳でエジンバラ大学に入学。最初は科学と数学，後に法律を研究した。革新的政治意見を持ち社会改革に関する論文も著している。ペイリー博士による『自然神学』に関するコメントはベルとブルーハム卿の協力による。

訳注3)　ベルの同僚が哲学・神学など文学的素養の高い専門家であるのに対し，ベルは科学者（解剖・外科学）であることで，文体の洗練さの点で劣ることを言っている。

関し他のあらゆる学問に先んじているという感覚(正しくても,間違っていても)を持って研究してきたことを忘れないよう読者にお願いしたい。こうした解剖学への情熱のためもあって,私が置かれた名誉ある人間関係の中で,よい手助けとなったかもしれない他領域の学識に注意を払うことはしなかった。活発な専門職的日常で発生する考えは,大学の学究的なゆったりした時間の産物とは常に対照的であることを私ほど強く感じたものはない。

　私は,後の英国王立協会会長ディヴィス・ギルバート氏[訳注]が大変興味深い課題を与えてくださったことに感謝する。私はこの仕事にとりかかった際,このテーマについて研究する喜びだけを考えて,特殊な状況で企画された「偉大な論拠」の一部をなす本論から,国民が一体何を引き出すことを期待できるのかについて,あまり考えることはしなかった。

訳注) ディヴィス・ギルバート　1827-1830年,英国王立協会会長,1839年没。さまざまな領域の8人を『ブリッジウォーター叢書』の著者に選出した。

目次

第 1 章　人間の手　序説 ——————————— 1
　設計と身体感覚 ……………………………… 2
　動物構造の研究 ……………………………… 2
　人体の機構 …………………………………… 3
　重力と引力 …………………………………… 3
　視覚と光 ……………………………………… 4
　複雑な人体の構造 …………………………… 5
　生命への準備と神の慈愛 …………………… 6
　複雑で美しい人の手 ………………………… 8

第 2 章　地球の変化と生物の適応 ——————— 11
　人間にだけ与えられた道具 ………………… 12
　道具の使用と人間 …………………………… 12
　手の骨格と全身 ……………………………… 12
　生命と呼吸 …………………………………… 14
　脊椎動物の骨格 ……………………………… 15
　絶滅した動物とその化石 …………………… 16
　動物の適応 …………………………………… 17
　ナマケモノは不完全か？ …………………… 18
　カメレオン …………………………………… 20
　緩慢な動きを必要とする動物 ……………… 21
　「怪物」は失敗作か？ ………………………… 22
　博物学と古代の地球環境 …………………… 22
　自然の変革と人間の誕生 …………………… 24
　地質学者の研究 ……………………………… 24
　崇高な創造 …………………………………… 25
　人間の優位性と知能 ………………………… 26
　環境に適応した構造の変化 ………………… 27

第3章　手の比較解剖学 ── 29
 手の解剖学的基盤 ……………………………… 30
 肩 ………………………………………………… 30
 肩の骨 …………………………………………… 32
 鎖骨 ……………………………………………… 33
 肩甲骨 …………………………………………… 36
 上腕骨 …………………………………………… 47
 橈骨と尺骨 ……………………………………… 57
 末梢骨 …………………………………………… 60
 人間の手 ………………………………………… 74

第4章　筋肉，その優秀な機械装置 ── 79
 筋肉 ……………………………………………… 80
 腕の筋肉とその作用 …………………………… 80
 機械装置としての筋肉 ………………………… 81
 筋肉と機械装置との比較 ……………………… 82
 速度と力の変換 ………………………………… 83
 腕力と速度の相互交換 ………………………… 83
 機械より優れた筋肉 …………………………… 85
 ライオンの前肢 ………………………………… 85
 筋肉の比較解剖学 ……………………………… 87
 右手と右足の優位性 …………………………… 88

第5章　手の代行器官 ── 91
 吸着する魚(ナガコバン) ……………………… 92
 歩く魚(ハーレクィンアンコウ) ……………… 93
 木に登る魚(ペルカ・スカンデンス) ………… 94
 第Ⅴ脳神経(感覚神経の動き) ………………… 96

第6章　器官の比較解剖学 ── 99
 包括的生物システム …………………………… 100
 昆虫の肢の適応 ………………………………… 100
 あらゆる動物は同一要素からなる？ ………… 101

肋骨の欠如（カエル目） …………………………………102
　　鳥の耳は不完全か？ ………………………………………103
　　器官は必要性に適合する（鳥の嘴） ……………………104
　　骨の数は変化する（ヒレと手） …………………………105
　　神の意志の発現と適合 ……………………………………106
　　胎児の発達過程と器官形成 ………………………………107
　　飛ぶための準備 ……………………………………………108
　　神によって定められた変化 ………………………………108

第7章　痛覚の働き ——————————————— 111
　　手の触覚の優位 ……………………………………………112
　　一般感覚 ……………………………………………………112
　　視神経は痛みを感じない …………………………………113
　　皮膚が痛みに鋭敏な理由 …………………………………114
　　皮膚感覚と内部器官 ………………………………………115
　　身体の防衛装置としての痛み ……………………………116
　　熱に対する感覚 ……………………………………………117
　　脳には感覚がない …………………………………………118
　　眼を保護する特殊な感覚 …………………………………119
　　眼と心臓 ……………………………………………………121
　　痛みの必然性 ………………………………………………122
　　痛みは快楽に優る …………………………………………123

第8章　触覚と一般感覚 ——————————————— 125
　　感覚印象と心中の観念 ……………………………………126
　　五感の働き …………………………………………………127
　　振動説の誤謬 ………………………………………………128
　　皮膚感覚と触覚 ……………………………………………129
　　触覚と他の感覚組織 ………………………………………130
　　嗅覚と味覚 …………………………………………………131
　　表皮と触覚 …………………………………………………132
　　ヒヅメ ………………………………………………………133
　　歯 ……………………………………………………………134

触覚器官の特徴 …………………………………………………135

第9章　筋感覚と触覚 ── 137
　　幼児の感覚印象と触覚 …………………………………………138
　　転倒に対する幼児の恐怖 ………………………………………139
　　第六感覚と触覚 …………………………………………………139
　　手足の感覚 ………………………………………………………142
　　失なった腕の感覚 ………………………………………………142
　　各種動物の感覚の比較 …………………………………………143
　　嗅覚の感覚印象 …………………………………………………145
　　筋感覚から生じる快楽 …………………………………………146

第10章　人類の進歩と手の力 ── 149
　　人間に手が与えられた理由 ……………………………………150
　　動物の道具と習性 ………………………………………………151
　　本能（アリゲーターの仔） ……………………………………152
　　手と全体の複雑な関係 …………………………………………153
　　発声器官による例証 ……………………………………………154
　　手の豊かな表現 …………………………………………………156
　　博物学者ビュフォンの主張 ……………………………………156
　　動物の構造と元素の関連 ………………………………………158
　　自然の変革と創造の過程 ………………………………………159
　　人間にのみ賦与された能力 ……………………………………161
　　広大な宇宙と人間の存在 ………………………………………161
　　知識の弊害 ………………………………………………………163
　　人類の進歩と手の力 ……………………………………………164

終章　手と眼―動物と人間の比較解剖学 ── 167
　　動物身体の固形構造 ……………………………………………168
　　下等動物における骨格の代用品 ………………………………168
　　骨と骨格の機械的特性 …………………………………………171
　　安全装置としての骨 ……………………………………………172
　　骨の多様性 ………………………………………………………173

骨の密度と修復能力 ……………………………175
　　巨大動物の骨 ……………………………………175
　　関節による連結 …………………………………176
　　筋力と柔軟性 ……………………………………177
　　順応と形態の変化 ………………………………178
　　頭蓋骨の形態 ……………………………………179
　　ゾウ ………………………………………………181
　　マストドン ………………………………………183
　　オオシカ …………………………………………184
　　キリンの首 ………………………………………185
　　ハイエナの頭蓋骨 ………………………………187
　　種の継続と骨格 …………………………………188
　　カンガルー ………………………………………189
　　骨格の適合 ………………………………………190
　　眼と手の比較 ……………………………………190
　　網膜の構造と感覚 ………………………………191
　　光線を知覚するメカニズム ……………………192
　　視神経は光に感受性を持たない ………………193
　　網膜の感受性 ……………………………………193
　　眼の探索運動 ……………………………………195
　　仮説との矛盾 ……………………………………196
　　眼の筋肉 …………………………………………198
　　生後に獲得される人間の視力 …………………199
　　視覚と身体の経験の関連 ………………………201
　　色彩と陰影効果からみた眼の動き ……………203
　　視神経の疲労と感覚の消失 ……………………203
　　色調の表現とコントラストの効果 ……………205
　　人間の表情と手の表現 …………………………209

動物の分類 ―――――――――――――――― 211

手，その多面的アスペクト ――――――――― 219
　　母子像にみる手 …………………………………220

手の言葉抄 ……………………………………………………222
　　手の症候学 ……………………………………………………229

座談会　表情を読む
　　——チャールズ・ベルとチャールズ・ダーウィンの表情研究
　　　　岡本　保・長野　敬・山鳥　重(司会) ─────── 233
　エジンバラ医学と解剖学者ベル ……………………………………234
　ダーウィンに影響を与えた表情研究 ………………………………235
　神のデザインと『種の起源』 ………………………………………236
　表情の比較解剖学 ……………………………………………………237
　「心」と呼吸 …………………………………………………………240
　イクスプレッションとフレーム ……………………………………242
　古典翻訳の問題点 ……………………………………………………243
　ダーウィンの表情論 …………………………………………………244
　ダーウィンとベル ……………………………………………………246
　「ダーウィン・ウォーズ」—利己的遺伝子 ………………………248
　ハーヴェイの「血液循環論」と表情論 ……………………………252
　ベルの「イタリア紀行」と芸術絵画論 ……………………………253

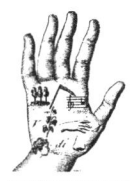

第1章
人間の手 序説

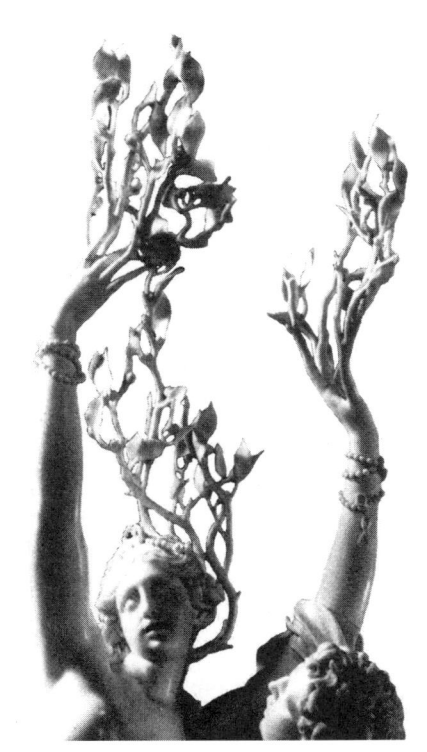

設計と身体感覚

われわれが生物界全体からある対象を選び出し，その性質を詳しく検討すれば，次のような結論に至ることははっきりしている。機械的構造の中には設計（デザイン）が，また生命体としての性質の中には博愛が存在し，善は全体としてその結果だということである。身体感覚は外界の物質の特性と関連があることからみても，その繊細な構造は身体を構成する重要な一部であることがわかるであろう。身体感覚は機械装置としてこの精密な構造を保持できるように非常に精巧に作られているが，それらが一体になっただけでは不十分で，身体を最高の状態に導く，全く別の防御機構が安全を維持するための必要条件である。快楽とは対照的だが，痛みも存在に欠くことができないやはり身体構造の最大の防御機構である。人間に関して言えば，単なる身体的感覚の痛みと快楽（慈善的な意図を持った）によって，われわれは精神の発達と向上を通して前進し，より高い希望を持てるようになる。

このような観点から，手と腕に関する考察を進め，一連の脊椎動物の種類についてその生物の対応部分を比較してみることにする。

最初この主題に関する考察を展開させようと思った時，設計というものを証明するのに貢献し，興味深いその他多数の材料があるように思えたが，例証には際限がなく主題は限りなく枝分かれしていることに気づいた。

動物構造の研究

書名を『手』とし，動物の骨格の強固な構造との関係について書いたことから，私が身体を単なる機械とみなすと考えた人もいるかもしれない。私はその必然性も認めていないし，そのような視点から物事をとらえる危険性も認めてはいない。思考の流れに従い，研究に幅を持たせれば，精神が邪悪な偏見から免れていれば，隠れた危険が存在しているはずはないことを確信しつつ，この研究に大胆に取り組もうと思う。動物の身体の構造と機構の考察から疑いが生じるはずがないのである。

人体の機構

　人体を一個の機械装置としてとらえることによって，自然の結果とは何かについて考え，そのことが人間の創造と自然全体の構図との関連において重要なのか否かについて見てみることにしよう。

　眼の前に重い物を持ち上げる機械があるとする。それもごく単純な車輪と心棒だけである。人はこの機械装置には手の力を増幅する性質があると理解しがちである。しかし，鋭敏な精神の持ち主である青年ならば手の力を増幅できるとは信じまい。機械工が哲学者なら彼はむしろ手の力の増幅作用を疑う精神を賞賛するだろう。哲学者は次のように述べるだろう。地面に打ちこまれた杭(くい)や機械装置を梁に結びつけるネジは固定点で機械の運転中に抵抗し，手の力とさらに手が挙上すべきオモリによって機械が投げ出されないように，抵抗は必要不可欠な状態である。さらに哲学者は言うだろう。車輪を増やしても，誰もが理解できるような単純な梃子(てこ)の原理に由来する運動の法則を変化させることはないと。

重力と引力

　人体をひとつの機械だとみなした時，抵抗部位はどこにあるのだろうか。それらは自らが立っている地面にないのであろうか。身体の重量，それとも地球の引力によるのだろうか。このことはどのような原理によって人が地面に立っているかを問うことになる。引力や重力という用語は即座に，この問いに哲学的につながってゆく。人体に重量と，生物体の構造と，地球自体の大きさに対応した抵抗があることによって，人は地上に立つことができる。ここでは骨格の強度の適応，骨の抵抗性，関節の弾力性や全体の重量に対する筋力を観察する必要はない。われわれの注意は人の住んでいる地球に対する関係に向けられる。

　この問題に関心をもった哲学者は，人間が地球よりも小さな別の惑星に移住したら，あまりに軽すぎて深水の中を歩いて渡るようなものだと述べた。その惑星が地球より大きい場合は，その人体の引力のため四肢に鉛を乗せたように感じるだろう。というよりは，引力があまりにも強いので，

身体器官を破壊し骨ごと砕いてしまうことになるだろう[注)]。

　こうした考え方がどんなに無益であろうと，動物の骨格はわれわれの住んでいる地球としかるべき相関を持って形成されており，材料の強度にたとえられる動物の身体部分は，ちょうど機械装置の車輪と挺子や，それらを支持する足場が機械の力と速度あるいは挙上すべき荷材に関連性があるように，動物の重さに確かに対応していることは間違いない。

視覚と光

　フランス学派の言う動物の機構と組織化は，私の用い方とは別に論じられてきた。それによれば，全能の存在がその意志を表現することが理解できない。また機械的な装置は困難を征服した結果であり，さらに奇妙なことであるが，人々の直接的な手段で産み出されたか自然に生じた精神の知覚は，眼のように繊細で複雑な器官を通じてなされるのであり，このことは光要素が器官に入り視覚を生じさせることを要求することになる。

　私自身はこの問題をこれとは全く違うように考えることが最も自然であると考えている。見るために光が創造されたというのはおそらく言いすぎである部分が多すぎる。光の化学作用としての性質，気体である大気への影響，植生，揮発性芳香性分子の生成，肥沃化に対する重要性，動物の体表で循環をよくし健康を授けるといった効果を人が見逃すことはありえない。目下の主題から言えば，光をその性質の重要性と，無限大に離れたシステムを結び付ける手がかりとして引力に続く唯一のものとみなすことがより理に適っているように思われる。この概念を得るためには，自らの知性を指導し，光速と光が満たす空間の尺度を持つ必要がある。光は秒速 200,000 マイルで動くと言っても，その速度の程度を理解できないから不十分である。さらに地球は太陽から 95,000,000 マイル離れ，その空間を光が $8\frac{1}{8}$ 分で伝わってくるということを教わったとしても，それはただ光

注) 木星の構成物質の量は，われわれの地球の 1,000 に対して 330,600 である。パラス星の直径は 80 マイルに対し，地球のそれは 7,911 マイルである。

伝導の想像もつかない速さを確認する別の方法に過ぎない。天文学者は人間の能力に対する最高の評価をわれわれに与える知力を有し，計測が正確である。天文学者は光がはるか遠方にある天体から発するため，地球に到達するまで何千年もの月日を要し，また光が空間を伝わって，それが眼に入り，光のみを感じる鋭敏な神経に当たって視覚を生じさせることを認めている。

　光が眼のために創造され，視覚を授けるのではなく，小さな器官である眼が広大無辺の創造に関連して形成されているのである。さらに光物質とこの器官の影響を通じて心に浮かぶ考えが，この広大な全体の一部に相当しているという事実に対し，われわれの驚異と賞賛が向けられる。これは真の見解である。

　このような考察によって人体をさまざまな関係から考察するようになる。地球の大きさによって骨の強さや筋力が決まるように，大気の濃さによって体液の状態と血管抵抗が決定するのであり，呼吸に共通の動きや体表からの蒸発はわれわれを取り囲む媒体の重量，湿度，温度に関連していることは明らかである。こうした事実を一瞬でも思い浮かべれば人体があらゆる外界の影響によく適合するように構成されていることがわかるはずである。

複雑な人体の構造

　以上の見解に立つことによって，人体の構造の複雑性は外界の性質に属するものであり，精神にとって必要なものではないという別の考察に導かれる。人間が物質世界における一行為者であり，外界の事物の影響に敏感である限り，複雑な構造は人間の体質の必要な一部分である。しかし，われわれはこの複雑性と精神との関係に気づいていない。このように検討することによって身体器官とそれを働かせる外界の影響が異なるように，精神と身体器官は異なる。

　惑星と太陽系や，それ以外の惑星と宇宙系に共通に観察される物質，引力，光の存在は，物理・化学的法則が同一普遍である。地上の人間が他の

どの世界でもくつろぎ，しばしの間だけ旅行者のように気候の多様性と習慣の奇妙さに戸惑うとしても，最後には自然はあらゆる所に存在し本質的に同一であるとはずだと述べた匿名作家に同調するのはおそらく正しくないであろう。しかし，大切なことは，惑星とそこに住むすべての動物の骨格の間に成り立つある種の関係，つまり私が特に主張する大きな固体とその各部分の物理的特性の間の一定の必要性が動物の機械的構造の点において，生命が与えられたことがそうであるように，それらは全体との関連でひとつの「精神」によって計画され，創造されたという点である。

生命への準備と神の慈愛

　幼年期の自然な受動的態度や，快楽の源泉を省りみずにいる青年期の欠如も大人では無神経と恩知らずになる。人間の知性が完全な理解力を持つ以前には，周囲の物体は単に外からの感覚を刺激し働かせることのみに使われる。しかし，判断力がついて冷静になるため，これらのものを新しいものとして受けとめ，知性は既に経験によって理解し，経験にも裏打ちされた精神は物の本質を理解できるようになる。

　人間を区別するのはこうした感謝の感覚である。動物でも子への愛着も同じくらい強いものだが，その必然性とともに中断する。人間では逆に愛情は持続し，人生のあらゆる親愛的関係のよりどころとなり，それによって社会と結びつく真の絆となる。

　子供は親の膝の上で無意識に恩愛を受け，それによって強い愛情がごく自然に芽生えるので，子供の恩知らず以上に非難されるべきものがないとすれば，愛情の対象を変えて，宗教それ自体の自然の根源を見出しさえすればよい。子供に対する親の保護はどのような点においても，人の快楽や安全のために用意されたものと比較することはできない。それは人間のはからいを超越しているのみならず，その恩恵を受けている間はほとんど理解できないものであることを，われわれは示さなければならない。

　すべての生物のうちで，人間にだけ感謝する能力があるのであるから，この感覚を通して信仰も可能となり，その移行は自然である。その理由は

両親に対する感謝より,「血の中に自らを見て,生命よ」と言った造物主に対する感謝のほうが豊富だからである。

　生命を持続させるためには無数の準備がなされる。人体の重要な作用が自らの意志に従うものであったならば,その作用は非常に小さく複雑であるためたちまち混乱に陥るであろう。眼や耳の感受性と同様の秩序ある感受性の働きがなければ息を吸うこともできない。神経線維は網目状に多くの臓器を調和を保ちつつ結びつけているが,そのうちの1本でも損傷すると痛みや攣縮,窒息が生じる。心臓の活動,血液循環などの生活機能すべてが自らの意志に依存しない手段や原理によって支配されており,知力を結集したとしても意志による支配では不十分である。それらが自分の意志で調節できるとすれば,疑惑や不決断による瞬時の休止,定時における忘却によって,人間の存在は終結してしまうであろう。

　人間の生命活動が理性によって命ぜられることなく恒常的であり,人間の精神に起こるあらゆる変化にさらされるには危険が大きすぎるため,意志以外の他の運動の支配に依存していることを人間が理解するようになれば,人間は自らの依存の意味を身に付けることができる。人間がいらだち,わがままで過度の情熱の虜(とりこ)になっていても,そうした気まぐれな行為の源の影響から生命運動を引き離すことの中に博愛の意図を人が感じ取れば,道義をわきまえた行動のように生命運動は妨げられることもなく絶望の危機に陥ることもない。呼吸について論じたレイ[訳注]は,次のように述べている。

　「ある理性的な監督のような存在の働きが生じる必要性があるように私には思われる。この目的以外に胎児が誕生するや否や急に横隔膜と呼吸に関する筋肉が作動しはじめるのは何のためであろうか。胎児は子宮内でなぜじっとしていられなかったのだろうか。生命を維持しようと空

訳注）John Ray(Wray),1627-1705。英国の博物学者。リンネに先立って分類学の基礎を築いた業績があるが,晩年に神学の本も書いた。

気に触れようとする生理的欲求はどのようなものなのか。彼らはなぜ死の苦しみに耐えられなかったのか。この時に生気が呼吸器官や横隔膜などの筋肉に流入し，その働きに協力してそれらを動かすのだと言う人もいる。しかし，無活動であった生気を呼び出すのは何であろうか。私はそれを発見できるほど鋭敏ではない。」

この働きを精神とは異なる新しい知能と呼ぶことはできない。なぜなら意識と切り離してこの働きを定義することはほとんど不可能であるから。しかし授けられ，呼び起こされるべき感覚が存在し，それが呼吸筋（循環状態により刺激される）を支配し，意志とは無関係に生命と安全に貢献している。

こうしたあらゆる生命活動に関して人は幼児以上に無力であり，自慢の理性も役に立たず防御手段にならないことに人間が気づく時，このような神秘的な資質（天性）に寄与する存在を意識しないのは恩を忘れることより一層悪いことではないか。理性的な生物にとって，自らの状態に無知であることはほとんど恩知らずと等しく，恩恵の感覚を鈍くし，精神をいらだたせ，判断する能力を奪うので，改善の見込みはない。

怠慢の習慣によって堕落し，造物主の慈愛全体を感じなくなった場合は，当人にとって誇張され不平等に思われるような極度の不幸な出来事によってしか反省することがない。つまり，造物主への思いは平穏時よりも恐怖時に生じやすいのである。

複雑で美しい人の手

人類には今もって，矛盾や子供のような性癖が見られる。時計や気圧計ダイヤルのような機器が人の注意を引くのである。人間は蒸気で貨幣の型をとったり，滑車が回転するのを見学するために旅行に出かける。しかし，それを通じて多くの喜びを感じとることができ，それ自体の設計がより絶妙で，その機構と機序がすぐれている興味深い人間の身体器官のことは思い浮かばないのである。生命活動を賞賛する場合でも，おそらく自然

で完全にその目的に適したものより，珍しく常軌を逸したものに引かれやすいのだ。

　例えば，人間の手よりゾウの鼻に興味が奪われるのである。このことは自然の性質の優越性や威厳性を直視するのを避けたり，部分部分の適合性を賞讃する能力に欠けることによって生じるのではない。習慣のもたらす影響である。人間の手は極めて美しく形作られており，非常に繊細で，それによって動きを調節し，どんな意志にも即座に反応するので，手自体がそうした意志の座であるかのようである。手の動きはとても力強く，自在であり非常に繊細であるので，それ自体に満ちあふれた本能的性質を有しているかのように感じられる。手の複雑性をひとつの道具とみなしたり，精神を補完するものと考えることはできない。人はちょうど呼吸するように無意識に手を使用しているので，たどたどしい段階を経て次第に熟達していった幼い頃の努力の記憶をすべて忘れてしまったのだ。手を使っていてもそれに気づかないこと，それ自体がまさにこの道具の完成ではなかろうか。クモザルが尾でワラ1本や木の断片を拾いあげたり，ゾウが鼻で飼育係のポケットを探るのを見るときには，たわいない歓声が起こる。ゾウの構造の特性を詳しく研究し，巨体からその形の必然性を，形から鼻の必要性を推論することによる一連の非常に興味深い観察を通じてその付属物に関するより正確な概念，つまり真の賞賛を導き出すことができる。しか

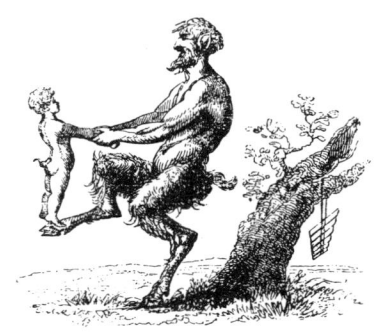

図1-1　人間の手

し，私はこのゾウの鼻を人間の手に対比し，自己の外郭（体格）の完璧性とそのような外郭を経て到達し得た利点に対し，人がいかに無感覚であるかを本稿で示したいと思う。

人間は意識しないが，少なくともひとつの動きに一致しなければならない多くの部分を全く考慮せずに手足を使っている。人の注意を喚起するためには無知で野蛮な，人を驚かせる奇抜で予期できない方法で誘発された人間の外郭の動きを見たり，教養ある精神の働きで，先に述べたように長い間に慣れすぎてしまったため，その意味を失ってしまった物事や働きを観察するように努力しなければならない。

以下では，人の手から魚のヒレに至るまで腕の骨の概略を比較検討しながら示すことにする。次に腕と手の筋肉の作用を論じた後，極めて重要な性質へと移り，感覚の問題から触覚に進み，以後では幾何学的感覚と呼ばれてきたものを手で構成するためには，筋肉の作用と感覚，特に触覚を結びつける必要があることを示そう。

触覚器官，上皮，皮膚について記載し，それらの機能に従って手の神経についてまとめる。次いで精神の力量と特性間の一致を，外部器官とりわけ手の特性と比較検討し，動物は棲息する地球との関連によって創造されていること，動物のあらゆる特性と各組織はその生存状態と取り囲む自然に関係してること，さらには生物界全体に拡がって世界の原初期には普及した普遍的な設計図があることについて述べ，最後にこれらの事項を最も厳密で包括的に研究することによって，将来の設計がどこにでも見出されることを結論としたい。

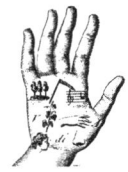

第2章
地球の変化と生物の適応

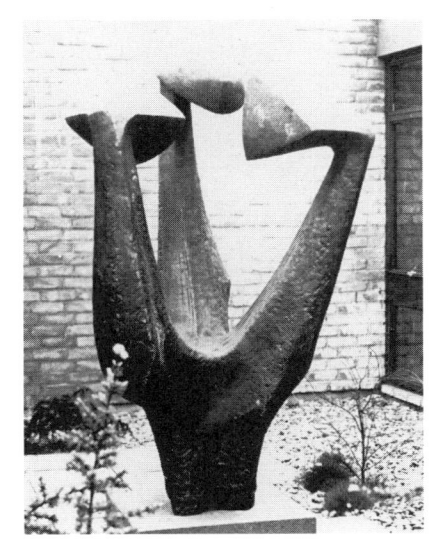

人間にだけ与えられた道具

　手は人間だけが独占する所有物と定義できる。感覚と動きにおいて自然防御の最もかよわい存在を，生物と無生物界双方の支配者に変えるのは手の精巧さに基づく。物をつかむ道具となるために，互いに対立する母指と母指以外の指からなる末端部分である手を四手動物やサルにまで拡張できる。しかし，この種の動物が4つの手を持つということは前肢同様，後肢を手に含めることを意味する。ここで後肢が手であるということは前肢が足であることと同じであるが，両者とも前進様式，つまり木をよじ登ったり，木の枝から枝へ跳躍するのに適しているのは，ちょうどある種のサルで，尾が手を代行し，四肢のように宙ぶらりんとなるための道具として有用であることと同様である[注]。

　さまざまな動物の鎧をつけた四肢は動物にとって大きな利点であるが，人間が同様の装置を有していたとしたら，万物に対する支配力を失っていただろう。

道具の使用と人間

　ガレノス[訳注]は次のように言ったことがある。「野獣の自然の鎧を身につけていたとしたら，人間は道具を使って働くこともなく，胸当てで自らを守ることもなく，剣や槍を作ることも乗馬用の手綱を考案したりライオンを狩ることもなかったであろう。また，平和を守ったり笛や竪琴を作ったり，家を建てたり，祭壇を設けたり，法律を定めたり，文字や手の巧妙さを通して古代の知恵と交わり，プラトンやアリストテレス，ヒポクラテスと語り合うこともなかったであろう」。

手の骨格と全身

　しかし，手は単独の道具でもなければ，微妙な付属品でもない。骨格全

訳注) ガレノス(130-200)。小アジアのペルモガン生まれのローマ人。医学のほぼ全分野での観察から医学の父とみなされ，ガレノスの仕事はその後，1,400年間にわたり医学の最高権威とされてきた。

体は手に合致していなければならず、骨格は手を参照しながら動かなければならない。手を研究するだけではなく、手と厳密な関連を持つ身体の部分にまで考察を広げる必要がある。例えば肩から指末端までの骨には系統的な配置がみられるので、上肢全体を研究することは欠かせないし、おのおのの指の動きに必要な部分の見事な配列を十分理解するには人体と他の

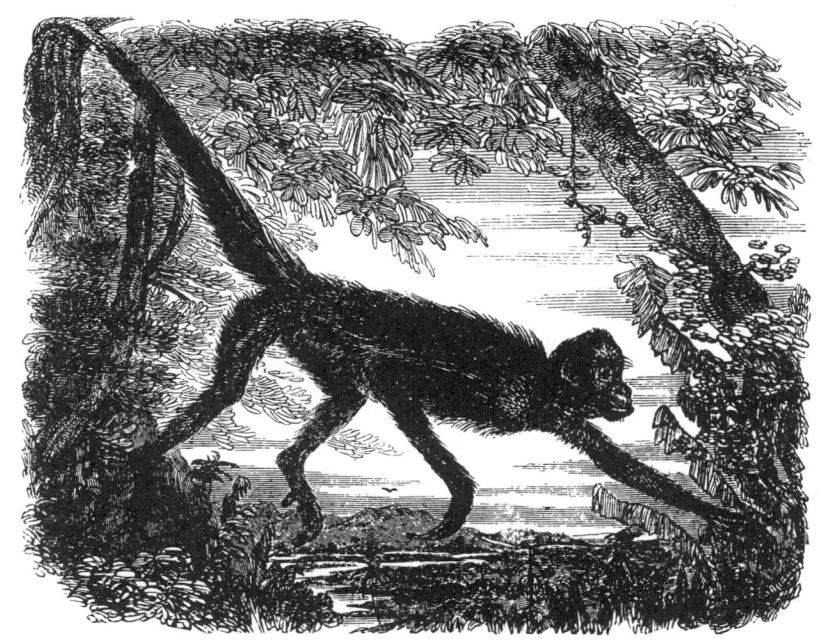

図 2-1　クモザルのスケッチ

注）これは異常に長い四肢長とその動きを有することから、クモザルと呼ばれるサルのスケッチである。尾は手のあらゆる目的に応え、時には足でぶら下がり、時には手で、あるいは最も距離が離れた場合は頻繁に尾で木から木へと移動する。尾のつかむのに適した部分は皮膚に覆われているだけで、手と同じくらい識別感覚を備えた触覚器官である。クマナの黒いホエザル別名カラヤは投げ出されると枝の周りに尾でぶらさがっているのがみられる。博物学者はクモザルの尾の特性に大変衝撃を受け、それをゾウの鼻になぞらえ尾で魚を捉えていることを示した。
　最も興味深い尾の使用法はオポッサムの場合である。若いオポッサムは母親の尾に尾をからませて背中によじ登り、メス親が敵から逃れる間そこで安全を確保する。

動物の構造を比較する必要がある。

　こうした研究を仮に人間の腕と手の骨に限ったとしたら，その仕組みはなだらかで変化に富み，力強い動きに合致していることがすぐに理解され，その目的にこれほどまで完全に適したものは他にないとさえ結論できるであろう。しかし，偉大な設計をよく理解するためには，さらに考察を深めなければならない。

　骨格とは内部にあって動物に特徴的な形を与え，外側の筋肉の作用を受ける骨の系統である。しかしこの系統は，人間から魚類までの一連の生き物全体を含む分類上高位にある脊椎動物[注1)]という動物界の一部分に属するものに過ぎない。

生命と呼吸

　生命にとって最も本質的な機能は呼吸である。呼吸とは空気に触れることで血液の脱炭素化を起こす方法で，動物体の全構造に著しい変化が生じる。ヒト，哺乳類，鳥類，爬虫類，魚類は共通の呼吸機構を多く有し，全体を通じて骨の構造，筋肉の作用，神経の配列には類似点がある。これらすべてには脊柱である脊椎骨が存在し，この柱があるということは内部骨格のみならず呼吸時の動きに適した肋骨が特殊な構造をしていることを示唆している。しかし，肋骨はそれ自体では動かず，動かすためには適当な筋肉が必要であり，筋肉にはそれに適した神経が必要である。またその神経の供給には脊髄が不可欠である。ちょうど頭蓋骨と脳の関係のように，脊椎管が脊髄にとって必要である。こうして脊髄の生成には脊椎骨[注2)]が必要であることが理解される。脊椎動物という用語が使用される場合，解剖学者や博物学者の概念には内部骨格，呼吸器官の特殊な配列，神経系の適合性といった多くの意味が含まれていることを理解できよう。

注1) 巻末の「動物の分類」と終章の「手と眼」の最初の部分（167頁）を参照。
注2) 脊椎骨は脊柱すなわち背骨の個々の骨の名称である。巻末の「動物の分類」（211頁）の脊椎動物の説明を参照。

脊椎動物の骨格

　この分類の上位のものに限って，上肢の骨をさらに観察してみることにする。

　骨自体から自然に観察されることを絶賛するだけでなく，球やソケット型の肩関節での上肢の自由で力強い動きや，肘関節の堅固性と手との円滑な協調作用や 29 個の骨の関節で分離される手自体の動きの繊細さを指摘したとしても，いくつかの理由から反論が出て，「あなたが驚嘆している骨と関節の形状は特に手に適合しているのではなく，他のあらゆる脊椎動物に見出せる」と言われるかもしれない。しかし，この反論は手に対する賞賛を減ずるものでなく，自然をさらに包括的に見るように促し，ひとつのシステム全体を概観するのではなく一部分のみを見ている点に誤りがあったことを想起させる。このシステムでは，微妙でほとんど感じとれないほどのゆるやかな変化によって同一の骨が動物の存在のあらゆる状態に順応しているのである。

　人間の上肢を形成する骨をわれわれはクジラのヒレや，ウミガメのヒレ状の足，鳥の翼の中に認める。ライオンやクマの足には完全にその目的に適し，ウマのヒヅメやラクダの足には同様に動きに適合した骨を，ナマケモノやクマの長い鈎のような足には登ったり穴を堀るのに適応した同一の骨が見られる。

　さまざまな動物では特別な目的に適応した骨と筋肉が，また人の手では力強い活動と最も微妙で複雑な働きが同時に遂行できることから示されるように，人間の手を各部分の最も完成されたものの全体とする観点以外から検討すると，手に関してあまりに片寄った考えをもってしまうことは明白である。

　この骨格系を人間あるいは下等動物で検討してみても，不思議とこのシステム以上に適切で順応したものはなく，どう見ても，これは特別な目的のために形作られたシステムに相違ない。

絶滅した動物とその化石

　絶滅動物の化石がわれわれに開示する影響は限りないものである。性質，状態，習性を化石として残ったものを研究することを通じて確認できる興味深い結論は，骨格系の知識に基づいている。骨は多くの部分から構成されているが，現在の目的に唯一必要なことは，骨とみなされるリン酸化石灰という堅い物質が，至るところで身体の他の部位と同様に柔らかい膜と血管に貫かれていることである。動物質の一部が残ったまま発見される骨もあるし，化石化した骨もある。リン酸化石灰はリン酸を失い骨の土壌は腐敗しないが，柔らかい動物質は分解の過程を経て消失する。この状態で骨は化石化する。すなわち珪土質の土壌，鉄を含んだ石灰や黄鉄鉱がもともとの骨の土壌質のすき間にしみこみながら通過し，この状態で固い岩石と同じくらい不変のものとなる。骨の内部構造を除き骨は形を保ち，われわれが検索する完全なシステムの結果としてその形は最もめざましい変革の証拠となる。研究者は，動物の構造に関する熱い思いと推論の結果，動物の組織化システムから地球自体の構造までを思い起こすのである。

　大地には多種の巨大動物の骨が埋もれているのが発見される。川床で見つかることもあるし，水の流れていない場所で発見される場合や，固い石灰岩石の下から発堀されることもある。このようにしてさらされた骨は自ら強い興味の対象となり，目下取り組んでいる研究とも意外なかたちで関連している。多くの結論の中から次のような推論に導かれる。すなわち，地球に存在するあらゆる種類の動物に共通する動物身体構造の図式あるいはシステムが現存するばかりでなく，神の偉大な創造的意図の原則が働いていたため地球自体が受けた変革以前に存在した動物の形成をその原則が支配していたということである。つまり，人間の骨格に現在見られる形態上の利点は人間が作られるずっと前から，大地が人間を受け入れる準備が整い，人間の体質，構造，能力に適合した状態となる以前に存在していたのだ。

　地表の状態が現在とは非常に異なっていたに違いない時代で岩石が形成

動物の適応　17

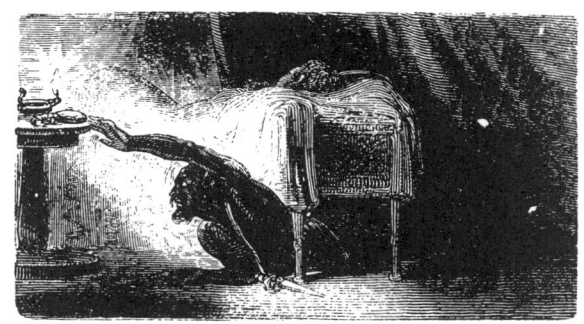

図 2-2

される以前に生存していた動物の骨格は，岩層深くに眠っている状態で発掘されている。こうした遺物は，動物はすべて同じ諸元素から構成されており，類似した器官を有し，消化により新規の物質を受け取り，体液の循環で自らを養い，神経系の働きを通じて感覚を有し，筋肉の作用で動くことの他に，これら消化，循環，呼吸の器官は現在生きている動物と同じように生活習慣や様式に従って環境によって変化することを立証している。器官の変化は，新規の物質が動物体に同化されることに関与する大きなシステムの中での変異に過ぎない。つまり，器官の変化がどれほど目をひくものであっても，それは同一の偉大な創造的設計の一部分として原型と常にある一定の関係を保っているのである。

動物の適応

　これら古代世界の骨を研究すると，現在地球上に生存する動物は，明らかな同一原則に基づいて非常に規則正しく骨が形成されていることがわかる。その形と筋肉が付着していた突起[注]を観察すれば，あたかも最近の身体が解剖学者の手に委ねられたように，極めて正確にその動物が属していた目，属，種まで識別されるようになった。

注）突起は骨の突出した部分であり，その部分を介して筋肉の腱が付着している。そのため解剖学者にとって突起は筋肉の状態の指標となる。

動物の足が，速度や把握と突進のために固い地面や泥状の川床に適応していたことを示すことができるばかりか，動物の習性のこうした指標から判断して動物が生きていた時期の地球の状態に関する知識を得られる。つまり，ある時代には緩慢な動きを持つラセルテ（lacertae）というウロコを有する種属が地球に適していたことや，別の時代にはより変化に富み活発な習性のある高等な組織の動物に適していたことなどを知ることができる。さらに人間の創造以前のいかなる時代においても，地表は人間にとって不適切なものであったことをわれわれは学ぶことができる。

ナマケモノは不完全か？

現存する動物のある種属（race）と同一の科（family）の絶滅した個体の化石遺物を比較し，その欠点について独創的な見解をビュフォン[訳注1]が発表し，それをキュヴィエ[訳注2]が支持している。その動物は緩歩類という動作が緩慢な科に属し，その中でも Ai（ミツユビナマケモノ）[注1]は彼らが言うように組織の欠損が重度であるが，Unau（フタユビナマケモノ）[注2]はさほどではないとみなされている。

現代の旅行者はこうした動物を見て哀れんでいる。他の四足動物が原野を走り廻るのに対して，ナマケモノは強い腕で宙吊りになる，哀れな出来そこないの生物で，変形し不完全で，後足は極度に短く，毛は枯草のよう

注1) Bradypus Tridactylus-bradypus（足の遅い），tridactylus（3つの指の）。貧歯目 Edentata（門歯を欠く）に属する。
注2) Bradypus didactylus（2つの指の）。

訳注1) ビュフォン（1707-1788）。フランスの博物学者。英国に留学。数学，物理学，植物学などを学び，後にパリ王立植物園長になる。フランス18世紀の啓蒙思想家。36巻に及ぶ大著『博物誌』（死後に追補されて44巻になる）は，18世紀の自然学の集大成として広く読まれた。また，そこで生物進化の可能性を示唆した。他に『文体論』がある。
訳注2) キュヴィエ（1769-1832）。フランスの動物学者。シュトゥットガルトのカールス校に学ぶ。後にジョフロア・サン・ティレールに見出されパリ自然史博物館の比較解剖学教授となる。またコレージュ・ド・フランス教授を兼任。動物界を4群に分けるとともに，古生物学を独立の科学とした。ラマルクの進化論に反対し天変地異説を唱えた。主著に『比較解剖学講義』，『化石骨の研究』など。

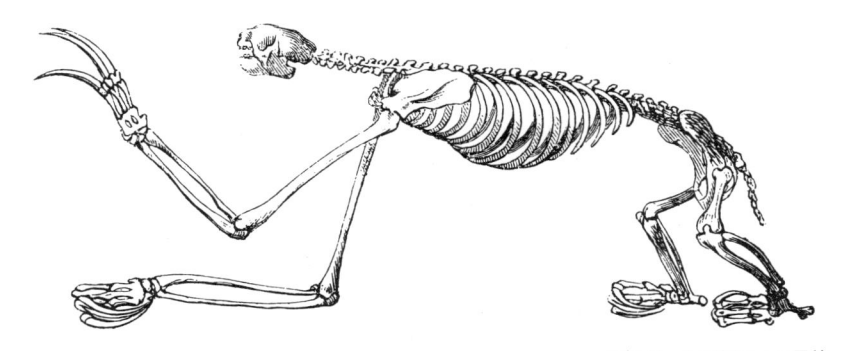

図 2-3　ナマケモノの骨格

で，その容貌，動き，叫び声が哀れみをそそると旅行者は述べている。さらにこれでもまだ不十分であるのか，ナマケモノのうめき声のためにトラですら尻込みして逃げ去ると旅行者は言う。これは真実の描写ではない。ナマケモノは四足動物のようには歩けないが，長い腕を伸ばし，地面の起伏に爪を引っかけて身体を移動する。「ナマケモノは不完全で均整がとれていない」という表現に箔付けしているのはまさにナマケモノのこのような性質のためである。しかし，木の枝や木の粗い樹皮に手が届くとナマケモノの動きは敏速になる。頭上に手を伸ばして枝を伝って，枝から枝へ移り木から木へと登っていく。ナマケモノは暴風の中で非常に活発であり，風が吹き，木々がざわめき，枝がゆれ動く時でも前進し続ける。

　動物の作りが不完全であると考えるこれらの哲学者が示す同情の念[注]は無用な心配である。哲学者はまた，翅でまだ飛び上がることができないため水たまりの底をはっている夏バエの幼虫を哀れだと思う。変態が完成し翅が成長するまで，昆虫は飛ぼうとする衝動を持たない。したがって，動くための準備がないのに動物に傾向や本能が与えられていることはありえない。

　ナマケモノは地上では移動が遅く，長い腕と不自然な鉤ツメは厄介なも

注）この問題は次章の最後まで続く。

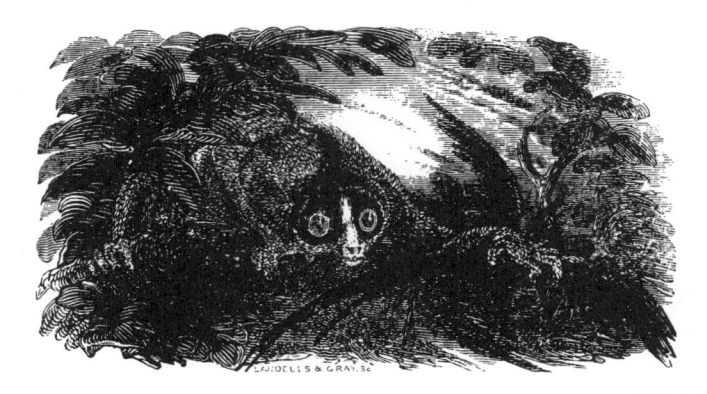

図2-4　ロリス

のと見えるかもしれないが，木々の枝々のような本来いるべき場所では餌を獲得し，敵から遊離し身を守るのには都合がよいのである。

カメレオン

　人間の感覚で動物の動きの遅さを評価してはならない。ツバメやヒタキ（ハエを捕食する小鳥）がハエを捕える嘴（くちばし）の動きはあまりにすばやいために見えず，「パチン」という音を聞くばかりである。これとは反対に，カメレオンが餌を獲得するために与えられた手段は何と異なっていることだろう。カメレオンは枯葉よりもじっとしていて皮膚は樹皮のようで，周囲の物体の色合いとよく似ている。他の動物はそのすばやい動きに合致して興奮を示すが，カメレオンのしわくちゃな顔はほとんど生が感じられず，まぶたはかすかに開く程度で，昆虫にほとんど気づかれずに舌を突き出すので，最も活気ある動きによるよりも正確に虫に触れてとらえることができる。このように昆虫を食べて生活しているさまざまな生物は異なった方法と本能によって獲物に接近する。逃げる暇も与えないほどの敏速な動きを授けられた動物がいる一方で，全く警戒心を起こさせないような不活発で緩慢な動きを有する動物がいる。

緩慢な動きを必要とする動物

　緩歩類に属する動物であるロリス（ヤセドウケザル，loris）[訳注]のその緩慢な動きが生存に必要な手段として与えられたものでないとしたら，人はロリスを気の毒に思うだろう。夜間，ロリスは獲物にそっと近づき枝の上の鳥や大きな蛾に向かって，気づかれないようなとても遅い動きで対象を得ようと腕を伸ばす[注]。

　同じようにアメリカインディアンは全裸で髪を短く切り皮膚に油を塗った状態でテントの布の下に腹ばいに忍び込み，影のように動き手を伸ばす動作があまりにも穏やかであるため何も動かすことなく，寝ずに見張りをしている人に気づかれることもない。こうした泥棒から身を守ることはほとんど不可能であるといわれている。人間の宿命あるいは悪しき欲望が人の心を占領すると獣類の本能として植えつけられた狡猾さを人は習慣によって無理やり獲得することになる。本来，理性的な存在である人間は理性なき生物を模倣するように誘導されるのである。それらの特別な本能の必然性を立証するには，すべての種類の動物が例証となる。それは昆虫でもロリスやカメレオンと同じくらいに目立つものである。イヴリンは顕著な狡猾性を表現するものとして，ハエを捕えるクモ（aranea scenica）の行動を次のように記載している。「ハエが間近にいない場合，クモはそれに向かってあまりにもゆっくりと移動するため，その動きは日時計の針の影よ

注）この動物と夜間徘徊する同類の動物の別の特徴に注目することが参考になる。これらは熱帯地域に住む動物である。こうした温暖な気候の中で昼間の森を活気づけているさまざまな動物は繊細な皮膚と滑らかな毛を有するが，夜間獲物を求める動物は北極地方の動物のように厚い外皮を持っている。夜間の警備をする歩哨が衣服を着るように，ただ外皮をまとうだけなのだろうか。こうした動物は光線を大きな束としてとらえるように作られており，その特徴から夜行性と呼ばれる目も持っている。このため眼球は大きく，突出し，虹彩は収縮し瞳孔を最大限に開く。この例からこれらの動きと本能全体がどのように夜行性の習性と合致するかをわれわれは見てきたことになる。

訳注）ホソロリスの現在の学名。Loris tardigradus の種小名は「緩歩」の意味。ただし現在の緩歩動物門（クマムシ類）は，後生動物の一門で，左右対称の真体腔を持つ旧口動物である。

りも気づかれにくいようである」注)。

こうした動物ののろさは欠点ではなく，むしろ筋力の特別な機能の適合であるとみなすべきであることを，ここでは指摘しておこう。というのは，ある動物でほとんど気づかれないように身体の一部を動かしていた筋肉が，ある時には，バネのような速さで動くことがあるからである。

「怪物」は失敗作か？

ビュフォンは絶滅した緩歩類に属する種について，それらを構成の欠陥による怪物とみなした。自然が自らの計画を完成する試みに失敗し，悲惨に生きなければならなかった動物を生み出し，生物界の目録からそれらは失敗作として消滅するものと考えた。キュヴィエ男爵も現存する種について語る際，ビュフォンよりも好意的に意見を述べているわけではない。すなわちその種の動物は一般的に動物組織に類似点がほとんど見られず，その構造が他の生物の構造と極めて対照的であることから，キュヴィエはその種の動物は，現在の自然体系に不適当な種類の遺物であり，もしわれわれがそれらと同族の動物を探すとすれば，それは古代世界の廃虚の中で地下に眠っているに違いないと考えた。

博物学と古代の地球環境

「ノアの洪水」以前の世界の動物は怪物ではなかった。そこには奇形も法外さも存在しなかった。それらはわれわれにとっては見るも恐ろしい夢で見る空想的な動物のように思われるかもしれないが，それらが生存していた時代の地球の状態に適応していた。博物学者が太古期の地球の状態の中で生存していた動物にスコラ的でない名を与えていたらよかったと思う。

注)「狙うべき獲物が動くと，クモはまるで一心同体のように正確に歩調を合わせ，回転せずに前後左右に移動する。ハエが飛びたち狩猟家の後方に落下すると，巣の木材に打ち込まれたツメのごとく不動である。クモはすばやく向きを変え，頭を獲物に向けたままで，最後は接近し稲妻のような敏速さで致命的なひとっ飛びをして獲物を手に入れる」。カービーとスペンス（イヴリンからの再引用）。

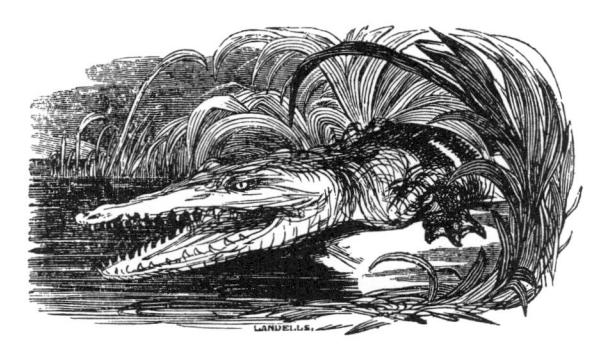

図2-5　ワニ

　こうした動物には，プレジオサウルス(蛇頸竜)，プレジオサウルス・ドリコデイルス，イクチオサウルス(魚竜)，メガロサウルス，イグアノドン(禽竜)，細長い嘴を持つ翼手竜，陸ガメ，ワニの名がある。これらは巨大な葦や草，藻，海藻やアンモン貝やオウム貝のように現在のものと比較すると異常に大きな，数多くの種類の軟体動物に混じって見出される。あらゆる事実から想定して，こうした動物は浅い海と入江や大きな内陸の湖で生活していたと考えられる。地表は突出して山脈状にそびえ立ち，切り立った崖が海に続いていたのではなく，平らで泥だらけで濃く霧が立ちこめた空気に包まれていたと想像される。実際に哺乳類と鳥類は当時まだ創造されていなかった根拠が多数見出され，人がこのような地球の状況下に置かれていたとすれば，周囲は人の体質に不適切な状態であり，その能力を発揮するようにできていなかったであろう。

　しかし，上に列挙してきた種類の動物に注目してみると，そこにはひとつの対応関係が見られる。それらはウロコのある動物で，水中を泳ぐか岸に向かってはい上がるので敏速な動きはできない。したがって，飛びかかってつかまえるような獲物としての鳥類は存在しなかったことになる。つまり，破壊力と自己保存の均衡というものは，防衛や攻撃に対する数限りない種類の本能と手段を備えてその後に創造された高等動物が現在手にしているものなのである。

自然の変革と人間の誕生

　人間の最高の快楽は，自然の景観を眺める時に得られる。最初の一条の光からすべての景色が谷，森，きらめく川の流れの中に表現されるに至るまでのあらゆる自然の変化に共感した感情である。景色の変化はそれに伴う感情の移り変わりよりも敏速ではないことに気づいたため，美しい田園で夜を見守り朝の明けるのを見ることはこの上ない喜びである。こうした歓喜の源泉すべて，澄んだ大気，心地よいそよ風は確かに地表が受けたいくつもの変化の結果であり，地殻中の偏位した地層がこれらの変化を証明している。こうした変化が徐々に進行するか，突然，広範囲に連続した激動によって完成したにせよ，その変革は人間に与えられ，人間の喜びにはもちろんのこと理性の完全な行使に適した人間の能力に合致した状態を地球が準備するために必要であったということはあらゆる根拠から言える。

　人間がその周囲を取り囲むありふれた物体を熟視する時，すなわち外界の物質の特性と人間の感覚の働きの間の関連性や，高度に刺激された感覚間の関係，人間の精神状態を観察するならば，人間が壮大な組織系（システム）の中心に位置し，知的能力と物質世界との間に最高に厳密な関係が設定されていることに人は気づくであろう。

地質学者の研究

　以下の章では腕を比較解剖して，異なった種属を通じてその同一部分を追跡することによって，極めて特異な変化を観察することになるだろう。この作業の中で，われわれは，自然とこの主題全体を覆っているある種の見解に気づくはずである。

　既に指摘したように，地質学者は層状の岩石中には地殻で規則的に層が連続して形成された証拠があり，その中には非常に異なった構造を持つ動物が埋没され保存されていることを発見している。下位層の早期に形成された地層には一連の動物が存在し，上位層には図体が大きく複雑な構造の産卵する動物が発見され，この産卵する爬虫類の動物を含む層の上には哺乳類が，目の粗い，さらに表層にはマストドン，メガテリウム，サイ，ゾ

ウなどの骨が発見された。人間が万物の最後に創造されたという点については地質学者の意見は一致していることを付け加えなければならない。

崇高な創造

　こうした事実に基づいてひとつの理論が浮かびあがる。それは，構造の完成度が徐々に増す一連の動物が存在してきたことであり，自然の最初の衝撃では最高に完成されたものを産出するのに不十分であり，自然の成熟した努力によってのみ哺乳類が生み出されたということである。われわれは次のような考えに到達する。それがいかに単純な構造であろうとも，身体という有形のものに生命を与え生きている動物を創造することはそれ自体想像も及ばないほどあまりに偉大な創造力の働きであり，骨や筋肉を備えたり新しい感覚器官を作り出すといった構造のいかなる変化もその偉大な力の，より高度な努力であると考える資格はわれわれにはないはずである。動物の大きさ，生き方，器官，状況に適した道具立てのような適応をすべて達成してきた明らかな設計（デザイン）というものを認めることによって，生命ある自然の多様性を探究する際のよき指標を人は持つことになる。

　動物をその自然状態で，その表層と深部を掘り下げてでも調査することにより，その多様性は非常に均整がとれていて，すべての存在を保証していることに気づくだろう。このことはまず第一に地表の特別な状態を暗示する特定の地層に特定の動物の化石が見つかる理由，第二にこれらの動物が群をなして一緒に見つかる理由を説明することになろう。つまり群中に誤りがあったとすれば，その存在に必要な均衡が破壊されて群全体が壊滅するはずだと表現できよう。ハエほどの小さな生物でも増殖させない規制がなければ無数のハエを生み出し，やがて空を暗黒にし地球をすべて荒廃させ，風が吹いてハエを然るべき時間内に砂漠や海洋に運んでしまわなければ破壊はひどいことになる。

　現代でも餌の供給不足や病気や季節の影響によって増殖が抑制される例から，現在あらゆる生物には自然の敵が存在し全体として均衡が保たれて

いるように，世界の発展のより早い段階に存在していた自然の状態の説明に同一の原則を適用することは理に適っている。このことは地球の異なる成層化や鉱床中の動物群化においてこれまでわれわれが発見したことによっても支持されている。

人間の優位性と知能

博物学者と地質学者が二次的に形成された岩石を調査して，その中に封入された軟体動物綱の動物が見出された場合，このことは単純な構造の動物のみが岩石の構成成分である物質が沈殿した時代に存在していたという予想と一致する。しかし，魚の脊椎骨，顎骨や歯でもそこに発見された時には，より高等な動物に属する型に基づいて形成された動物が存在していたことを示唆することになり，彼らは大いに困惑するだろう。ところが，動物は環境との関係で創り出されているという先の仮定に立てば，それまで妨害を受けずに増殖していた動物の数が制限されるべき時期に到達したか，諸元素の状態や豊富な食物が，いまや脊椎動物種の生存に適したものになってきたことを示唆することになる。

人間の誕生にも適用されるこの原則は，動物の本能，構造，道具と，動物の生活活動範囲，とるべき姿勢，餌を得る方法との間に確立した普遍的な関係があるということであり，これは現存する動物同様これまで存在してきた動物についてもあてはまる。

有機体が徐々に改善されてきたという問題を検討することにより，万物の中で最後に創造された人間が構造の点で他より優れているわけでなく，人間から知的能力が奪われた時には獣類に劣ることになるのである。私は有機体の漸進的な発展と改良を支持することを主張しているのではない。むしろ，この議論の流れに無関心であるというよりも，私はその所説を認めるわけにはいかない。人間が獣類より生物として優れているのは，自らの種属をあらゆる気候の中で発展させ，あらゆる種類の食物によって生活できることで運命を最大限に活用することを可能にする体質上の特性である知力の点である。北極圏や熱帯から温帯に猛獣を集めてきたとしても，

動物は病気になり，それらを滅ぼし最後は死ぬことになる。身体に備わっているものだけでなく，知力における人間の優越性に関しては疑いのない真実であるが，後ほど手がいかにしてあらゆる道具を作り，知性との調和によって人間を普遍的に優位な位置に押し上げてきたかを人は見出すであろう。そのことは創造の設計を明示する適応の原理の最良で決定的な証拠となる。

環境に適応した構造の変化

　われわれが遭遇するもうひとつの見解は，動物の器官の構成とその働きの必然性との関係を示す際に，動物の多様性は設計（デザイン）の証明ではなく，その動物が置かれてきた環境が多様性の原因であるということである。この環境の影響が長い時間の経過とともに最初単純だった動物の構造を複雑なものとしたと想像される。後で資料を呈示するまでこの問題に関する議論は保留しておこう。そうすることにより，それだけで多くの議論も必要とせずにその誤りを打破することができるからである。ここでもうひとつの博物学者らの考え方で気になる点がある。それは彼らが動物の構造のこうした変化を一般的な法則にまで還元し満足していることである。動物体の中枢部には変化する傾向がないのに対し，末梢部には形態上驚くべき変異が見られると彼らは断言する。これが法則であるとしたら，それに関してはもはや何も言う余地はなく調査は終了である。しかし，この法則の適用により研究が抑制される傾向にあり，法則の適用は全く不適切で無用というより害があるものといわなければならない。それでは末梢の形態のこうした多様性と骨格の中枢部に向けてみられる相対的な不変性の意味とは何であろうか。私はその理論的根拠を，頭蓋骨，脊柱，肋骨を意味する中枢部が実際にはその働き(機能)において不変であるのに対し，末梢部は変化に富み，あらゆる外部環境に適応していることであると考える。頭蓋骨の後部の働きは脳を守り，脊柱は脊髄を包み，肋骨は呼吸する役割をそれぞれ持っている。これらの働きが同じままでどうしてこの部分が変形することが期待できようか。しかし，肩は動きによって変化するように

形態が一様であってはならない。末梢の骨と関節の形はさまざまな動きに対応していなければならず，手根骨，足根骨，指節骨[注1]は他の部位全体以上に，異なった働きに末梢部を適応させるため大いに変化する必要がある。

単に一法則に過ぎないと片付けてしまうより，この非常に驚異的な適応の理由を探ることのほうが有意義なことではなかろうか[注2]。

自然史に関する最近の著書を読んだ人にとっては以下の章に目を通すことにより，もうひとつ別の見解が明らかとなろう。それは同一の要素的部分は全動物に属し，構造の多様性はこれら要素的な部分の置き換えと造型であるというものである。この見解の教唆者が，この見解に基づくシステムが実用的であるとわれわれを納得させることは不可能である。このような見解はつまらぬ研究に人を従事させ，真実すなわち私が読者を導こうとする結論から実際に心をそらせるものとして反対する。しかしこの点については例証が必要であるが，本書の後半で述べることにする。

注1) 手根骨：手首の骨。足根骨：足首あるいは足の甲の骨。指節骨：手指または足趾を構成する骨列のこと。
注2) 終章の「手と眼」(167頁)を参照。

第3章

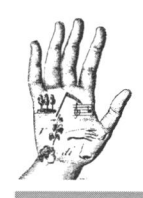

手の比較解剖学

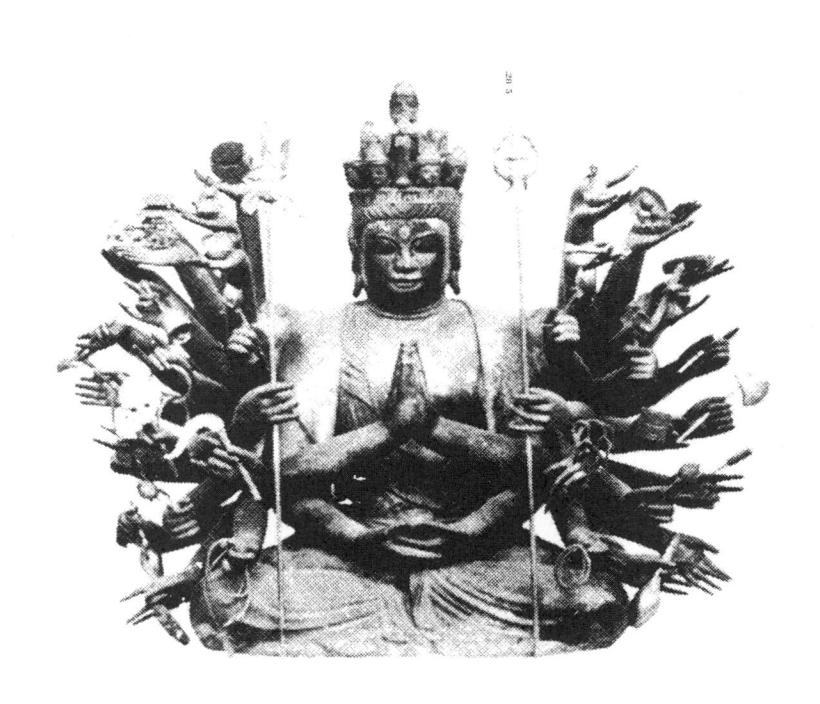

手の解剖学的基盤

　手の比較解剖学を検討するにあたって，語の最も厳密な意味で重要なのは，システム（系統）である。われわれが概観しなければならない広範囲な動物界の分類に属する個体全体は，脳を保護する頭蓋骨，特別な循環を意味する心臓，5つの感覚器官を有するが，特異な点は脊椎動物という用語の語源を意味する脊柱である。脊柱は頭部と身体を結合する一連の骨であり，船の竜骨のように肋骨の基礎であり，また呼吸を行うための構造物の基礎をなしている。

　この連結した構造物の一部分のみに検討を限定し，前肢を分離して調べ，これらの動物全体を通じて各部分の適応を観察していくと先に私は述べた。脊柱は，人間や授乳する高等動物を意味する哺乳類，卵で繁殖する卵生動物（例えば鳥類，爬虫類，魚類）に存在する。そしてある共通する特徴によって同定される骨が，腕からヒレまでのあらゆる系でさまざまな目的に適応していることが見出される。モグラでは穴を掘るための強力な装置として前肢が形成され，素早く姿を隠し，穴を掘って地下を突進する。ワシの翼では，すべての骨は新しい自然に適応していると考えられ，それは水中を打ち進むサケのヒレのように力強く空を上昇するためのものである。ウマの固いヒヅメ，反芻動物の割けた足，ネコ族のもつ中に引っ込む鉤ツメ，ナマケモノの長い折りたたみ式のツメは一連の骨の適応に見られる多くの変化であり，その適応は人間では手の複雑な動きに仕えている。

　筆者の目的がこのテーマの原理に関する講義であれば，最下等の動物から調査を始めて，前肢の骨が人の腕の骨に似た高等動物において非常に多種に使用できるまで前肢の骨を追跡しなければない。しかし，筆者のここでの目的は例証することだけであるから，ヒトの手から始めてその部分を比較することにしよう。この観点から，ヒトの上肢を肩，腕，手に分けて，各部分を動物の構造と関連させながら論じることにする。

肩

　このような点から人間の外観，すなわち骨格を観察してみると，上肢に

比較して下肢が強固であることに気づかされる。下肢が他の動物に比べて長く，大きいだけでなく骨盤が広く，大腿骨頸部の傾斜度がより大きい。関節窩から大腿骨上端上の大きな突起(転子)までの距離もまた他のいかなる脊椎動物よりも大きい。これらの骨の強度，突起の大きさと突出度，腰部と臀部にある大きな筋肉の固まりがひとつになって人を他のすべての動物から識別しているのである。それによって人間は立位を保証され，発明や芸術の目的に腕が完全に解放された。

　ここに四手目のうち高等なサルであるチンパンジー注)のスケッチ(図3-2)がある。その下肢と骨盤，臀部は単にチンパンジーに立位を(少しの

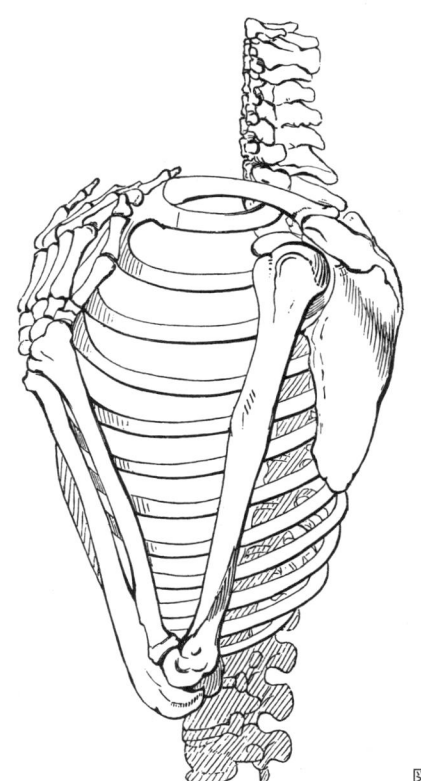

図3-1　人間の肩の骨格

間)とらせるためではなく，ぶら下ったり，強く引っぱるためにあり，長くたくましい腕の力が十分に発揮されることを誰も否定することはできない。こうしたチンパンジーの特徴は一目瞭然である。

　十分に突出した肩とその結果，四角になった体幹が腰部の強靱さと共に等しく人間の特徴となり，手の自由な動きを示している。

肩の骨

　肩の骨は上肢をしっかり固定し腕と前腕の筋肉の起始となり，人間や他の動物属においても見かけは単純であるが，脊椎動物全体との関係で考えると複雑で変異に富む。しかし，隣接部分の形態に不思議な多様性がある

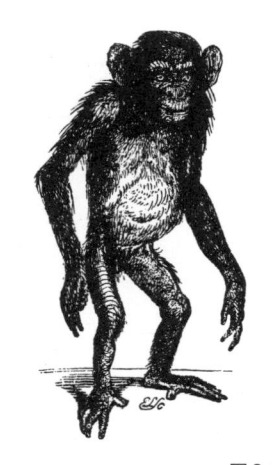

図3-2　直立するサル(チンパンジー)

注）シミア・トログロディテス(*Simia troglodytes*)はギニア海岸から渡来した。オランウータンより形がヒトに近く，飼い慣らすことが容易である。この生物が棲んでいるところは自然の状態の中で考えたほうがよいだろう。見通しのきかない影の中に広がる広大な森林があり，下方か上方に光が差し，そこに緑と美の景色がある。そこが手のような末梢を持つこれらのサルとキツネザルの棲み家である。多くは後肢が前肢より完全に手に似ている。クモザル(13頁)は後肢に母指の特徴を持つ母趾を認めるのに対し，前足では皮膚中に隠れてしまって母指を区別できない。要するに，この足は，高度な精巧性において手に近似しているのではなく，動物が枝を登ったり歩いたりするために足部が適応したものなのである。

にもかかわらず肩の骨には固有の働きがあることがわかる。人間では肋骨が直接大きな呼吸器官に連結しているが，他の動物では，肋骨は引っ込んでおり，肩の骨や末梢部の基本となる骨が胸郭の支持なしにその役目を果たすように機械的に奇妙に適応している。しかし，この問題の困難さはさておき，まず最初に最もなじみ深く容易なものである哺乳類での多様性と比較した人間の肩を見てみよう。

鎖骨

襟骨とも呼ばれる「鎖骨」は胸骨から肩の頂点へと横へ走行する骨である。四角い胸の形と手の自由な働きはこの骨によるところが非常に大きい。鎖骨によって肩が胸部から離れた状態が保たれ，筋肉の作用を腕の骨に伝えるが，この作用がない時は腕は内方に引かれ，体幹上部の筋肉が収縮する。

さまざまな動物の前肢の動きを指針とすれば，鎖骨がある動物では動きが完全で，他の動物で全く欠けている理由がわかるだろう。コウモリ，モグラ，ヤマアラシ，リス，アリクイ，アルマジロ，ナマケモノのように飛

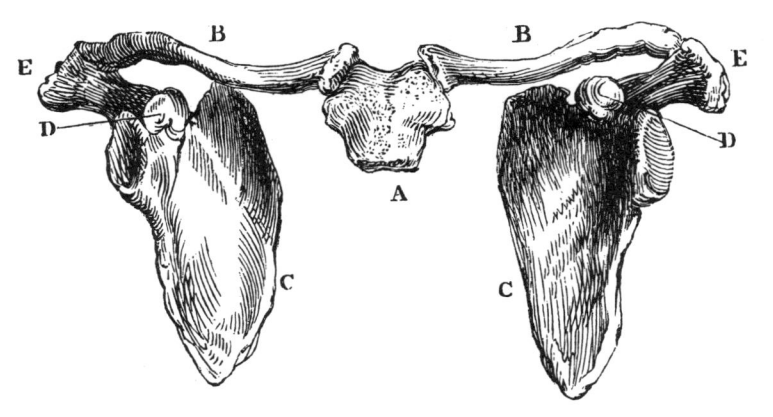

図3-3 鎖骨

A．胸骨の三角部。B．鎖骨。C．肩甲骨。D．肩甲骨の烏口突起。E．肩の頂点をなす肩甲骨の肩峰突起。

んだり，穴を掘ったり，登ったりする動物に，鎖骨がある理由はそれらの動物は外側方向の動きを必要とするからである。ネコ，イヌ，イワツバメ，クマの前肢にもまたある程度の自由がある。それらの動物は足で打ちつけ，手首を大きく回すために不完全ではあるが鎖骨を有しているのである。ある種の動物では，たとえライオンであっても鎖骨の場所を占める骨は非常に不完全で，肩に付着していても胸骨まで到達せず肉の中に隠れてしまい単なる骨の痕跡のようにしかみえない。しかし，どんなに不完全であっても，鎖骨に相当する骨は肩の骨の中にあり腕と足の骨とに適応し，ある範囲の動きが可能である。

　クマが立ちあがる時の異様な姿勢と足の動きからみて，クマの上肢の骨には反芻動物や単蹄動物の骨とは非常に異なった骨が存在することが予想される(図3-4)。クマは飼い主の帽子をうばい取り，持つことができるし，動物を抱え込んで殺すこともできる。特にオオアリクイは，歯がないため足で抱え込む力は強烈で，性質はおとなしいが敵のジャガーを押しつぶすことができる。これらの働きと樹に登る力は，肩の構造と，不完全で

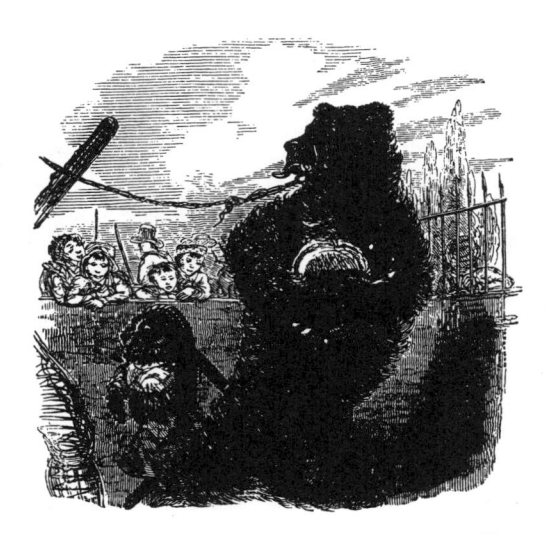

図3-4　立ち上がるクマ

人間では鎖骨が完全であるので手の動きの範囲と自由度に対応しているが，実際には鎖骨はモグラやコウモリのように穴を掘ったり空を飛ぶ動物のほうが強くて長い。

　カンガルーの形態は人間には不自然なように思えるが，この動物においてさえも四肢の間にある関係が保たれていることがわかっている。カンガルーは強力な後脚と尾で三脚のようにすっかり安定した状態で座り，前足は自由である。カンガルーが鎖骨を持ち，それに対応する動きをすることが防衛の手段となる。カンガルーは前肢で猛犬をつかみ，後足を引き上げながら敵に鋭くとがったヒヅメを突き立て，打ちのめし，粉々に引き裂く。カンガルーはさほど速くもなく，角，歯，鉤ツメも持たず，われわれの想像通り全く無防御であるにもかかわらず，自然は無頓着ではなかったのである[注]。

　身体の一部の使用法と機能がその形態を決定することを示すには，鳥類の鎖骨と肩甲骨を調べるよりすぐれた方法はありえない。

　暢思骨，鎖骨，肩甲骨という3本の骨は肩関節に集束しているが，いずれもその名が暗示するような類似性はない。肩甲骨はナイフの刃のように薄く長い骨で，鎖骨は胸骨と関節を構成する強力な骨である。この結果残された部分が暢思骨に相当する。フォーク型の骨である暢思骨は鳥の翼を取り除いて切り分ける時に分離されるが，この骨は鎖骨とその形と位置が対応するため，不規則に形成された肩甲骨の突起として鎖骨と共通の名で呼ぶことができよう。暢思骨という名称がどうであれ，鳥類で驚嘆すべきは肩関節を強化し，翼を動かす筋肉の付着表面積を広くするように形作られた骨の様式である。

注）カンガルーの形態，特にその骨格には通常の四足動物の形態と比較して何か不調和である。一匹の動物のごく一部分としかみえない頭部，体幹，前足が大部分を占める強力な後肢に不自然に連結しているように見える。この動物の非常に特色ある形態に対応する外界との関連が何であり，何であったかを述べるのは容易ではないが，内部の解剖学的構造は驚異的な方法で巨大な後肢と適応している。この点については終章「手と眼」の骨格の一般的形態に関する部分でも取り上げている。

36　第3章　手の比較解剖学

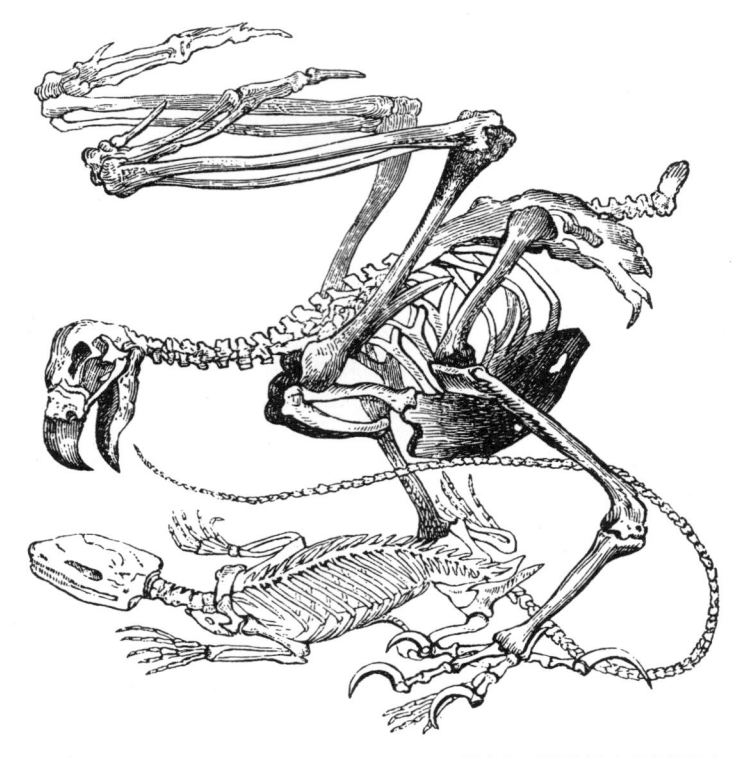

図3-5　鳥類(上)と爬虫類(下)の骨格

　鳥類のもうひとつの特徴は，翼には交互の動きが見られないことである。翼を四肢と相変らずわれわれが呼んでいるように，両翼は飛行時一緒に動き，鎖骨が合体して暢思骨を形成しているのである。

肩甲骨

　肩にある翼の形をした肩甲骨を注意深く観察することによって，動物の動きや速度に与える肩の骨の影響を一層よく理解できる。肩甲骨は例の平たい三角形の骨(31頁参照)で肋骨の上に位置し，筋肉のクッションで支えられ腕の動きに伴って偏位し，回転する。頭部，脊柱，肋骨，胸骨な

ど，あらゆる部位から肩甲骨に筋肉が収束している。これらが次々に作用して全方向に肩甲骨を回転させ腕を突き出す。筋肉がその働きを集中して，骨を固定し，息を吸い込む際に肋骨を挙上し，体幹全体の外郭に堅固さを与える。

腕の動きに対する肩甲骨の影響について述べる前に，肩甲骨の果たす非常に大切な機能の証明として一例をあげよう。生まれつき両腕のない14歳の少年がいることを耳にした私はその少年に来てもらうことにした。腕はないが少年には，鎖骨と肩甲骨があることを見出した。この少年に息を吸い込むように命ずると，肩が挙上，すなわち肩甲骨が引き上げられてから固定されて，この定点から広い胸の筋肉が肋骨に向かって広がり，呼吸する時は肋骨を引っ張り拡張させる働きをしていた。肩甲骨とその筋肉のこうした二重の役割を忘れないでおこう。肩甲骨は腕とは全くかけ離れた外観をしていても，すべての動物が所有する上肢の骨のまさに基礎であると同時に，それは呼吸筋を支持する中心点でもあり，手足が全くない場合でもその力量内で呼吸に関与して働いているのである[注]。

鎖骨を媒介として体幹に肩甲骨が連結しているのは，ある綱に属する動物のみであることが知られている。化石の状態で発見された肩甲骨の突起のわずかな凹みによって，地質学者はその動物が属していた綱を同定できる。例えばメガテリウム（Megatherium）というゾウと同じくらい巨大であったと推定される動物の骨がわが国に持ち込まれたことがある。その前肢の骨を調べてみると，肩甲骨があるのみで，肩峰と呼ばれるその骨の突起の端には鎖骨の付着痕があった。このことは前肢の構成全体とそれが完全な動きの自由を享受していたことを意味している。前肢に広範囲かつ自由な動きが与えられた結果，メガテリウムが，ある種の貧歯類のように巨大な鉤ツメで穴を掘るか，ネコ族のように攻撃するかどうかは他の状況から判明する。

注）胸部に位置する腕の筋肉のこのような働きを例証する興味深いいくつかの事実が，英国学士院会報1832年の「声」に関する著者の論文中に述べられている。

ウマの肩甲骨の位置は大変関心がそそられるテーマである。ウマと私が設けた例外を除き，その他の四足動物には鎖骨がなく，体幹と前肢間の連結はただ筋肉を通じてのみなされている。大鋸筋と呼ばれるこの筋肉は人間では大きく，体幹の重量がこの筋肉にかかるので特にウマでは強力である。多くの四足動物同様，ウマの敏速さは腰部と後肢の強さに由来し，ウマを駆り立てるのはまさにこの部分の筋肉である。しかし，前肢が骨によって体幹に堅く結びついていたら，全体重が前方に投げ出されて下降する衝撃に対して前肢は耐えることができないだろう。後肢と同じくらい強力であったとしても前肢は骨折，脱臼してしまう。そのため速度が速く跳躍力に優れた四足動物ではすべて骨の構造上，下降してくる衝撃が減弱されるように弾性的抵抗が備わっており，その周到さは賞賛に値する。

　ウマの前肢の骨を観察すると，肩甲骨は胸に対して斜めで，上腕骨は肩甲骨に対して斜めであり，前腕の骨は上腕骨に対して一定の角度をなしていることに気づくだろう。これらの骨が端から端まで一直線をなして連結しひとつになったならば，下降時の衝撃が固い柱を通じて伝わることになり，足の骨や関節は強い衝撃を受けることは明らかである。騎手が前方に投げ出されて両手をつく場合，より正確にいえば肩から突っ込んだ場合，人間では鎖骨が肩と体幹の継ぎ目の働きをして全衝撃を受け止めるために鎖骨が折れてしまう。ウマ，雄ジカをはじめ，力の強い敏速な四足動物全体でも，肩甲骨が筋肉や骨によって支持されず，骨も後戻りし折りたたまれることがなければ同様なことが起こるであろう。

　騎手がウマの首を自分の手でなでながら，訳知り顔に，「肩の重い馬は脚足が遅い」という時，彼は正しいが問題を理解していない。すなわち，筋肉は動きの源で力を授けるものであるからといって，肩にあまりにも大量の筋肉を背負わせることは不可能だからである。騎手が自ら感じとり判断の根拠とするのは首から肩への急激な移行であり，競馬ではそれは滑らかにうねった表面のようになる。この首と肩との対照性，すなわち肩が浮き立ってみえることは肩甲骨が垂直に位置する結果であり，勾配のある軽い肩はその傾斜度に由来する。まっすぐな肩はウマがつまずく証拠で，こ

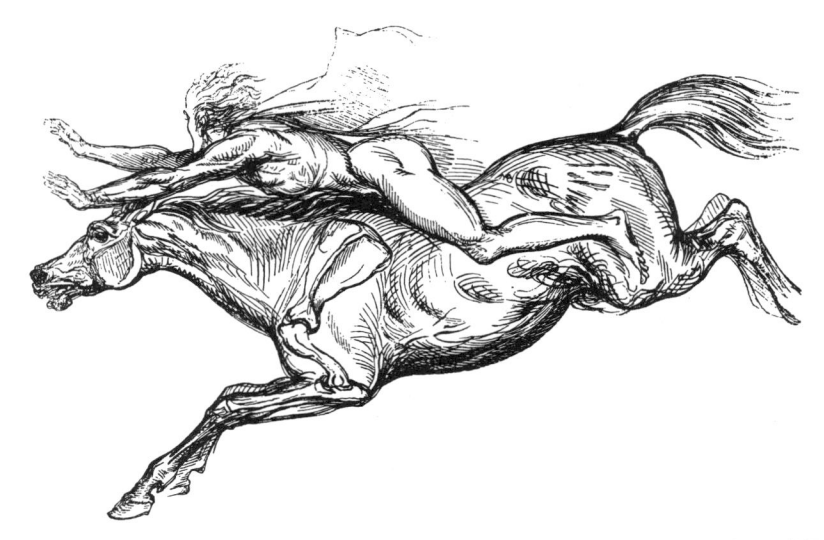

図3-6　ウマの走行

のような肩では足を前方に投げ出そうとしてもうまく回転しない。

　手足の動きの自由度と敏速性はないにしても強度は，骨が互いに重なり合う角度に基づいている。なぜならこの角度が主に筋肉の停止に影響を与え，筋力にまで波及するからである。腕を伸ばしきった時，われわれがいつも感じるのは，腕を屈曲する力がほとんど残っていないという感じであるが，実際には腕を曲げる時に力は増大している。これは骨に作用する力の方向が変化しているために，腱が梃子に対して一層垂直になるからである。後方斜めに傾く肩甲骨が腕の骨である上腕骨と接する角度が増加することによって，肩甲骨から上腕骨へと及ぶ筋肉の効果が改善される。この原則を確認するためにはゾウやウシ，オオシカ，雄ジカの骨格に戻りさえすればよい。肩甲骨が斜めであれば肋骨から肩甲骨の最上部までを横切る鋸筋は肩甲骨を回転する際により大きな力を発揮する。肩甲骨が上腕骨と直角に接した時には上腕骨(図3-7 B)に付着する筋肉が一層効果的に作用する。さらに同様の原則に基づき上腕骨が斜めに位置するために，前腕の

2本の骨である橈骨と尺骨に対しても斜めになるので肘頭(図3-7C)に付着する筋肉の筋力が増す。概して強度と弾性は両方とも前肢の上方の骨の位置によって得られる。それによって跳躍する動物は前方に身体を投げ出す際により大きな伸びを獲得し，自分の体がそっと下降する時の安全性を確保する。直立している人間はただちに跳ねたり，動きはじめることは不可能であり，最初は身体を低く沈めて四肢の骨に角度をつける必要がある。しかし，カモシカ(アンテロープ)や同じ綱に属する臆病な動物は即座

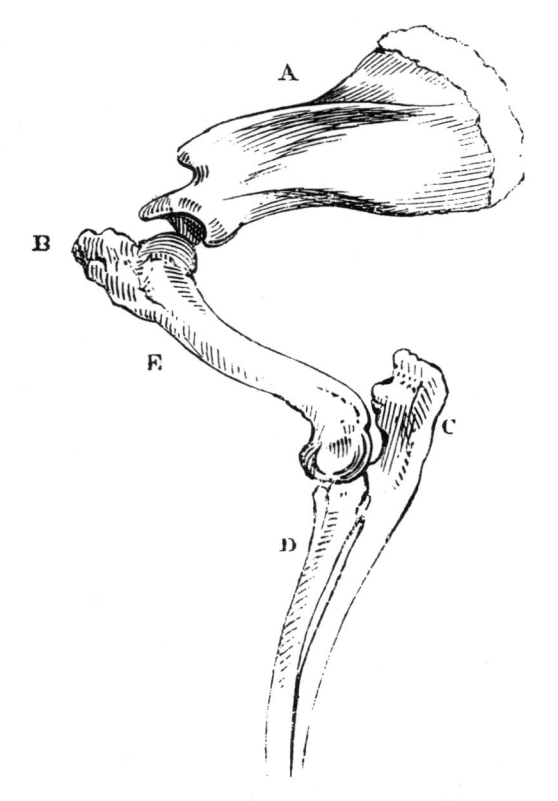

図3-7　肩甲骨と上腕骨結節

A. 肩甲骨，B. 上腕骨結節，C. 肘頭(尺骨の突出部)，D. 橈骨，E. 上腕骨(腕の骨)。

に跳ねたり準備せずに進む方向に動き始めることができる。これは安静時に骨が斜めの位置関係を保っているという利点による。

　次頁のペン書きのスケッチ(図3-8)はゾウとラクダの骨格を描いたものである。ゾウの脚は明らかにその動物の巨大な容積を支える目的で組み立てられているのに対して，ラクダでは完全な対照をなす。

　この巨大動物の骨とさまざまな建築物を比較すれば，これはエジプト様式や古代都市の巨大な壁に似ている。動きを可能にするというよりは，重量を支える目的で互いに重なり合い，巨大で不格好であるといえよう。

　さらにこのスケッチを比較することによって，上腕骨が斜めに位置しているとすればそれは必然的に短くなくてはならず，そうでない場合は脚をあまりにも後方に投げ出すことになって頭頸部が突き出すはずであることがわかる。短い上腕骨はウマの「特徴」[訳注]のひとつである。速度の速い動物すべてがこうした特徴を有するだけでなく，ツバメのような長距離飛行をする鳥類も短い上腕骨を持っている。このことは翼の場合，短い上腕骨がより迅速な羽ばたきを生み出すという事実からみて，その骨の遠位端がより小さな円を描いて動けば旋回は一層敏速となると考えられる。

　肩の骨を明確な研究テーマとみなし，それらを比較しながら追及することにより，さらに非常に興味深い変化が見られるはずである。既に見てきたように，これらの骨の構築にはめざすべき2つの目標がある。人間と哺乳類では，これらは呼吸器官という重要な一部分を構成している。しかし，この機能がある意味で退化した動物の存在に人は気づくはずである。肩甲骨と鎖骨が肋骨を支持せず取り残された格好である。したがってこのように肩を構成する骨ではそれ以外の具体的な工夫が要求されるか，新しい原則に統合されるかしなければならない。例えば両生目のカエルでは，肋骨で構成される胸郭が消失しており，呼吸の機序が哺乳類における場合と全く異なっている。カエルの肩の骨は新しい規範に立脚し，幅広い平ら

訳注）原文では points となっており，これを著者はウマの四肢を意味することと特徴を意味することにかけて使用している。

42　第 3 章　手の比較解剖学

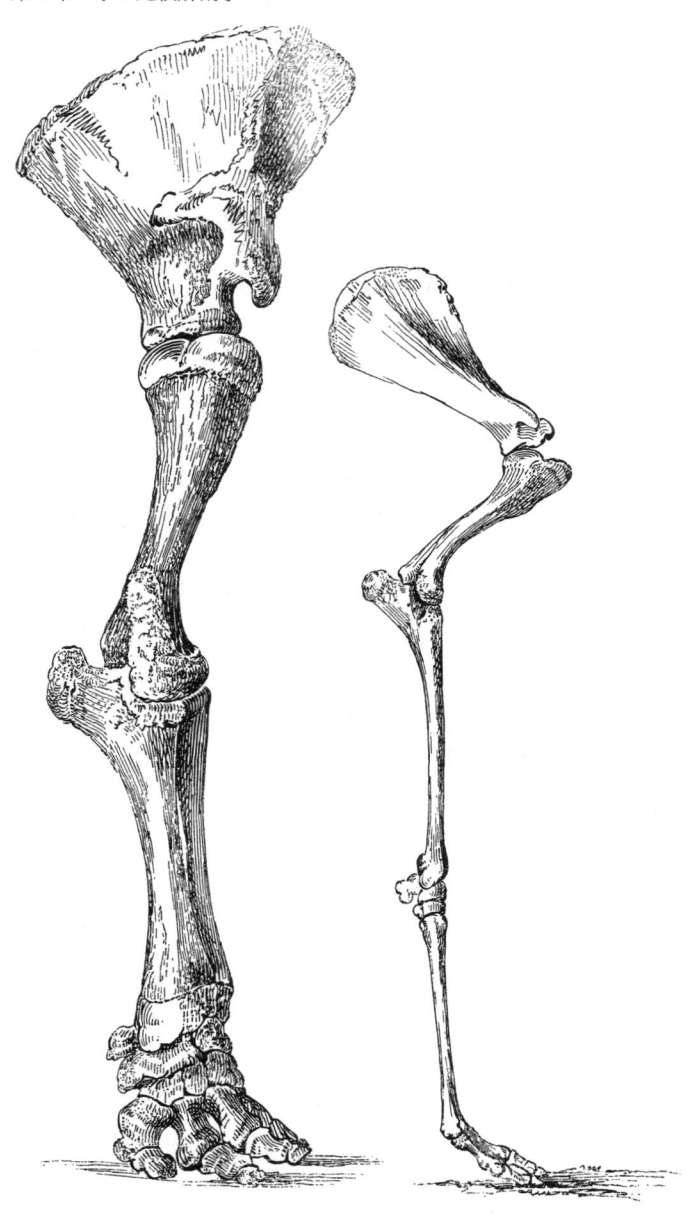

図 3-8　ゾウ（左）とラクダ（右）の骨格

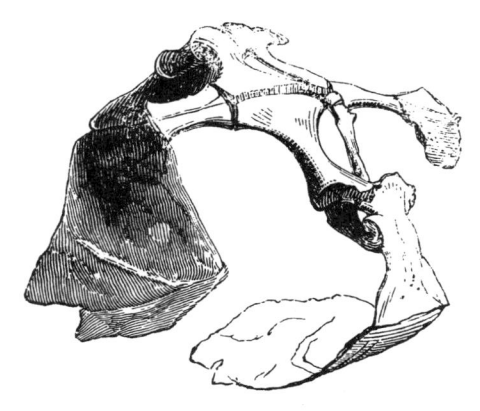

図3-9 カエルの肩の骨

な輪[注1]を形成し前肢に付着する。その結果，腕を動かす筋肉が十分に付着するだけの空間が生じるのである。おそらくこの構造の最良の例はシレンとプロテウス[訳注]である。肋骨が非常に数少ない不完全な突起に変化して胸椎骨前方に付着するため前肢の骨は胸郭からの支持がすべて奪われ，保護はその骨自体に依存している。胸骨，鎖骨，肩甲骨に対応する骨がここでは脊柱に密着し，骨盤[注2]のような輪を構成し，その外側部分で上腕骨と関節でつながっている。

ケロニアン目[注3]のカメではこれらの骨の結びつきは，別の設計によるものである。この変化はとても独特な状況によるものである。これらの動物の脊柱と肋骨はその動物の強力な殻の垂木(たる木)を構成するために肩の骨の外側にある。肩甲骨と鎖骨は胸郭の内側にあり，その届く距離内には肋骨も脊柱もないために必然的に全体としてたれ下がり，前肢が付着す

注1) カエルの肩甲骨，鎖骨，胸骨，烏口骨を示した図3-9に認められる。
注2) 骨盤は骨が集まって輪になったもので，その上に脊柱すなわち背骨が乗り，骨盤の中には大腿骨頭の受け口がある。
注3) 再び巻末の「動物の分類」の脊椎動物第3綱(215頁)を参照。
訳注) シレンとプロテウスは両生類に属する。

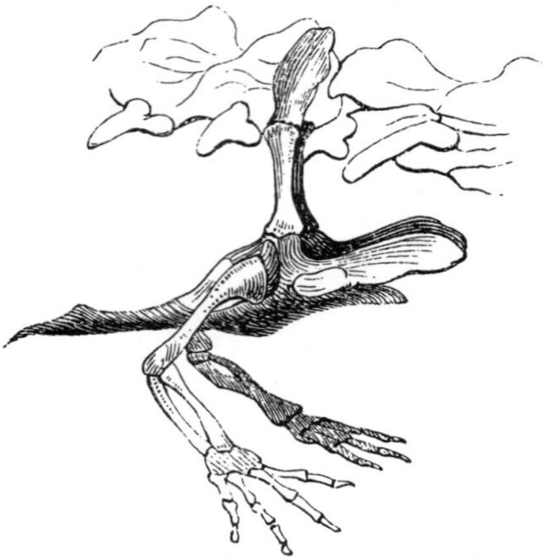

図3-10 両生類(シレン,プロテウス)の骨格

る固定点を与えるためには輪を形成しなければならない。ここで上腕骨に付着する目的でこれらの骨が結びつく。実際，上腕骨への付着点を与える目的でこのように結合しているのに，非常に目新しい状況下で高等動物で考察してきた形態に何らかの点で類似性が保存されていれば，奇妙なことだったであろう。図3-11[注]はウミガメの肩の骨で，その形態と役割の両者をいかに大きく変化させてきたかを容易に見てとることができる。形態上，肩甲骨によく類似している部分は後部でなく前部に位置し，両肩を分離している骨は胸骨ではなく脊柱に接している。高等動物の状態を表現するのにふさわしい旧式名で，ウミガメの骨を呼ぶことは根拠がないと思われる。

　魚類では，呼吸器官はこれとは全く別の変化をとげている。固有の肋骨はないが，胸のえらに付着する骨は依然として肩の骨と呼ばれており，肩甲骨の付属物と名付けられたものは頭部の骨に接している。全体は骨の輪から構成され，胸郭に堅固な基礎がないため，頭部の一層頑丈な部分に近づくことによって付着を確実にしている。

　このようにある意味では前肢の骨の基礎となる骨は，呼吸器官のあらゆ

る多様性に対応した新しいモデル化に従って変化してきたが，依然として初期の役目を維持している。

　博物学者ならカモノハシ(ornithorynchus paradoxus)の肩器官に見られる異常なまでの複雑さを発見しても驚かないであろう。というのはこの動物の全骨格と器官が哺乳類と鳥類の中間にあり，貧歯類のリスト中に位置しているからである。ここでこれを紹介するのは，肩の骨が体重を支えると同時に，腕を自由に開放し，飛んだり，這ったり，泳いだりするなどすべての行動に対応し，前肢の運動と協調するもうひとつの例を示すためである。

　このような研究は無益なものに思われるかもしれないが，さまざまな動物綱でこれらの骨の小さな突起と変化に富む特徴を研究する以外に，二次層に埋もれたこれら卵生爬虫類の種類を地質学者が区別できる方法はない。現在では絶滅した旧世界に住んでいた魚竜と蛇頸竜を，カエルや陸ガ

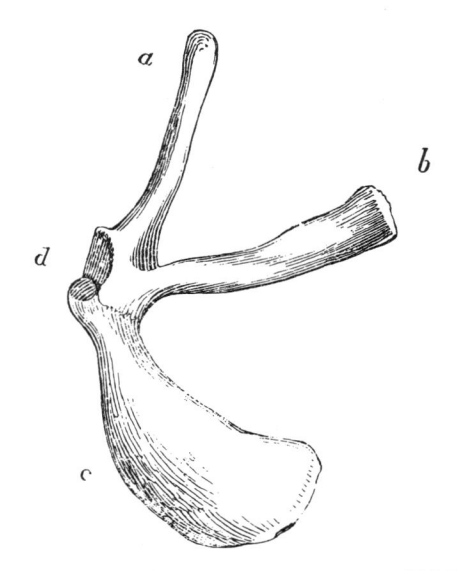

図3-11　ウミガメの肩の骨

注）a. 肩甲骨，b. 肩峰突起，c. 烏口骨，d. 関節窩。

メと比較すると，腕と手の骨は完成からほど遠いが，力に関しては肩の骨は完璧に近い。それは以下の理由による。魚竜と蛇頸竜は，胸郭を構成する肋骨と胸骨，すなわち肋骨弓がカメ目や両生目より完全であるため肩の骨は外側にあり，ワニの骨に似ているが，肋骨は非常に弱く前肢の筋肉の強力な動きを支持することができない。したがって，元の形とその連結からは奇妙に偏位しているのに一見何気なくわれわれが鎖骨，肩甲骨，烏口骨と呼んできた骨がかなり強力な構造をなして体幹前部を補強し，ヒレ状の足の強力な筋肉の付着する足場となる。

博物学者はこの問題に関心を持っているが，これらの骨の特殊な構造と興味深い多様性について正しく説明することができないようである。これらの綱に属する動物ではなぜ呼吸器官が完全に変化しているのだろうか。この種の動物は冷血動物であるため他の生物より頻繁に呼吸する必要がな

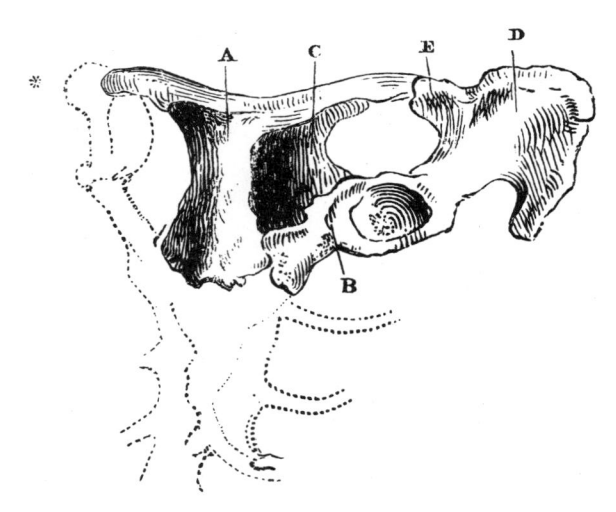

図3-12 カモノハシの肩器官

A．カモノハシ(ornithorynchus)の鎖骨。B．烏口骨。C．器官に新しく導入された骨で烏口骨と関節でつながり，鎖骨の内部に位置する。D．肩甲骨。E．肩甲骨肩蜂。

く，長い間水中にいることができる。これら冷血動物の肺は囊状で，空気を吸い込むのではなく飲み込む様式をとるため，身体を圧搾して空気を吐き出す。水中を移動し底を這うことができる理由は，まさにこのためであると想定される。強い圧搾性のある装置がなく，圧縮性のわずかな温血動物の肺をそれらが所有していたとすれば，人間や他の哺乳類すべてが水中にもぐる時のように，冷血動物は水中にとどまるためには浮力と争わなければならなかったであろう。帯状の肩の骨はある程度呼吸の特別な作用と身体の柔軟性に合致して構成されていて，囊状の肺が圧縮されることによって比重が増大する。両生目で腹全体に広がった肺の圧縮を可能にするのに肋骨の欠如が与える利便性と，トカゲ類でこれらの骨が極端に弱く柔軟性がみられることは，同じ合目的な特殊性によるものと考えられる。

上腕骨

　上腕骨については解剖学者がするように細部にこだわる必要はない。この骨の各部の関係の見事さからペイリーがその設計（デザイン）を証明し，キュヴィエ男爵はそこから帰納的な推理を行った。

　人間の骨格でこの骨の頭部を気をつけて見てみると（31頁の図3-1を参照），肩甲骨の関節窩と関節でつながっている大きな半球面が観察できる。また関節付近の2つの結節は平たくなっているため関節窩の近縁に頭部が衝突することによって上腕骨の回転を妨げないようになっている。こうした外観だけでも腕の動きすべてが自由であることを十分に示している。

　この点を確認するために，地質学者が好奇心を持つ環境でこの骨を発掘したと仮定してみよう。一体これは何という動物であろうか。関節面の環状の形態と結節の小さな突起は運動の自由範囲の程度を示している。ここで肩の運動が自由であることは，上肢や手の自由度や手首の骨の回転を暗示している。手首を回転させる筋肉「回外筋」の起始となる上腕骨の部分に目を向ければ，骨の外側下方にある隆起した線（稜）にこれらの筋肉の強さと，それによる手の自由な動きの証拠を見ることができる。

　したがって，このような特徴を持つ上腕骨を発見したとすれば，それが

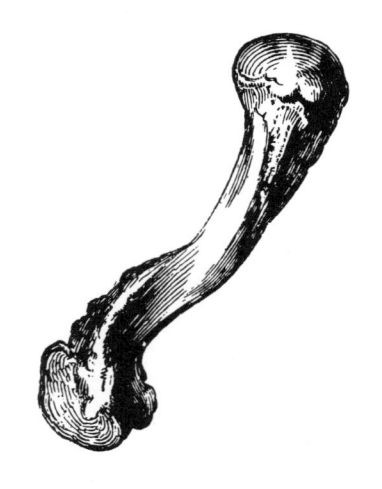

図 3-13　クマの上腕骨

鋭い可動性の鉤ツメを有する動物に属していたものであり，クマの遺骨(図 3-13)であるとわれわれは結論するであろう。

　しかし，発掘された骨がこれとは異なった特徴を持っていたと仮定しよう。例えば結節が突き出しているため一方向への動きが制限され，関節面の凸状態があまり規則的でないと仮定したとする。このような骨の下端を観察すると，肘の部位ではより深く一層安全な蝶番関節のための準備がなされていることに気づくはずである。また，関節としてつながる面(ここでは滑車と呼ばれる)の形態においても，また上述の棘状突起である稜においても，前腕の一本の骨がもう一本の骨に対して回転する徴候は見られない。したがって，われわれが発見した骨は固形体の足あるいは偶蹄を有する草食性四足動物の骨であると判断される。

　コウモリとモグラは，生態に適応して末端部分の骨が形成された最良の例である。モグラは地下を掘って進んでいくのに適した動物である。コウモリでは，同一系の骨が動物を空中に浮揚させるための翼を形作るのに適しており，同時に翼は壁にもたれかかるのではなく，壁にぴったり吸いつくのに役立つ。コウモリとモグラの上肢にはすべて必要な骨が備わってい

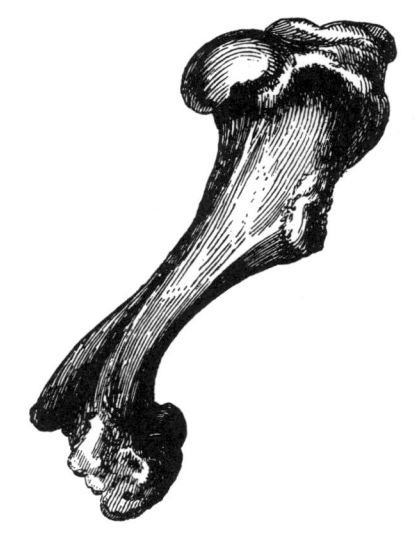

図 3-14　モグラの上腕骨

るが，それぞれの骨の形態とその連結様式には何と差があることだろう。モグラは，胸骨と鎖骨が驚くほど大きく，肩甲骨は能率のよい形態を示し，上腕骨は厚く短く，強い力を暗示するような筋肉が付着するための棘状突起がある。回旋筋の起始である棘突起は普通とは異なった形で突出し，手は平らで上腕骨に対して逆さまになっているので，鋤の刃のように土を押しのけることができる注）。

　コウモリの骨格ほどモグラの骨と対照的なものはありえない。コウモリ

注）鼻は新しい役目を持った内部構造と共に変化する。博物学者はブタの鼻には新しい「要素」があるという。実際に 2 つの骨があり強さを与える一方で動きを可能にしている。モグラもそうした骨を持ち，その鼻によって土の中をどうにか進んでいく。モグラがその強力な手を使う方法を見てきたが，さらにその頭が楔状であり，土をかきわけるのに手が頭の役に立っていることをここで付記しておく。骨の形態と強度の適合また他の動物では皮筋である筋肉（広頸筋）の頭部の運動に対する新たな順応は，共通部分が新しい役割を獲得するという最も興味深い変化のうちの一例である。終章「手と眼」(167 頁)を再度参照のこと。

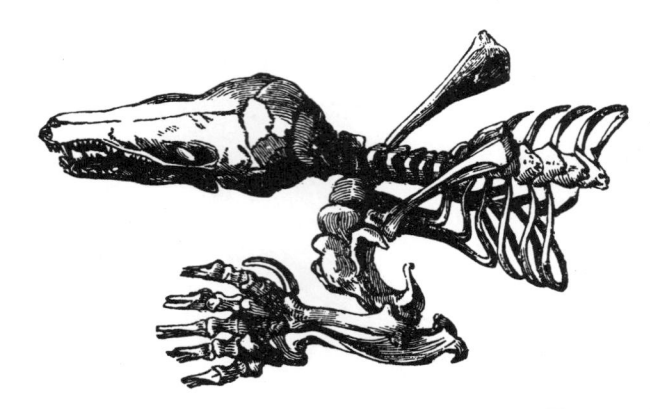

図3-15 モグラの骨格

の骨は軽く繊細であるが，すべて非常に伸びていて，指の指節骨はあまりにも引き伸ばされていてそれと認識できないほどである。それらは明らかに膜様の水かき状のものを支持し，翼を形成するためである。

　コウモリの上肢の骨の並外れた適応をよく観察し鳥の翼の骨と比較すれば，コウモリの骨はぎこちない試作，つまり「失敗作」である。しかし，こうした意見を述べる前に，この構造が要求する目的を理解しなければならない。翼は単に飛行するためのものではなく，動物を飛び立たせながら新しい感覚，あるいはほとんど新しいといえる絶妙な感覚を与えるものである。コウモリの翼の繊細な網目上には神経が分布しており，暗闇の中でも目も耳も役に立たない飛行中に障害物を避けることができる。毛に覆われた鳥の翼にとってこのことは可能であろうか。これはまた，自然の流儀を批判しようと考える前にあらゆる状況を考慮する必要性の一例である。これはひかえ目な態度が必要であるという教訓である[注]。

注) コウモリでは腕の骨の新たな適応を通じてなされた飛行に対する順応の他に，やはり骨の適応で皮下に小洞を有する。しかし，それが鳥類の含気洞と類似のものなのか，コウモリを特に軽くするための目的で作られたものなのかは判断できない。それらが胸部全体に広がり，腋窩にまで見られるコウモリもあり，咽頭と交通する穴によってその小洞は大きく膨らんでいる。

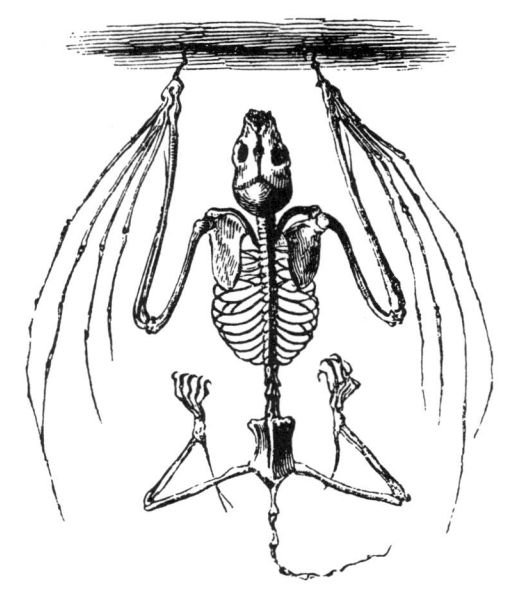

図3-16　コウモリの骨格

　前肢全体に維持されている調和を再度示すために図3-17にアリクイ[注)]の腕の骨のスケッチを示した。上腕骨に付着する筋肉の強度を示す見事な棘突起が観察できる。これは私が先に述べたように，人体を調べたり骨の形態を比較解剖することによって，棘突起と突起の特殊性が筋肉の強度を示しているからである。ここで上腕骨と他の骨との対応関係に注目することはとりわけ有益なことである。肩甲骨は大型で二重の棘突起と大きな突起を有し，尺骨は肘頭で突出し，橈骨は自由に回転できるようになっている。しかし，その中でも興味深いのは，大きな中手骨の発達とそれに対応して強力な鉤ツメが付着する指骨に，アリ塚をひっかいてわきへよける非常に特殊な装置が見られることである。これら全体は骨格の特別な部分と別の部分との関係を示す一例であり，腕を構成する骨の間に対応関係があるように，骨格全体で骨と骨の間にもより普遍的関係が存在することは明らかである。骨の構造が前肢がアリ塚に突っこむ装置であることを示して

52　第3章　手の比較解剖学

いるのであるから，アリクイが歯のない突出した鼻口とねばねばした分泌物の多い長い舌で，アリクイのひっかきによって乱されたアリをなめて食べると想像しても当然であろう．

　モグラの一種のケープ・モール(cape-mole)の骨格では，突出した肩甲

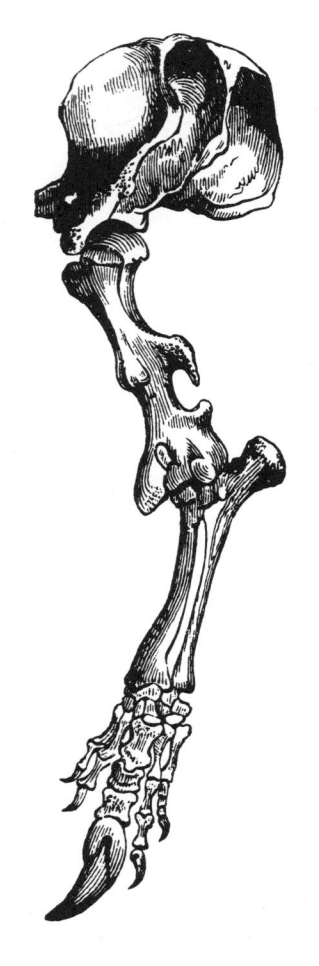

図3-17　アリクイの腕の骨

注）南アメリカ産 Tamandua．

骨肩峰と上腕骨の著明な突起から判断して，穴を掘って腕を回転する構造が備わっていることが見てとれる。しかし，この装置はモグラにおけるほどは決して完全ではなくモグラより柔らかな土壌に穴を掘ることが暗示されるが，かみ切る歯を持っているということは，その動物が根菜類を食べて生活していることを示している。

「鳥類」では克服すべき新たな問題があるために全く新しく各部分が変化する必要性が生じる。特徴のある鳥骨の形態と構成は以下のように説明される。第一に，鳥は空中に浮かんでいるため特に軽くなくてはならない。第二に，鳥の胸囲が拡張し肋骨の動きが制限されていなければならない。そうすることにより翼の筋肉はその付着のために十分な空間と堅固さを持つことができる。こうした二つの主要目的は呼吸器官を変化させることによって達せられる。肺は極めて血管に富み吸収性があるが，空気だけでは肺は膨張しない。空気はその実質を通して胸部と腹部に共通な大きな腔に取り込まれ，血液の脱炭素化という重要な役割を確実に行う一方，空気は骨の腔まで含めてすべての腔に到達する。

動物の体重が筋力にとって必須の付帯条件であることは序章で述べたとおりだが，鳥がその骨格の形態面と同様，全体重が軽いためにうまく歩けないことから見てもそれは立証される。反対に，この軽量性がいかに飛行に適しているかを観察すれば，体重が少し増えただけで，翼で浮かび上がることができなくなるのは驚くべきことである。グリフォン・ヴルチュール(griffon-vulture，ハゲタカの一種)が餌を食べた直後に驚かされたら飛ぶ前に餌を吐き出すに違いないし，同じ状況に置かれたらコンドルも，アメリカンインディアンが輪縄で四足動物にするように捕獲されてしまうであろう[注]。

誰の目にも明らかなように，鳥類の胸骨は身体全体に及び，この拡張のおかげで胸骨のわずかな動きで十分な呼吸ができる。このようにして翼の

注）この点に関しては，終章「手と眼」の中で後述する。

筋肉が付着し占拠するのに必要な十分広い表面積が得られる一方で，その表面積は呼吸運動による妨げも小さく，より安定する。鳥の骨格のもうひとつの特性は背骨の強化である。骨格全体が四肢の構造と一致する証拠は，体幹を構成する堅固な骨が翼の筋肉の付着装置の一部であることにみられる注)。

　鳥の背骨は固定されており，骨盤が上方に達することにより身体に動きが生じない。実際に動きがあったとしても胸骨で中断されよう。こうして頸部と頭部の構成と，背骨の延長と首の長さと柔軟性が，くちばし(嘴)に手の役割を与える一方で，立ったり，走ったり，飛んだりする時に全体の平衡をとり身体を動じさせないように頭頸部が役割を果たしているのは賞讃に値する。骨格全体がどのようにしてこの目的，すなわち翼の力に適応しているか観察するのは特別なことではない。

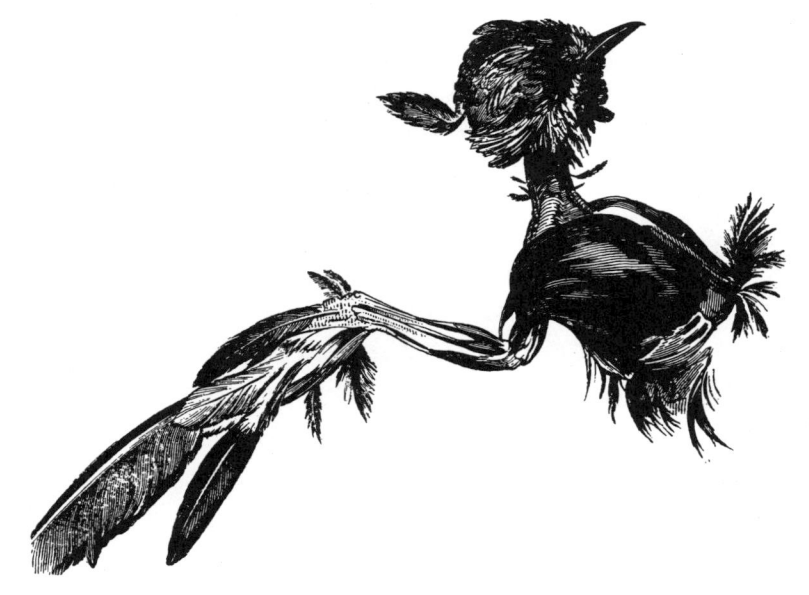

図 3-18　ツバメの胸筋

注)　ダチョウとヒクイドリは飛行者というよりも，むしろ走者といってよく，背骨は緩くなっている。

ダチョウは胸骨に竜骨を持たないが，渡り鳥を解剖すると胸骨の稜の部分の深さからそれは渡り鳥と認識される。その理由は胸骨体部とその突起によって作られる角によって，翼の強力な筋肉である胸筋が占める場所が提供されるからである。ツバメの解剖図は人間の腕と奇妙な類似点があり，身体の体積のほとんどを胸筋が占めることが容易に観察される[注1]。

　ツバメでは，この筋肉の強さと飛行速度の間に対応関係が認められる。飛行速度は毎分1マイル，毎日10時間，すなわち1日600マイル（約960km）である[注2]。

　鳥が飛ぶ時に逆風を必要とすることが真実ならば，それは筋肉の働きの持続と並外れた力をもつことを暗示している。

　自然の計らいによってある動物が浮揚し空中で力強く飛ぶことができるのは，力強さと一致させる仕方で，外郭の全構造を変化させ軽くすることによってこの仕事が完成するためである。また前肢の組織の変化の過程と体幹の筋肉がそれに合わせてさまざまに分化するのもこのような機序によって行われる。しかし，目的にかなり無器用に適合していると言いたくなるような方法，すなわち四足動物に特有な筋骨格系が残されたまま空中に飛び立つ力も与えられた手段についても研究してみたい誘惑にかられる。すでにコウモリの構造が飛行に適応しているということについては述べたが，程度は低いがこの機能を授かった動物が他にもいる。例えばムササビの類（Petromys Volucella）は大枝の端まで追いつめられると両肢で外套を拡げ，空中に落下し伸張した皮膚と尾の抵抗で飛行の方向を斜め下方に定め，空中で回転もできる。

　しかし，この目的のために前肢のいかなる適応の必要もない。爬虫類の中には似たような装置を備えたものもあり，ドラコ・フィムブリアトゥス

注1) ボレリは鳥の胸筋は重量の点で他の筋をすべて合わせたものにまさるとしているが，人間の胸筋は全筋量の70分の1にすぎない。
注2) ホワイト氏は，カッショクアマツバメは飛びながら食べ，水を飲み，巣に必要な物資を集め，暗闇の時以外は決して休むことがないことから翼で生活していると言っているが，まさにその通りである。

(Draco fimbriatus，房のついたトカゲの一種)は，高所へはいあがり伸張した皮膚で形成されたパラシュートのようなもので保護され，無事に着地することができる。これは不適当な例証ではない。その理由は，指骨はこの場合，網を広げるためには使われないが，呼吸に不必要な肋骨が傘のクジラのヒゲに似た形の骨組みのように突出し，その上に皮膚が広がっているからである。

　次に好奇心をそそられるテーマは，ジュラ紀の古代層と称されるものの中に化石状態でのみ見出される遺物であるトカゲの一種である爬虫類の状態についてであろう。キュヴィエの命名した翼手竜は，現在の系統的分類法に関する見解すべてを混乱させるものである。口は鳥の長い嘴のようで，よく動く首に合っているが，同時にワニのような顎と歯を持っている翼手竜は前肢の骨を突き出した状態で持ち，鳥の翼の骨のような形をしていたが，それが本当の嘴を持っていなかったことから，翼のようなものに羽毛が付いていたとは考えられない。羽づくろいするための嘴を持たずに，羽毛だけを有する生物をわれわれは見たことがない。この前肢はまた，その構造においてコウモリのそれにも似ておらず，指骨が均等に延びる代わりに第二指のみが異常に長く延び，第三，第四，第五指は四足動物の指骨の長さと関節にとどまり，とがった歯に対応する鋭いツメを持っている。中手骨と指節骨を引き伸ばすとこの動物全長の2倍に達し，その骨の上にはドラコ・フィムブリアトゥスのそれに類似の膜があったと推測される。われわれの不完全な標本では，骨盤の頂点に背骨の強力さも，胸骨の延長上に翼と想像される範囲に相当する筋肉が付着する装置も発見されていない。上腕骨と，われわれが肩甲骨と烏口骨と考えている骨は翼の範囲と多少の対応関係はあるが，全体の中で異常なのは，身体の小ささと肋骨の極めて繊細な作りに比して頸椎骨と顎骨が大きく強力であることであり，これらが一体となって，この動物を自然の中で最も理解しがたいものにしている。

橈骨と尺骨

　手のなめらかな動きは，手それ自体によるものと考えられるが，実は逆で，手に属すると思われる動きは上肢の骨全体で分割されているのである（図3-19）注)。

　フェンシングで受けの構えをする時のように上腕骨頭は肩甲骨を中心に回転するが，手首のよりなめらかで繊細な回転は尺骨を軸とした橈骨の動きによって引き起こされるものである。

　尺骨には肘頭という鉤状の突起があり，腕の骨すなわち上腕骨下端に引っ掛かり（この関節をなす部分は滑車と呼ばれる），上腕骨と共に蝶番関節を形成している。橈骨は肘で小さく均整のとれた丸い頭部を有し，ちょうど細長い棒が茂みの中で支えられているように，その頭部は靱帯によって尺骨とつながっている。橈骨はその軸を中心に回転し，尺骨の肘部と手関節部両方の点で尺骨の上でくるりと回転するが，手は厳密に橈骨の下端の頭部にだけ接続しているため，橈骨の回転する時には手が一緒に回転する。回内と回外と称される回転である。

　このような動きは固いヒヅメを持った動物では弱点の原因となるので無用であろう。ウマでは，この2本の骨は相互に結合し回内位に留まっている。

　しかし，特殊な例を取り上げる前に視野を拡げておくことにする。実際

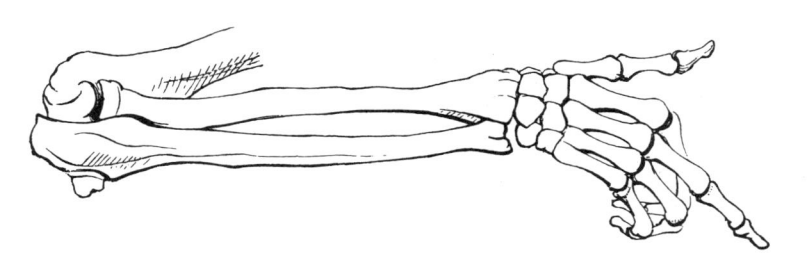

図3-19　橈骨と尺骨

注) 図3-19で前腕の上側の骨が橈骨で，下側の骨である尺骨を軸に回転しながら手を一緒に回している。

に動物の全骨格の構成と，ある部分が他すべての部分に適応しているという事実の中には非常に興味深い点があるので，この事実とそれから導かれる重要な結論を読者に知らせないでおくわけにはいかない。ここで述べなければならないのは多くの博物学者の研究の成果であった。しかし，彼ら博物学者はいわば彼ら自身の比較解剖学という分野で苦労したにもかかわらず，彼らの天賦の才能をもってしてもそれを捉えることもできず，またキュヴィエのように熟練した手腕でそれを扱うこともできなかった。

人が足を踏み入れたことのない土地で，解剖学に無知な人が骨を拾ったと仮定しよう。その人はある動物がそこに住んで死んだこと以外には何も知らないが，解剖学者は骨から，まるでその足跡を見ているかのように巧みに動物の大きさを評価するだけでなく，骨格の形態と関節や顎と歯の構造，食物の種類から内部組織まで評価することができる。このことは解剖学を知らない人にとっては驚異的に見えるかもしれないが，解剖学的検討が進むのはこの方法に従ってである。

例えば，解剖学者が人間の橈骨に相当する四足動物の前肢骨の部分を拾ったと想定してみよう。そして，その骨の形態がちょうど肉食動物の足のようにさまざまな方向へ自由に動けるものではないことがわかったと仮定してみる。その部分の構造から，前肢はただ動物を支持し前進させるためにあり，獲物を捕るためのものではなかったことが明らかとなる。このことから手や指の骨に似た骨や，トラの鉤ツメの骨に似た骨はないという事実に導かれる。なぜなら手首の回転がなければ，前肢(足)の骨の構造から可能になる動きが無駄となるからである。最後に解剖学者は，これらの骨はウマの足[注]の砲骨や繋ケイ(ケヅメとくるぶしとの間の骨)，蹄骨のように集塊として形成されたものであると結論する。

屈伸に限られた有蹄動物の足の動きから，鎖骨の欠如と肩関節の制限さ

注) ウマの足は頑丈な骨であるから，手根骨，中手骨，手指骨との類似性を認めるのは困難であるが，比較解剖学は後者の骨と単蹄類の骨は同類であることを証明している。

れた動きが暗示されたので，博物学者は手にした標本から前肢の骨全体に関する完璧な概念を得ることができた！　四肢の動きから，四肢を結びつける脊柱の状態が暗示されるはずだ。この場合脊椎骨は雄ジカの跳躍や，ウマの駆け足を可能にするような形態を有するだろうが，ヒョウやトラにみられるような脊柱の回転やねじれを可能にする様式の接合は備えていないという結論が得られる。

　最後に博物学者は頭部にたどり着く。博物学者が言うには，肉食動物の歯は獲物を捕えるための鉤ツメとそれをつかむための手のような前肢の動きがなければ獲物を引き裂くことができない。したがって博物学者は，前歯はかじり取り，奥歯はかみ砕くためにあったに違いないと考える。顎にある歯槽のため歯の骨は独特な形態となり顎を動かす筋肉も特殊である。このように博物学者は頭蓋骨の形態に関する概念を形成する。この視点から博物学者は新たに出発することになる。すなわち歯の形態から，胃の性質，腸の長さや草食動物の目安となるあらゆる特徴を突き止める。

　以上から動物システムの各部分はすべて相互に密接に関連しているので，顎の骨であろうと，脊柱や前肢の骨であろうと，骨や骨の破片からその動物の形，動き，習性に関する実に正確な概念が形成される。

　同様の推理過程によって，骨格のごく一部から肉食動物，鳥，コウモリやトカゲ，魚の存在を突き止めることは容易であろう。すべての生物器官をそれぞれ独自の目的に適応させる計画の範囲に関して確信を持つことができ，その計画の広がりはまた筋肉と骨の働きで動く生物全体を通じて見られるシステムの存在を示すことができる。

　結局，このことは骨の単なる断片と軽視されたものに関する知見を通じて明らかにされた驚異の一部に過ぎない。骨格に関する知識は単に現存する生物の分類を教示するだけでなく，現在の地表には見出されない古生物の存在証明であるから，もうひとつ別の科学を呈示していることになる。したがってこのような前提から，われわれは予期しなかった結論に導かれる。すなわち個々の動物，動物の種属の存在に関してだけでなく，有史以前，つまり人類が地球に住むように創造された以前の時代に，地球自体が

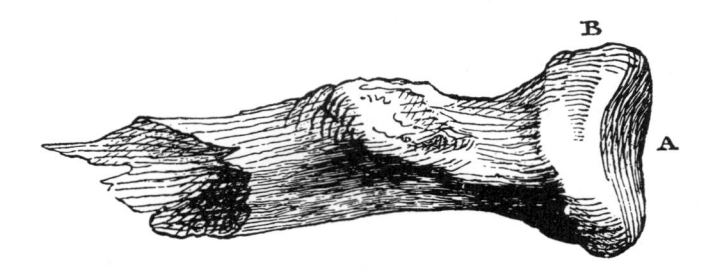

図 3-20　橈骨の近位頭部

受けた変化がわれわれの考察の対象となるのである。

　具体例をあげると，地質学者がこのスケッチ（図 3-20）に類似した橈骨の近位頭部を発見した場合，その端に上腕骨を支持する滑らかな窪み A を見出し，尺骨窩で回転するすべすべした輪状部 B を観察したとする。この時，地質学者がこの動物には鉤ツメを暗示するような手首における動きを有する前足があったことを示せば，その理由は容易に理解できる。しかし，鉤ツメは 2 種類の動物に属する。肉食の鋭い歯を有するネコ科の動物と，犬歯，門歯を持たない貧歯類の動物である。同じ骨の遠位部を地質学者が見つけ，骨にくい込むように走行するのではなく，指骨に分散していく独特な腱のために棘や溝があるのを観察すれば，地質学者はその動物の可動性の鉤ツメは肉食動物に属するものであったと結論し，それに見合った大きさの犬歯を探しはじめるだろう。

末梢骨

　人の手には，手首の骨（手根骨）が 8 個あり，それらは非常に密接につながって一種の球状をなし，橈骨の端で動く。手根骨を越えて指の方に向かって手掌を構成するのが中手骨で，さらに末梢に向かって広がり，指の骨を支持している。母指には中手骨がなく，直接，手根つまり手首と関節でつながっている。このように手には 29 個の骨があり，この機構から強さと可動性や弾力性が生じる。

システムを好む人たちは（私はこの用語を非難して使っているのではない），手の骨が段階的に減少していることを突き止めて得意になっている。すなわち，彼らは人の手に注目して，母指の形成が完全であることを理解するのである。サルの仲間ではそれが非常に小さいことがわかり，中でもクモザルでは母指が消失し四本指で十分であり，母指の痕跡器官すらほとんど見られない。既に見てきたように（19頁），緩歩類の動物の中には三本指に3つの中手骨しかないものがある。ウマでは砲骨は2本の中手骨から構成されている。さらに鳥の翼を例にあげることもできる。私にとって，手の骨の減少はシステムを支持することの意味が失われているように思われる。すなわち手の骨の数の規則的な漸次的な移行は存在せず，しばしば繰り返すように，各部の同一システムをそれぞれに必要な目的に綿密に適応させる多様性があるということである。

骨の比較をすることによって，人はウマの足に特に注目するようになる。ウマの足の美しい設計（デザイン）については，強度と弾性が得られるよう計算され，特に振動に耐えるように準備されていることは普遍的に認められている。

ウマの前脚の骨は下方にいくに従い，堅く引き締まる。前腕の骨に相当する2本の骨は一緒に束ねられるために強化され，肘関節での動きは屈曲と伸展に限られている。膝と呼ぶことが許されれば，膝を構成する手根骨もまた新たに形成されているが，中手骨と足指骨は完全に変化して，ほとんど認知不可能である。正面から見れば4本の中手骨の代わりに，1本の強力な骨である砲骨が見られ，その後方に腓骨と呼ばれる2本の小型の骨が見られる。これら小型の骨の頭部は膝関節を構成するがその下端で次第に縮小し，砲骨の側方に付着する弾性靱帯によって支持されている。

この腓骨という奇妙な装置に関する獣医の意見の正当性を認めることについて私はいささか留保したい。獣医は，この可動性を有する腓骨は足を交互に挙上し，地面に着く時に上下に活動し，弾力性を与え振動を防いでいると考えている。確かに過度な動きによってこの部分に炎症が起き，超

自然的な方法で腓骨と大きな中手骨である砲骨が連結する結果，ぎこちなさが生じるが，その原因は副木と呼ばれる腓骨にあるといえよう。

　私はむしろ，関節の完全な状態では小型の中手骨とみなせる腓骨は，膝を曲げた状態で足を挙上する時に足を投げ出すためのバネとして働くものと考えている。運動速度が主としてこの関節の伸展の敏機性に依存するとすれば，膝を曲げた位置では伸筋の腱は関節の動きの中心に非常に接近して走行するため，その腱にはほとんど力がなく，またその腱が脚の伸展に役立つためには他の手段が必要となることは明らかである。

　図3-21の小型の中手骨頭(腓骨の骨頭・A)が関節を構成していると仮定した場合，その屈曲により足が着地している状態で，手根骨が大型の中手骨とみなせる砲骨に支えられている間は手根骨は下降できない。したがってこの大型の中手骨(砲骨)が足の弾性に役立つとは思えない。しかし，腓骨頭が関節の動きの中心の後方に位置することに気づけば，それは足が挙上し関節が曲がっている状態では，強い圧迫を受けるに違いなく，その時骨が下降することは明らかである。前肢が挙上し屈曲し，腓骨が押された状態で跳ね返る力を持った時(確かに腓骨にはその力がある)，それは脚をまっすぐに投げ出すのに役立っているに違いなく，膝の伸筋の手助けをしている。さらに腓骨を強固に砲骨に結びつける骨化により，この腓骨の弾力性が失われた時には，足の敏速な伸展に不可欠なそのような一部の機構が欠如しているためにウマが転倒しやすくなることも明らかである。

　このスケッチ(図3-21)と57頁の手のスケッチ(図3-19)と比較すると，ウマの脚で5本の第一手指骨が「大きな繋」(ケヅメとくるぶしの間の骨)に統合され，第二手指骨が集まって「小さな繋」(別名，蹄冠)を，第三手指骨がまとまって蹄骨を構成しているのがわかる。

　「ウマの足」については，足それ自体が注目に値する。広大な平地や大草原に生まれたウマはその構造からみても，こうした自然の牧草地に完全に適応している。しかし，人間に使役され固い道路の上を走らされるとウマ

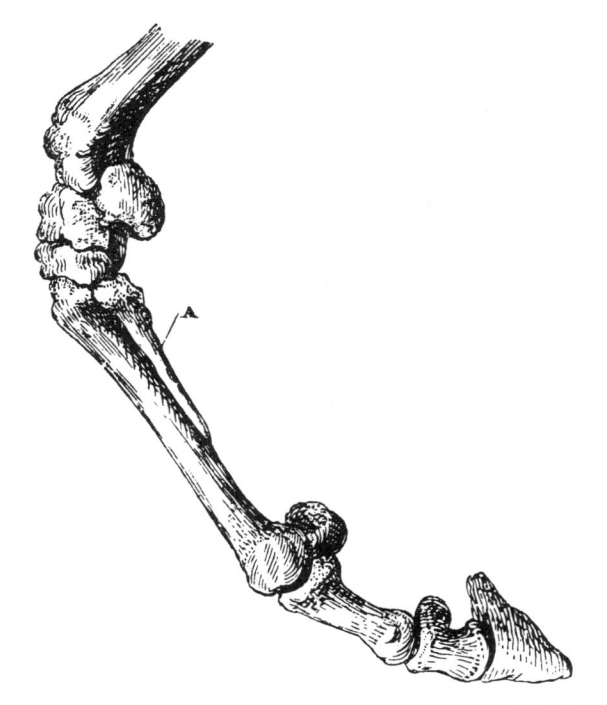

図 3-21　中手骨と腓骨

の足は震動に苦しむ．足に欠陥があるとしばしばウマの価値が下がることから知られるように，ウマの足に大きな関心が集まる点について，優れた獣医学の教授が，ウマの足を実際に解剖するたびに何か賞賛すべき新事実を発見すると述べていたことを私は思い出す．

　動物が重量と力強さを保つためには，強靱性と弾力性を合わせ持った足を持つ必要がある．着地した時の衝撃を防ぐのに弾力性は絶対に必要であり，これはウマでは脚と足の骨が斜めに位置することによる融合効果，すなわち支持靱帯の屈曲する性質と外殻であるヒヅメの伸張性によって達成される．伸張性は「繋」と蹄骨の位置に非常に大きく依存するので，これらの骨の長さと傾斜度から判断してそのウマに実際乗らなくても，ウマが円

滑に走るかどうか予想できる．ヒヅメがあがると，その直径は小さくなりヒヅメの底はくぼみ，ヒヅメが地面につくとそれが広がり底が下降し一層平らになる．

　このようなヒヅメの側方への拡張は足の全組織が自由に動くために必須である．したがってヒヅメが拡張しないように金具で締めつけると，可動性と弾力性を保持する内部機構はすべて失われる．このようなウマがギャロップで駆けている時に足が固くなった状態で着地した場合には，衝撃を受け外傷によって足は腫れて熱くなる．この炎症からさまざまな病気が発生し，ついにはしなやかで弾力のある動きをするウマの足が備えるすばらしい装置が完全に破壊される．

　このことには非常に普遍的な興味があるので，もう少し詳細に迫ってみよう．前に取り上げた弾性，すなわち支持靱帯は砲骨の後方から，すべての骨に沿いながら最下位の蹄骨にまで下降しているので，それが曲がるとこれらの骨はたわむ．靱帯の後方には大きな腱が走行し，このうち最長のものは穿通筋の腱であり，主として蹄骨に達するが，同時に他の部位にも付着する．ウマのヒヅメの底には骨と腱の下方で軟らかな弾性クッションがあり，このクッションは脂肪のついた蹄叉で，足の裏の凹みに見られる三角形の突起である固有の角質の蹄叉の上に位置している．軟らかなクッションとなる弾性物質は下に押されるとやや後方に偏位するので，その物質が角質の蹄叉上にもたれかかり，ヒヅメの側方を外に圧すると同時にかかと（後ヒヅメ）を膨張させる．ヒヅメの底は凹状になっており，それは，第一に繊細な足の器官が傷つけられないため，第二にヒヅメの下降で弾力性が得られるようにという必要性からである．ヒヅメというものは，正確にはその外殻の拡張と足の底の降下が足の内部器官の自由な働きに必要であることがわかる．外殻は同等に弾性を有しているのではなく，例えば荷物を懸命に引きずるような場合には，前方部は動物の全力に耐えなければならず非常に堅固に非弾性的であるが，側方部と後ヒヅメは蹄叉の圧力下で拡張する．

　ツメ，外殻，ヒヅメなどいずれをとっても，内部構造と外被の間には関

連性があることはほとんど疑いのないことで，これの意外な証明はウマでも明らかにされている。指のある四肢を持つウマの例は極めて稀であるが存在する。スエトニウス[訳注]によれば，そのような動物はシーザーの持ち馬にもいて，もう一頭はレオ10世が所有していた。さらにジョフロワ・サン・ティレールは前足に3本，後足に4本の趾（足指）を持ったウマを見たことがあると言っている[注]。骨の自然な構造がこのように逸脱している例にはそれに対応した外被に変化が伴い，ヒヅメではなく足指にはツメが生えていた。

このような例から足指の内的形状とその外被との間に関連性があること

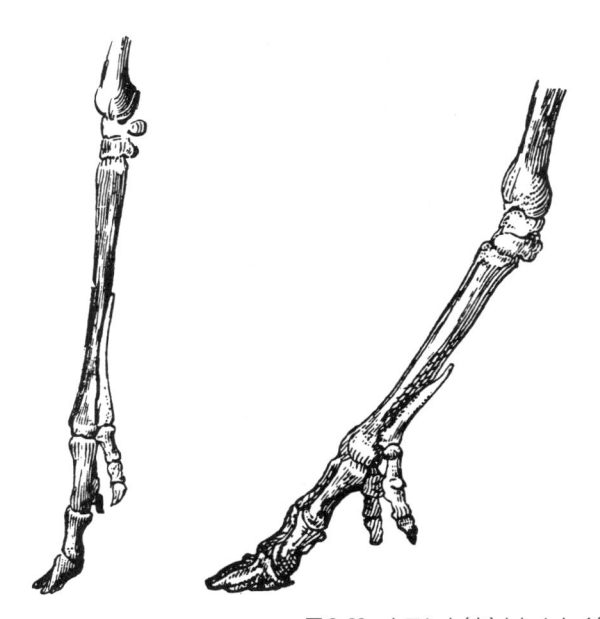

図3-22 カモシカ（左）とトナカイ（右）の足の骨

注）このようなウマがつい最近ロンドンとニューマーケットで展示された。

訳注）スエトニウス（70頃-?） ローマ帝政期の伝記作者。現存作品は『皇帝伝』と『名士伝』の一部のみだが，前者はシーザーからミティアヌスまでの12人の皇帝の伝記で，やや逸話に片寄るが，重要な資料とされる。

が一層明瞭にされたといえよう。すなわち完全な骨を持った5本の足指があれば，完璧なツメが備わり，反芻動物の裂けた足に見られるように2本の足指が全体を代表するような場合はそれに対して適当な角状の外被があり，骨が結合してつながることによって蹄骨を形成すれば，ウマ，クワッガ，シマウマ，ロバのようにヒヅメや外殻が見られる。

　反芻動物には砲骨があるが，足は2つの部分に裂けているために足の弾力性と柔軟性が増していると考えられる。この形態にはもうひとつ別の意味がある。すなわち，その形により柔らかな地面に足が沈むことがなく容易に足を引き抜くことができる。ウシはウマよりも容易に柔らかな地面から足を引き抜いているのが観察される。ウマの足底は丸く凹んでいるため，足を引き上げる際に真空吸引を伴うのに対し，裂かれた円錐形のヒヅメは沈みながら開くために簡単に引き抜くことができる。

　シャモアと他の種のシカではさらに別の足指がみられる。この付加的な足指は，砲骨に似た小型の骨と2本の繋によって支持され，靱帯で大きな砲骨につながっている。このため，付加的な足指は非常に柔軟性に富んでいる。屈筋の腱の一部が付加的足指に向かって走行しているので，動物がかがんだ位置から起き上がると柔軟性さが増す。これまでのスケッチからうかがえるように，ウマでは「膝」の関節に入った腓骨が，ここでは柔軟性を増加させ足を拡げるように引き下げられることがわかる。

　ブタの2本の外側の足指は短くて地面に触れないが，足が沈む時に支持するのには役立つに違いない。トナカイでは，これらの骨は強力で奥行きがあり，足指は後方に突き出ることによって足を水平方向に広げ動物が立つための幅広い基盤が形成され，雪靴の原理に従ってラプランドの雪に順応している。系統的な分類法を好む博物学者はこうした中手骨の大きさ，数，部位の変化を「等級」と呼んでいるが，そこにはただ同一のシステムの骨があらゆる環境や動物の状態に対応し，「適応」の別の例が見出されるに過ぎない。

　ゾウの脚の骨が互いにどのように垂直な位置関係にあるかについては先

に述べたが，足の骨もまた特殊である。生きているゾウの足には丸い柔軟な塊が見えるだけだが，立ち上がるとそれは柱石の基底部，すなわち堂々とした樹木の幹の下方部に似ている。しかし，足の骨を調べてみると，この広い基底部が手根骨，中手骨と趾の指節骨によって構成されており，これらの骨はこれまで見てきたものとは非常に異なっている。それらの骨は可動性のある橈骨とつながっておらず，肉食動物の場合のように個々の動きがない。それらは単に柱石の基底部である足を広げ，それにある程度の弾性を与えるのに役立っているに過ぎない。

　スケッチ(図3-8，42頁)でゾウと比較してラクダの足の骨を示しておいた。ラクダの足はゾウのように不釣り合いな重量を支える必要がないので，これまで見てきたような肩の骨の向きの場合と同様に，骨が互いに斜めに配置することによって動きに軽快さを保っている。ラクダの足の軟部組織には感嘆すべき点が多い。すなわち基底部は靴の底のように平らであるが，それと骨や腱との間に非常に柔らかで弾性のあるクッションがあるために，ラクダはとても身軽に安全に歩くことができる。ダチョウとラクダの足の類似性が博物学者の目にとまらないことはなかった。

　以上，足指の末梢骨について述べてきたが，ここで再びこうした骨のひとつを調べることにより，動物全体を頭に描くのにどう役立つかを見てみよう。メガロニクスに関するジェファソン大統領とキュヴィエ男爵の論文について触れたいのだが，その前にライオンの形態に関していくつかの点に触れておかなければならない。

　イヌ族はネコ族のように肉食動物で，両者とも足指の末節骨は鉤ツメで覆われている。しかし，その習性と餌をとる手段は異なる。イヌ族は鋭い嗅覚と高速で走り続ける能力で獲物を追いつめる。ネコ族は視力の繊細さが優れ，辛抱強さ，注意深さと密やかな動きを備え獲物に飛びかかるが，決して長時間追跡することはない。ネコは獲物を二，三回の跳躍後に得てしまうが，失敗すると不機嫌になり再び見張りを再開する。

　鉤ツメに注目すれば，こうした習性と関連性があることがわかる。イヌ

とオオカミの鉤ツメは粗く強力であり，長期間の狩りで生じやすい摩擦や圧迫に耐える。それは足指を支持し守るように工夫されている。トラは獲物に飛びかかり，鋭く曲がった鉤ツメを肉に打ちこむ。この鉤ツメは弯曲し鋭いが，それを維持する機構は賞賛に値する。鉤ツメを支持している最終の骨の末節骨は最終から2番目の中節骨の外側に位置し，それと関節でつながっているので弾性靱帯(図 3-23 A)がそれ(末節骨)を引き戻し，鉤ツメの鋭い端を挙上する。その動物[注]が普通に走る時は最遠位端にある骨の近位部が地面を圧するが，鉤ツメはこのようにして鞘の中へ後退する。しかし，トラが飛び跳ねた時は屈筋の腱の作用で鉤ツメが鞘から抜かれる。このことはベンガルトラで非常に鋭く強力で，腕が非常に強いので，人の頭上を飛び越え頭部に少し触るだけで頭蓋骨をへし折ってしまうことが知られていた。

メガロニクスに関するジェファソン大統領の観察については先に言及した。関節面と全体の形態から巨大動物の指骨のひとつであるとされる一本の骨を見つけ，ジェファソンはその動物が鉤ツメを持っていたことを発見できたと考え，こうした状況からそれが肉食動物に属していたに違いないと考えたことは自然なことである(「ライオンはツメから生まれた」という格言がある)。次にジェファソンはこのツメの長さを算定することにより，動物の大きさを評価した。古代世界の遺物であるこの骨に，そのような古い時代に最大のウシの背丈ほどもあるライオンが存在し，マストドンに対抗するにふさわしい敵であった証拠を見出してジェファソンは満足した。しかし，この骨をキュヴィエ男爵が調査した結果，完璧な解剖学の知識から彼は異なった結論を引き出すことができた。

キュヴィエは最初に，末梢骨の関節面の中ほどに棘があり，ネコ族の同一の骨の形態とは異なることを観察した。この絶滅した動物の標本にはわれわれがまさに示したようなツメを引き込むのに必要な骨の外側へ付着するための装置がないことをキュヴィエは見出した。次にこの骨が全体の中で占める位置を決定しようと輪郭線を延長し，これに属する鉤ツメが非常

末梢骨 69

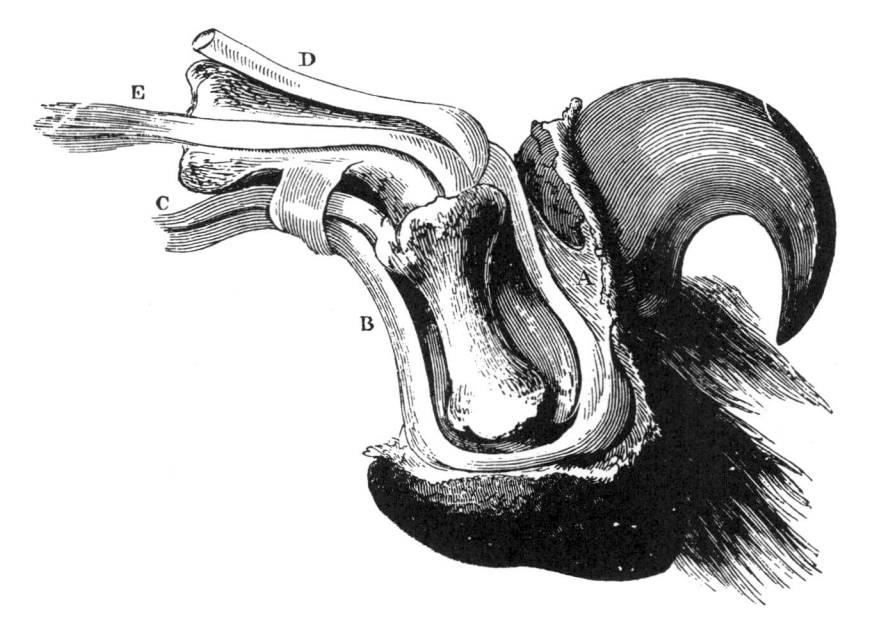

図 3-23　ライオンの弾性靭帯

注) ライオンの足は，底にある肉趾(足裏の厚肉)によって骨が覆われるというよりも，むしろ保護されているといえよう。すなわち肉趾は軟らかなクッションで足の弾力性を増し，跳躍して着地する際にある程度ライオンを守っているに違いない。ライオンが跳ねる時どうして強力な屈筋が鉤ツメを鞘から抜かないのか，またどのようにして獲物を捕らえて保持するというような興奮時にその効果が生み出されるのかその理由が私は理解できなかった。この原因を見出すため解剖を行った。趾の最終の骨は最終から2番目の骨に対して非常に特色のある方法で位置しており，最終の骨が弾性靭帯(図3-23 A)により関節の動きの中心を越えて引き戻される一方で，屈筋の腱(B)がそこに作用して近位端部と趾のクッションを地面に向ける。しかし，さらに広範な興奮が骨格筋，伸筋(D, E)と呼ばれる筋肉に生じた場合には，2本の最終の骨の相対的位置が変化する結果，屈筋の腱の作用で今度は最終の骨が前方に引かれるようになり，鉤ツメの覆いがとれ，鉤ツメが鞘から抜かれた形で獲物を保持し引き裂く準備をする。

に長いことに間違いないことがわかり，鉤ツメの鋭い正確な先端を保護するように鉤ツメが引っ込むはずがないことを示した。したがって動物が道具の働きを鈍らせずに足を地面に降ろすためには決して先端は垂直には挙上しなかったであろう。こうした比較から，この骨がネコ族の動物に属するという考えをキュヴィエは完全に否定した。

　キュヴィエの関心は，大きな趾（足指）と長いツメを持つナマケモノに向けられた（19頁）。そのツメは独特な様式で折れ曲っていて，ただ歩くことを可能にしているだけで，ゆっくりと無器用に，あたかも人が指を手の掌に折り曲げ指関節に重みをかけているような感じで歩く。古代動物の骨とナマケモノの対応する部分の骨をより正確に比較検討することによって，米国大統領（ジェファソン）のいうライオンが，地面をひっかき根菜類をえさとした動物であったことをキュヴィエは明らかにした。

　このメガロニクスと呼ばれるほどの巨大動物が肉食では決してなかったことが判明し，われわれは安堵する。

　これら指の骨あるいは鉤ツメの骨は動物の習性と全体の形態と驚くほど一致している。ライオンやトラ，イヌやオオカミ，クマとアリクイで見てきた以外にも，森林に生活し木の枝をよじ登る動物など，予期しないようなところに変化が見られる。鉤ツメが両方向に生えているリスは，木の幹を同様にすいすいと上下し，木の枝の角でじっと休むことができる。サルは飛び跳ね，枝から枝へと伝って身体を揺り動かす。後肢でつかまることで部分部分をそらしたまま前肢が別の枝に到達するので，無駄な空間を飛

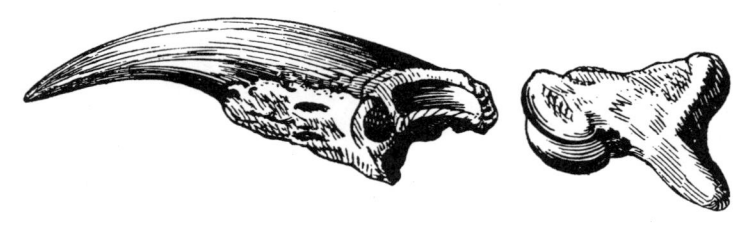

図3-24　鉤ツメと指骨

び越え非常に正確にからみつく。しかし，ナマケモノは，指は鉤のようで腕が強くなっているので，手でつかむのでなく，手でひっかけて枝にぶらさがる。他方の鉤をひっかけるまでは，一方の鉤だけで決して進むことはせず，体が宙ぶらりんの間，前足と後足を使っている。したがって，動物が森林で徘徊する場所のみならず枝の間で移動，生活する様式すべてに適応し，能動的かつ別個な方法で，各動物に適した習性，四肢の形態や力の集中があることを再度ここで知ることになる。

　英国外科医師会博物館に近年収蔵された巨大動物の骨があり，これを調べることによって科学畑の権威が追求してきた原則や研究方法を活用する機会を得ることができた。
　遺骸は頭部，脊柱，尾，骨盤，一側の後肢の骨，肩甲骨などである。遺骸から元の動物の体高を7フィート（約2.1メートル）と想定したが，それによってその動物の大きさを知ることはできない。なぜなら同じ収蔵品の中にある巨大ゾウの大腿骨の直径の3倍の大腿骨と，2倍の幅のある骨盤をこの動物が有するからである。本書の中でしばしば紹介した原則に基づく見解とこの骨の突起の強力さと突出度から判断すると，この動物の持つ筋力が相当なものであることと，筋力の作用様式がどのようなものであるかがわかる。
　これら巨大動物の骨とマドリッド王立博物館に保存されている巨大動物の骨格の図とを比べることによって，この新しい収蔵品がパラグアイの巨大動物であり，キュヴィエのメガテリウム（オオナマケモノ）の遺骨の一部であることが一目瞭然である。足の末端骨，肩甲骨，歯に関してなされた入念な観察から，それは植物を餌とする動物で，土を放り出し根菜を採取する際に大きな力が発揮されるとするキュヴィエの考えが確証された。その大きな力は，巨大な鉤ツメに相当する足に集中していたと考えられる。この動物は，後肢で座り，木々の枝を下方に引き寄せ餌にしているらしい。そのような考えに合致するのはその大きな寸法に関してだけである。その突起から筋肉の働きと種類を判断できる上腕骨が試料中にないが，そ

の骨盤と後肢の巨大な骨からその動物の高さ，幅，力量を評価することができるし，肩甲骨と鎖骨から前肢の可動範囲とそれが有した強力な力を想定できる。つまり，筋骨格系から判断してメガテリウムの強さは身体(口部)ではなく，むしろ四肢にあり，筋骨格系の強さが動きの敏速性や攻撃性ではなく穴を掘ることに向けられていたことがわかる。

今まで最も軽視されてきた解剖学の一分野と，鉱物学の協力が新しい科学分野を開拓するなどということは，ほとんど想像だにされなかったことである。単に漠然と無駄に，やや気まぐれに追求されてきたことが博物学の一部をなしていたが，以後，哲学的に帰納推理により検討できるようになったのである。明らかにかけ離れた部門に属する知見の間に，ある関係を見出すことは興味深いことであると同時に示唆的でもある。

アザラシやセイウチのような真性の両生動物では，足は収縮しほとんど

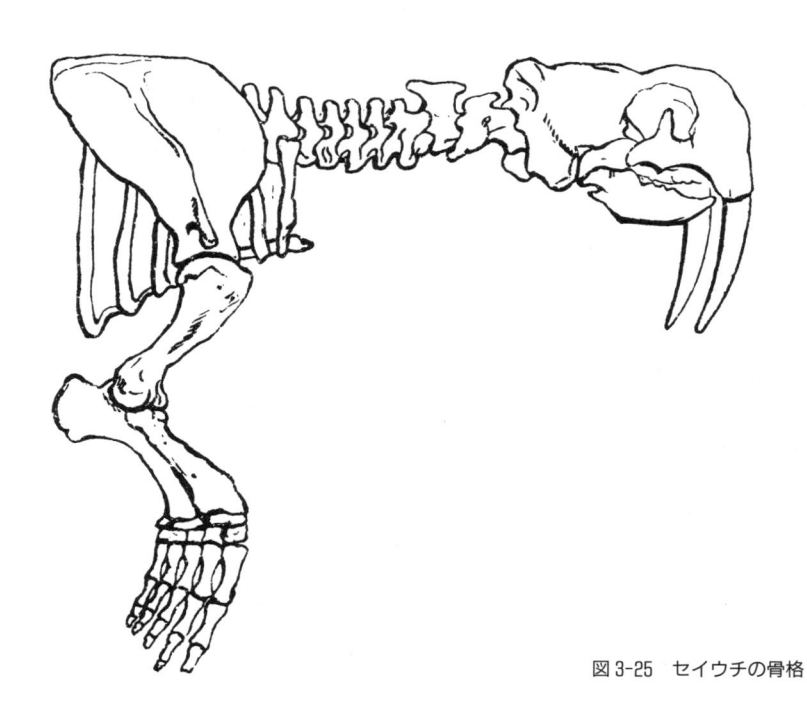

図 3-25　セイウチの骨格

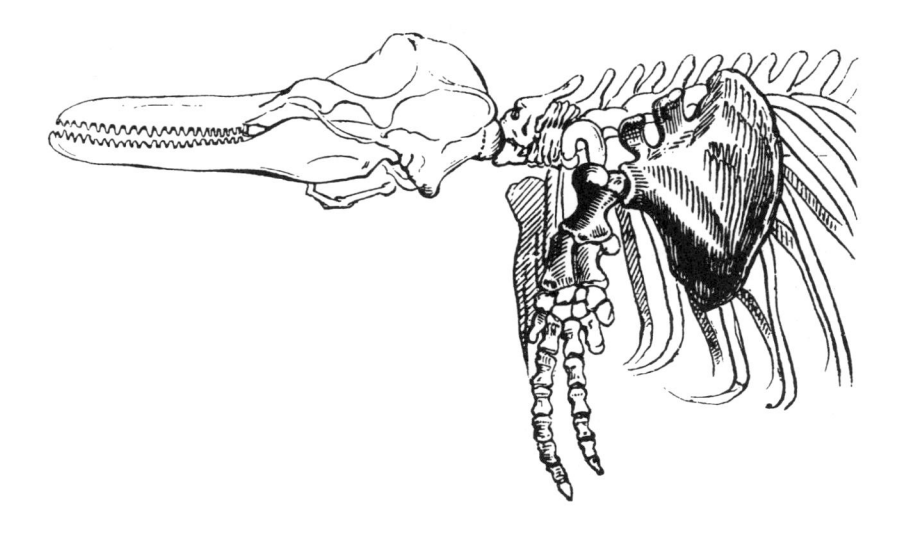

図3-26 イルカの骨格

皮膚に覆われ，指は水搔状でヒレに変化している。

　図3-25はセイウチの骨のスケッチである。生きているセイウチの足の外観をよく観察すれば，その骨は驚くほど完璧であることがわかる。骨は泳ぐための道具として順応している。なぜならセイウチは水中で生活し，陸に上がるのは子に乳を与えたり日なたぼっこをする時だけで，呼吸する全動物の中でも水から出ると最もぎこちなく救いようのない動物であるからである。

　クジラ類の中でも，クジラは後足を持たない哺乳類である。肩甲骨は大きく，上腕骨が非常に短く，前腕と手の骨は平たく膜の中に閉じ込められヒレに変化している。これらの動物は水中で生活するが，呼吸するために水面に浮かぶ必要がある。

　イルカの前肢の骨はこれまで考察してきた骨格から少しだけ骨を削り落したものであることはいうまでもない。オットセイとセイウチは水から上がり岩の上に横たわるが，各種のマイルカは常に水中で生活し，肢はヒレ

やオールであるといってよい。しけの海でネズミイルカやペロッチ (Pel-loch) を見たことがある人はその器官が何と完璧であり，それで遊んでいるかのようであることを認めるに違いない。

　最後の例は古代世界[注)]の動物から採取されたものである。

　次頁に示す図3-27は外科医師会にあるワニと魚の中間に属する稀な化石動物の標本から採取したものである。これらは石灰岩の中にあり，骨格全体であるが押しつぶされかなり傷がついている。ヒレ状の足としての肢は関節でつながった多数の骨から構成されており，その中には上腕骨，橈骨，尺骨，手根骨，手指骨も見出せる。これらの器官の構造に関しては何ひとつ欠点は見出せない。すべてがそれらの働きに適しており，ひとつとして余分で配置の誤った，不完全な骨は存在しない。魚竜と蛇頸竜（この標本の動物）は海に棲んでいた。

　これらの化石は青色石灰岩の浅層にあり，それらが生存していた時から陸と海に大きな変化が起こり続けていて，今まで調べてきた動物の種属とその肢の構造はその当時，現在の化石のものとは異なっていた。古代世界の動物で同系列の骨を発見した時，同一のシステムの存在が確認される。そこで必然的に，数えきれないような長い期間を通してシステムが徐々に進展してきたことを認めなければならない。われわれの月日を用いて進展の歴史を比較するなら1日が数千年にも相当するのである。この進展の変化を地球自体に痕跡を残した巨大な変革を記録することによって判断しなければならない（図3-28）。

人間の手

　以上，多様な使用目的に適した前肢の骨の変化に関して，十分な例を供覧できたことと思う。人間の手の形態について少し触れて先に進むことにしよう。

　指の動きは単に一層強力で大きな前腕筋の働きに由来するばかりではない。手掌には中手骨の間に小さな筋肉「虫様筋と骨間筋」があり，それは非

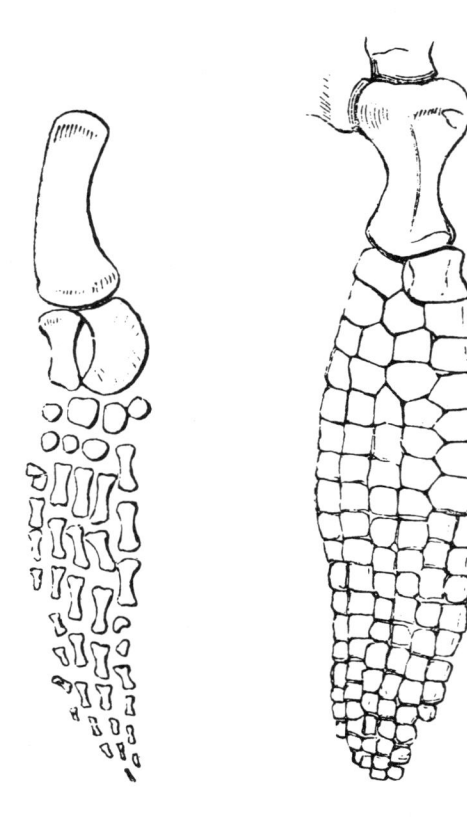

図 3-27 蛇頸竜と魚竜の前肢の骨

注) 左図は蛇頸竜，右図は魚竜の前肢である。これらのヒレ状の足には動物の足から魚のヒレに至る中間的な変化が見られる。すなわちセイウチ，イルカ，ウミガメから蛇頸竜，魚竜までの中に指骨はもはや見出せず，骨を数えようとする試みすらない。それらは不規則な多角形や台形で，魚のヒレの橈骨よりもさらに指骨に類似したところがない。魚類では前肢が胸のヒレの中に認められ，肩甲骨の原型とそれに結合する腕の骨が発見されることもある。基礎的部分の漸次的な減少に注目することを好む博物学者がヒレ状の足やヒレの数百個の骨についてどのように考えているか知らないが，相対的に数が増加する部分では形態と動きに欠陥が生じる。

76   第3章　手の比較解剖学

常に敏速に精巧に指を広げたり全方向に動かすなど，より繊細な動き方をする。これらの器官のおかげで，手には紡いだり，織ったり，彫る能力が与えられ，音楽家の指の素早い動きが産み出されるので，解剖学者はそれをフィディシナーレス(*fidicinales*)と呼んでいる。人が最もありふれた動きに注目することによって，いかに指が独立分離して運動と触覚が結びつき，手が捉え，感じ，比較するように適応しているかを知ることができる。ここで，手の関節と多数の筋肉が多様な個別の動きに適応しているのと同じように，指の先端の感覚の適応を理解することができる。

　図 3-29 はボルネオ産のチンパンジー^{訳注)}の手の骨を示したものである。

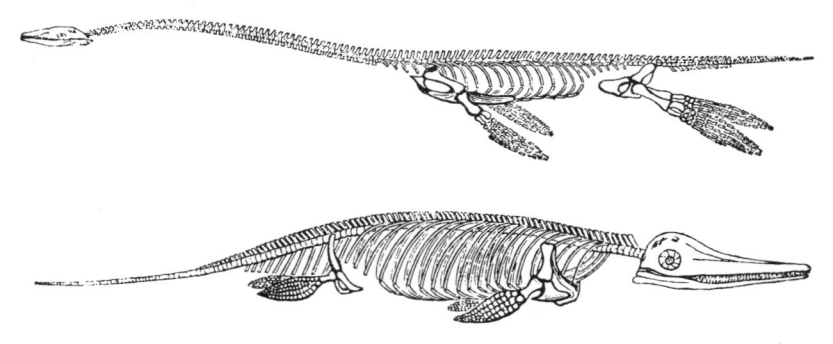

図 3-28　魚竜と蛇頸竜の骨格

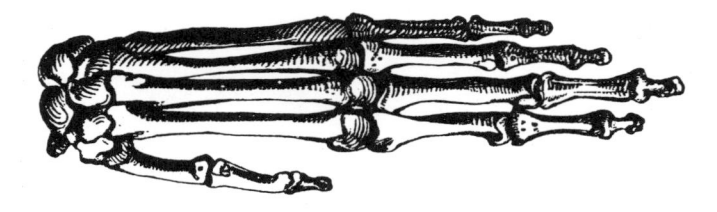

図 3-29　チンパンジーの手の骨

注）この木版画(図 3-28)から復元された魚竜と蛇頸竜の骨格の概念が得られよう。

訳注）ボルネオにはチンパンジーは生息していないので，オランウータンのことと思われる。

著しい特徴は母指の小ささで他の指の根元以上には伸びないことである。人の手[注1]の威力は，母指の長さ，強さ，自由な側方への動き，完璧な可動性に依存している。母指はそれが強力であることからオヤユビ(*pollex*)と呼ばれており，この強力さが手の力にとって必要なものであり，指全体の力に匹敵する。親指の肉付きのよい丸い部分がなければ，指の力は何の役にも立たない。したがって親指の筋肉から構成される大きな母指球が人間の，特に熟練工の手の際立った特徴である[注2]。

　フランスの青年向け哲学入門書の中で，生徒は指の長さがなぜ均等でないかについて論じている。このような議論は自然な問いに答える際の困難さを想起させる。これは対話形式の本の欠点である。しかし教師は生徒に象牙の玉を握らせ，その時，指の先が均等であることを生徒に示すことができる。手掌側に指を閉じさせ，生徒に指が揃っているかどうかを尋ねるほうがよかったであろう。指の長さの相違は数多くの目的に適い，手と指を棒，スイッチ，剣，ハンマー，ペン，鉛筆，彫刻道具などを握り使用するよう適応させ，その確かな握りと自由な動きが実現する。人の手のさまざまな利用法に適した手先を準備するために予期された設計（デザイン）の一部を構成するものとして，手掌と指という繊細に動く器官が保護されているその様式ほど目をみはらせるものはない。水兵が艤装で自らの身体を引き上げるためにロープをつかむ時のような力で手を握る場合，その力は腱，神経，血管の構造にとってはあまりにも大きすぎるため，われわれがウマとラクダの足で記述した脂肪のクッションと同じくらい弾性のあるものによって守られ，その圧に各部分が耐えることができなければ，それらは押し砕かれてしまうだろう。このように純粋に受け身の防御に加えて手掌を横断する筋肉があり，特にその内縁でクッションを支持している。手掌の縁を挙上し，ディオゲネスの杯を造り，水を洗うのに適応させるのは

注1) サルには独立した長母指屈筋がない。ヴィク・ダジール。
注2) アルビヌス(18世紀のドイツの解剖学者)は母指を大型の手を補助する小型の手として特徴づけている。「小さき手(母指)は大をなす」(原文 *manus parva, majori adjutrix*)

この筋肉によるものである。

　結論として，レイ(第1章7頁参照)が言うように，動物には角やヒヅメを持つもの，歯，ツメのような指，鉤ツメ，棘，嘴を持つものがあるのに対し，人間はそれら一切を備えておらず，弱々しく不十分な状態で武装もせずに世界に送り出される。しかし何としたことか，手がそれを利用するための理性とともに，それら一切を補っているのである。

第4章

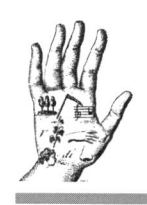

筋肉，その優秀な機械装置

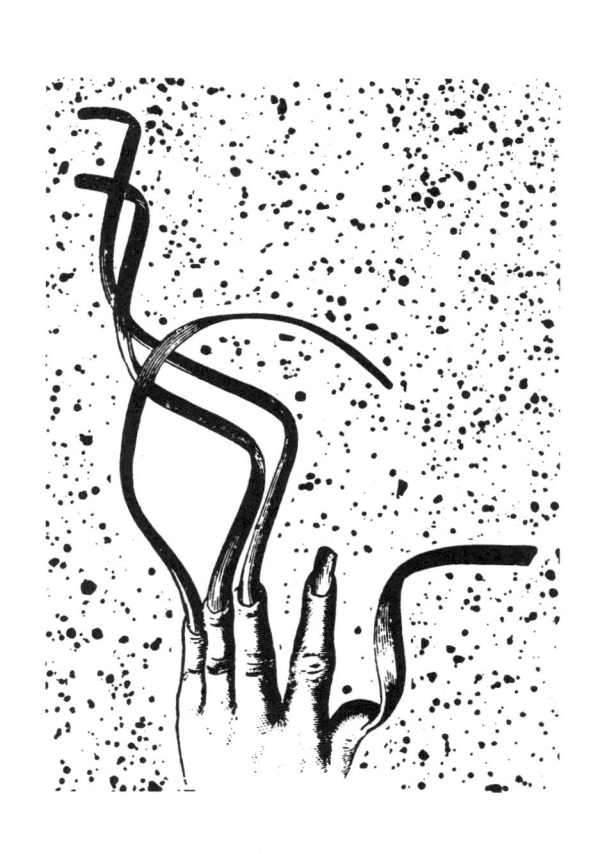

筋肉

　身体の筋肉は誰もが慣れ親しんでいる肉質部分である。筋肉は互いに平行する線維から構成されている。この線維状すなわち糸状部分には生き生きとした興奮性と呼ばれる収縮と弛緩の能力が与えられている。単一の筋肉は何百万本もの線維の集合からなり，同一の付着部としての起始点を持ち，腱として縄状に収束し停止点と称される可動部分に固定されている。人体には 50 以上の腕や手の筋肉がある。それらはすべて最も単純な働きに一致するはずだが，それだけでは個々の意図的運動に必要な部分の関連性の範囲を示すのには不十分である。炎症が身体の大関節のいずれかを侵襲した時に，筋肉間の連絡を最もよく理解できるであろう。というのは寝ている時でさえ，一肢のあらゆる動きに対応する体幹の動きの必要性から痛みが生じるからである。立位をとる時には身体を新たな姿勢に置き，多くの筋肉の作用を通じて身体を安定した状態に保たなければ，腕を挙上したり伸ばしたりすることはできない。

腕の筋肉とその作用

　筋肉について 2 つの点から検討しよう。まず第一に生きた筋肉の特性をあげ，その形態と適用における力学的な仕組みについて述べる。関連したあらゆる点において，その対象に適した最も豊富な筋力の供給はみられるが，決してそれは過剰という意味ではない。単一の筋肉または一組の筋肉を活動させ一肢を動かす場合，力はその拮抗筋を圧倒するほどに過剰とはならないが，拮抗筋の活動性が削除されるために拮抗筋が弛緩し，比較的容易に収縮状態の筋肉が目的を遂行できる。肢の安定した状態は，全筋肉の平衡がとれた結果であり，この状態は筋緊張と呼ばれる。伸筋の腱にオモリを付ける実験を行うと，持続した筋緊張がオモリに抵抗できるまでその筋肉をオモリが引き伸ばすが，伸筋の自然の拮抗筋である屈筋が興奮すると，伸筋が弛緩するのでオモリは落下する。そのため肢の動きは能動的状態すなわち伸筋と屈筋両筋肉の変化を表現している。一方が収縮すれば他方は弛緩し，共に意志の影響を受ける。運動がそのような調節を受け

ず，骨格の動きが自然で，かつ円滑・優美でない時に動こうとすると身体が痙攣する，すなわち医学用語で言う間代性攣縮が起こる。ペイリーが言及した2人の木びき職人の例えは，この2種類の筋肉の適応に関する不完全な概念を示すに過ぎない。2人の男が木の丸太を鋸で引く場合，彼らは交互に引き，1人が引いている時，他方は作業をやめている。しかし，筋肉の状態はこれとは異なる。弛緩していた筋肉はゆるんだ縄のように努力を放棄したわけでなく，収縮している筋肉の働きと同じように他動的に曲がっている時も非常に繊細な感覚と適応によって制御されている。腕を挙上し指で指し示す動作ほど単純ではないと思われているが，このひとつの動作の中で無数の筋肉が活動するだけでなく同じく数多くの筋肉が活動を中止することにより，こうした2種の筋肉の状態が同一の企図行動の中で互いに完全に相反するのである。

　こうしてみると，身体の姿勢の変化や動きを生み出すために多数の筋肉が連合する能力に驚かされると共に，一方の筋肉によって弱められた力が他方の筋肉に与えられたかのようにみなされ，興奮性，すなわち筋活動と呼ばれる生命の特性は，他のあらゆる原理に基づく場合よりも効率的であることが判明する。

機械装置としての筋肉

　「機械装置としての筋肉」についての例示は一層簡単である。自然は豊富ではあるが過剰すぎることはないことは先に述べたとおりである。真理は筋肉の配置の中にみられる。四肢の筋肉はすべて斜めに走行する線維を有するため，**図4-1 A** が筋の腱様起始で，**B** が腱様停止だとすると筋線維は両腱間を斜めに走行する。

　このように斜めに作用する線維はその収縮時に力を失うが，大きな空間を通して遠位端を引っぱる特性のために速度が増す。この機械的構造は，空間での運動速度は力や重量に等しいという法則に照らして理解できよう。筋肉は力を失うことによって運動速度を得る。同様の効果が筋肉の腱が関節上を走行するその様式によって生み出される。足指や手の指先に対

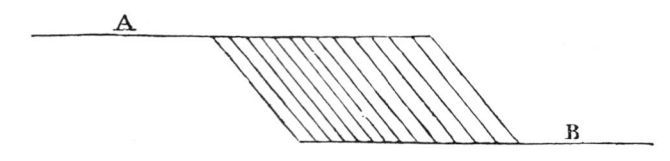

図4-1　斜めに走行する筋線維

して直線で腱が向かった場合には一層強力に作用するが，鞘の中で織り交じって下降するため腱は力の損失に比例した分だけ速く足指と手指を動かすのである。

筋肉と機械装置との比較

　上記の性質が，さらにどこまで他の機械装置にあてはまるか見てみよう。ある程度の風力や水力が得られると機械は動くには動くが，水の動きや風車の回転速度より高速の加速が望ましい。この目的のためにはずみ車が装着され，その幅は長い梃子とみなされる。車輪は最初非常にゆっくりと動くが一度動きはじめれば，それぞれの力がだんだん容易に車輪を加速させ，最後には火薬の爆発以外に比べようもないほどの迅速性と遠心力を獲得する。重量車輪の加速時の動きによる力を計算しなかった機械工は自らの機械が分離，爆発し，ちょうど爆弾が爆発するように部屋の壁が吹き飛ばされるのを目撃するであろう。身体は静止状態で他からの力を受けることによって運動を開始する。次に第二撃を受けると，今度は最初より影響は大きい。その理由は，最初の力は身体を静止状態から運動状態に変えるために使われるが，第二撃目を受ける時は既に運動状態にあるのですべての力は運動の加速に向けられ，さらに第三，第四の力を繰り返し受け，速度が最初に力を与えた原動力の速度と同じになるからである。男の子がフラフープに与えた軽い衝撃はそれを回らせ続けるのに十分で，ちょうど機械のはずみ車に対して，その一つひとつの力がほとんど動きを生じさせないのに，それが継続することによってはずみ車の迅速な動きが保たれるのと同様である。車輪を止めようとした場合には，車輪は数多くの小さな力が結びつき，増幅された衝撃をわれわれに与えるだろう。

速度と力の変換

　動物の機械装置には，車輪の例に比べると顕著ではないが速度と力の相互変換がみられる。人間がハンマーで打つ時，肩周囲の筋肉[注]（図 4-2 C）が上腕骨 B に作用し，腕という長い梃子とハンマーを持ち上げるが，それには，その筋肉が肩関節における動きの中心に非常に近く付着していることからもわかるように，さまざまな不利益が伴う。しかし，力の損失は形を変えて復元される。筋肉 D の起始が運動の中心に近いことによって失われるものはハンマーに伝わる速度の点によって代償される。すなわち大きな空間を下降する際に筋肉は加速され，その速度は力と同等なものに変換される。重い身体の迅速な下降の利点は，この力の機械的分配がなければすべての筋肉が一緒になって力を発揮してもなしとげられない鋭い一撃とその効果が得られることである。これは事実バネばかりの作用に類似していて，これにより機械運動が徐々に時間と共に蓄積され，金や銀のかけらを打ち抜いたり破壊したりするほどの衝撃が得られる。

腕力と速度の相互交換

　腕という機械は，どのような点で印刷機の機構と異なるのだろうか。図

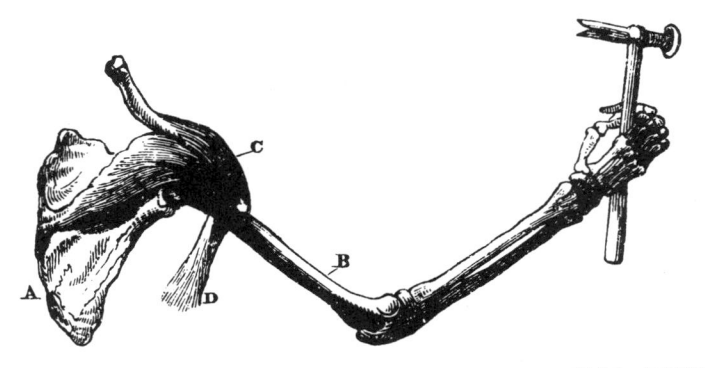

図 4-2　肩周囲の筋肉

注）A. 肩甲骨。B. 上腕骨。C. 肩の三角筋で肩甲骨と鎖骨に起始があり，上腕骨に停止する。D. 剣やハンマーで打ちつける時のように腕を振りおろす筋肉。

4-3 のように端部に重い球をつけた梃子の場合，その球の重量に比例して動かすのが困難となる。したがって植字工は A 点で球の近くに梃子を固定する。梃子のその部分で引き続ければ球には手による以上の速度を与えることはできないが，一度球が動き出した後，職人は手を梃子に沿って B に滑らせる。最初に手を B に置いた場合にはオモリを動かすことはできないが，動きつつある状態で腕の全力が B で梃子に与えられる一方で遠位部で大きいオモリの速度が増す。このようにして重さと速度が一緒になり，ネジクギに加わる衝撃は梃子の遠位部 A で引き続けた場合よりはるかに大きい。

図 4-2(83 頁)では，筋肉 C が不利な状態で長い腕の梃子を非常にゆっくりと挙上する。しかし，腕が動きはじめるとその筋肉から発生する継続した力で動きが迅速に増加し，もちろん遠位部の速度は腱の付着点である近位部より速くなる。

再びここでちょうど剣で後ろ突きを与えるように腕を引き下げる筋肉 D の働きを考えれば，重量と筋力という 2 つの力の組み合わせが見られ，ハンマーが下降する際には単なる重力の影響だけで速度は増すが，筋肉の働きが加わると 2 つの力が加速度的に増し下降速度が極度に増加する。

腕で力と速度が等しく相互に変換されることによって，素早く，生きいきした動きを要する人間の手と指によるさまざまの妙技が可能になった。ピアノを弾く婦人や活字を拾う植字工の指は力を犠牲にして運動速度を得

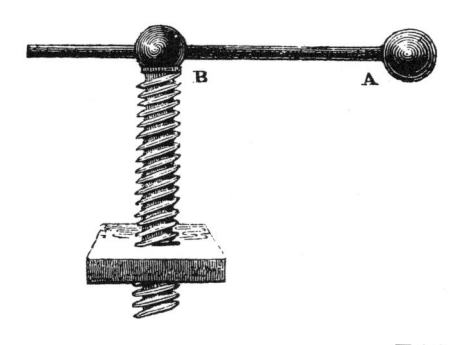

図 4-3 重い球をつけた梃子

ている例である。足と足指の弾性により走行，舞踏，跳躍に際しての弾力性と敏速性が得られる。

機械より優れた筋肉

　今まで呈示してきた力学による多くの例証から，筋力それ自体が驚異と称賛の対象であることは間違いない。重力，水流，蒸気の拡散と凝縮，ガスの産生，資材の弾力性，あるいはそれらがすべて一体になっても，生きた筋肉の特性が産み出すさまざまな役割を果たすことはできないであろう。化学物質と考えられる興奮・収縮性の線維は，血液のフィブリンとは異なる。この収縮特性が与えられたことによって機械的精巧性に優れ，意図，呼吸，発話，消化，同化，循環など多くの別の目的に適合する。これらの点でこの線維はあらゆる動物種の必要状況に応じて変化する。

　読者が既に動物身体のあらゆる部分にみられる適合性について理解しているように，骨と筋肉の間には完璧な関連性があることは明らかである。骨が変化し大きさ，相互間の位置，関節に変異が見られるように，筋肉にもこのような適合が見られるのである。そのため時には筋肉は小さく分離することもあるし，時には一層強力な塊に統合される。

ライオンの前肢

　人間の手と腕の筋肉の解剖学について学生に講義することは教師としての資格を試すものといえる。腕の筋肉に関する講義をするのに，外表から見られる順番で次々に取り上げてみるのはつまらなく退屈で集中できない。それに対して筋肉がもたらす動きに従って明快に整理して教わった場合には，興味が湧いて楽しくなる。

　ここでその証明を紹介することは，本書の目的にふさわしくないかもしれない。しかし，人間の腕と手の筋肉が，例えばライオンの前肢の筋肉に酷似しているのは驚くべきことである。ライオンの前肢の筋肉のスケッチを示したが(図4-4)，形態が人間の前腕に非常に似ていることがおわかりいただけよう。屈筋，伸筋，回内筋，回外筋がライオンと人間ではまさに

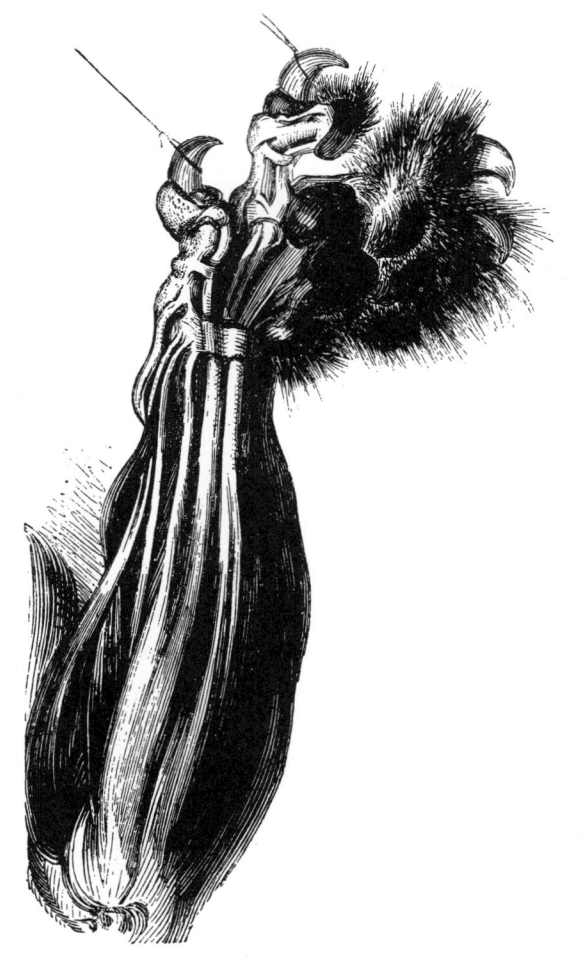

86　第4章　筋肉，その優秀な機械装置

図 4-4　ライオンの前肢の筋肉

同じ場所にあり，解剖学を学ぶ学生が非常に興味を持って人間の腕で観察する関連性すべてをライオンの筋肉は有している。この例は筋肉の比較解剖がいかに正確に骨の比較解剖に合致しているかということと，動物の肢の骨が形と運動力で人間の腕の骨に類似するのと同様な関係が筋肉にも見

筋肉の比較解剖学

　筋肉が果たすべき役割にその構造が合致していることを示すもうひとつの例として，筋肉の比較解剖学上，省略してはならない方法がある。収縮力が生命の特性であることは先に述べた。したがって筋肉の働きが持続すれば生命活力が底をついてくる。筋肉が過度に働く場合，その活動を支えるためには，この生命力の供給に特別な仕組みが必要であり，それはあらゆる生命力の源泉である血液の循環を増加し維持する方法である。

　ホソロリス（*Loris tardigradus*，ヤセドウケザルともいう）[注1]では，前肢と後肢の大血管である腋窩動脈と大腿動脈に次のような特性が観察されている。つまり主血管が同等な大きさの多数のシリンダーに細分化された後それらが再び集まって筋肉への枝分かれの前に単一の幹を形成する[注2]。この特殊性が血液の流れを遅らせることによって筋肉の長い持続的な働きに適応していると考えられてきた。それは長く持続する活動のために必要な装置であろう。その理由は，それを有する動物は移動のゆるやかさよりも把握の粘り強さのほうがより顕著で，木の枝をつかむことで動物を支えたり，穴を掘るためにその四肢は長く，筋肉が強力であるからである。しかし，一般的に認められている動脈血の拍出量は消費する活力に比例するという原則に基づけば，循環の遅延化により筋力が増加するということは考えにくい。

　生体内の動脈が固い管のようなものであり，循環の法則が水力学のそれと同様であればそのような結論になろう。しかし，血液循環が無生物である管中の水の流れを支配するのと同じ法則に従っていると考えることは，不可能である。動脈は生命力があるので拡張し，収縮する。動脈の拡張性

注1）巻末の「動物の分類」の門Ⅰ，四手類（214頁）を参照。
注2）血管の合流に関しては幾分疑問がある。

と収縮性は共に生命原理の影響を受けている。したがって，一肢の動脈が4，5本の血管に分かれていれば，拡張容積が増大し，収縮力も強化される。これらは生命活動であるから循環の増加と減少の必要性に応じて調節される。

動物の四肢の血管形態の特殊性によって血流が緩徐になるとすれば，それは単に休息中の時だけの現象で，興奮時には緩徐化するどころか，それによって驚異的な加速力がつく。そこで結論として，こうした血管の分布の多様性は，筋肉が持続して活動し強固さを保つのみならず，肢の筋肉の随時の活動性を亢進するための備えになっていて，血液と筋線維の接触を促すということが言える。

前章で，同一の器官が，ある時は注意深い手のようにゆっくりと動き，またある時には非常に敏速に動くことを見てきた。この事実だけからみても，曲折し細分化された動脈が不活発な動きのための装置であると推論することは認められない。

右手と右足の優位性

手に向かう動脈に関しては，これまでに議論してきた問題点，すなわち左手に比べ，右手の特性が，右手へ行く動脈の走行に依存するかどうかという点に触れてみよう。右腕に向かう動脈幹は心臓から離れるにつれ次第に消え失せ，腕の小血管へ血液を直接一層強く送り出すことができる。このことが誤解のもととなり，このテーマに関しての偏見を生み出している。すなわち，このことは深遠な起源を有する現象の根拠を構造の中に求める場合の共通の誤りと関係がある（血管分布が右手の優位を決定しているのではない）。

生命にとっての利便性と，人間が敏速かつ器用であるためには，左右どちらの手を使うべきか，どちらの足を前に出すかについて躊躇することはありえないことは明らかであり，実際にそのような優柔不断はみられない。教えられたものなのか，それとも自然に人はこの敏速性を授かったものであろうか。さらに右半身全体に特徴があることや，左側は筋力だけで

なく生命力，体質的な面でも劣ることが観察されている。仕立屋や靴職人の計測からいつでも確認されるように，行為と運動の器官の発達は右側で最大で，それは右手を左手より頻繁に使うためだといわれているが，特殊性はまた体質にまで及ぶうえに，病気は右側より左上下肢に高頻度に見られる。

　オペラ座の踊り子で最もむずかしい所作は右足によってなされることをわれわれは目撃している。踊り子の準備練習を見れば，左肢の本来の弱さは明らかである。つまり観衆の前でのぎこちなさを避けるために左肢は2倍の練習をする必要があり，練習を怠たると，見苦しい偏りが右側に生じる。人の後について歩く場合，身体の均整のとれた動きを見ることはめったになく，左足に注目すると踏み込みは左足ではあまり強くなく，右に比べて母趾の外方への捻れが小さく，右の母趾による押しが強いことがわかる。女性特有の形態や臀部の動きよりも踵の動きに由来する弾力ある歩調から，彼女の左足に欠陥があれば歩行中に一層それが明らかとなる。左利きでなければ左足で跳躍する少年はいない。騎手は左足をあぶみに乗せ右から飛び跳ねる。すべての物事は生命の利便性において右手に適応しているといえよう。例えば機械のらせんのネジや易者のカードの切れ端の方向は気まぐれではなく，自然の身体の恩恵に関係して決まる。左手利きの人は応接室の扉や懐中ナイフを開くには右手のほうが有利なことを実感している。概して右手の優位は習慣の影響によるものではなく自然に備わった性質で，非常に明瞭な目的のために授けられたものであり，その特性は腕の血管の特殊な分布に依存するものでない。この優位性は右手同様，右足にも与えられている。

第5章

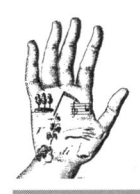

手の代行器官

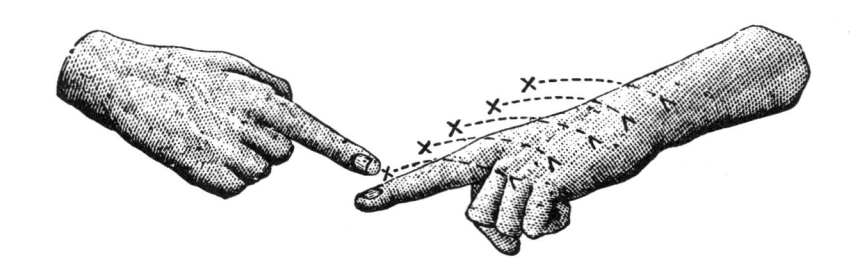

道具としての手が，あらゆる動物の中でさまざまな目的に対して変化して適応することを見てきたが，その後に唯一残された研究方法は，手を人間以外の生物における不完全な代替器官と比較することである。筆者はかつて人間の手や指と同様の最も興味深い道具の例を昆虫類で示したことがあるが，本書ではあえて高等動物の研究に限定する。

吸着する魚（ナガコバン）

　魚類の中にはその習性から岩石や目前のあらゆる物に吸いつく必要のあるものがいる。魚の移動力は完璧だが，潮流や奔流の中でどのようにして安定を得るのだろうか。例えばサケやマスが急流の中で昼夜を問わず同じ場所に居ることは驚くべきことであると私は常々思ってきた。海には岩石にぴったりつく手段を特別に備えた魚がいる。ランプサッカー（*Cyclopterus lumpus*，スズキ目ダンゴウオ科）は体の下部にある器官で自己をしっかり留めている。ナガコバン（*remora*，コバンザメの一種）は同様な装置を背部に持っている。この魚はサメの表面や，浮遊するあらゆるもの，もちろん船底にも付着できる。古代人はそのために航海不可能になると信じていた。それゆえプリニウス[訳注]はそれをremora（妨害物）と呼んだ。これらの魚がヒレや歯でしがみつかずに水中で適当な位置を保ちながら，餌を自由にとれるのは驚嘆に値する[注]。付着器官は子供のおしゃぶりに似ていて，生物が固定される表面にその器官が圧迫され，吸うための管が紐

注）軟体動物と植虫（イソギンチャク，ヒトデなど）に潮流や水流に抵抗して踏みとどまっている動物が多く見出される。イソギンチャクは岩石や殻に付着し，あるものは海のカーネーションのように突き出た岩石の底に宙ぶらりんに下がるので花の萼に似ている。イソギンチャクは触手を伸ばして花のように広がり，ぱっと消えるが，花びらと異なり触手は把握器官で，近くを浮遊する餌はすべて胃袋に飲み込む。筋足糸は繊維で，殻を錨のようにつなぎ潮流で流されたり回転したりしないようにしている。これらの繊維は腺からの分泌物で，岩石に固定されている間，腺は別の端につかまっている。カキは殻自体で岩石に固く結びついている。

訳注）プリニウス（23 ころ-79）　ローマ帝政期の軍人，政治家，学者。
　　　『博物誌』37巻は，動物・植物・鉱物・地理・天文・医学・芸術など2万項目に及ぶ百科全書。

で引かれるのと同じように，中心部が筋肉によって引っぱられて真空となる。

イカではこの器官の変形が見られる。吸盤が腕である触手の端にあり，把握と移動の器官になっている。この器官はあらゆる方向に向きを変えられるようになっていて，動物をその場に固定することも，場所を変えたり移動することも可能である。インド洋に生息するこの生物の48〜54フィートにまで広がる腕の長さとそれがぴったりくっつく様子は真に恐るべきものである。

歩く魚（ハーレクィンアンコウ）

ホウボウの種に属する魚を水の入ったバケツに投げ込むと，その魚はしっかり底にへばりつき，尾をつかむと数リットル入っているバケツごと持ち上げてしまったとショー博士が述べている。

その名から奇妙でおどけたしぐさを想像してしまう別の魚がいる。それはハーレクィンアンコウ（Harlequin angler）[注1]，[訳注]と呼ばれている（図5-1）。その外観は異様で特徴があり，胸びれが短い腕に似ていてその先端は手のひらのようである[注2]。

ルノー氏は著書『魚類の歴史』の中で，この種に属する一生物を知っていたこと記し，生物が3日間水の外でイヌのように家のまわりをうろついていたと述べているが，その表現はそれほど不正確なものではない。水中から出て歩くという状況は，見かけ上最もかけはなれている器官の間の関係を示すものとして興味深いものといえよう。この魚が水の外で生活するという事実は確かでないが，エラのような器官，すなわち呼吸のための器官の形態からみて信憑性がありそうだし，その習性はこのような装置を必

注1）ロフィウス・ヒストリオ（*Lophius histrio*）は長旗や優勝旗のように頭部から浮遊する突起を意味するギリシア語由来の語。
　　図5-1は近縁だが，別種のイザリウオを描いている。
注2）このヒレには橈骨と尺骨というように2本の骨が含まれる。しかしキュヴィエによれば厳密には手根骨であるという。

訳注）現在ではキアンコウ属 *Lophius* とハナオコゼ *Histrio histrio* は別属。

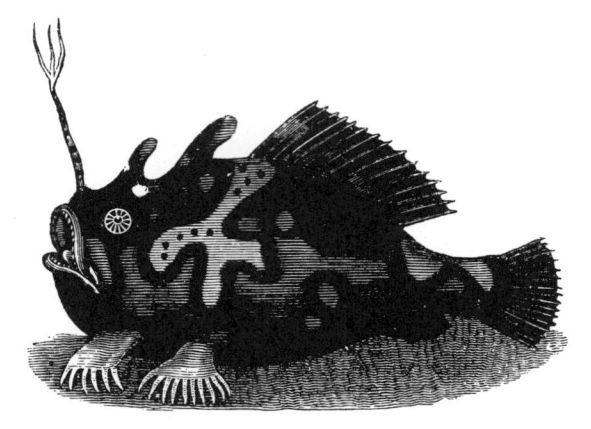

図 5-1　イザリウオ

要とする。この属では，多くの魚類でみられるように吸引した水が自由にエラの後方に流れるようにエラぶたは開かず，オーウェン氏の意見では括約筋によって閉まる小さな穴から水が拡散する。エラが存在する空洞は大きく，このことがまさに，この魚の奇怪な頭部の部分的説明となっている。このように，この魚は単にヒレが足に変化したばかりでなく，エラぶたが小袋に変化し水を含むことが可能となり，水がない場合にもエラの機能を代行することができる。ハーレクィンアンコウは泥の中や浅い水たまりにいて，餌を見つけられない時には非常に奇妙な方法で餌をおびき寄せるのである。

木に登る魚（ペルカ・スカンデンス）

　他にも水中から乾燥した土地へと移動したり，洪水によって運ばれたわけでもないのに木に登る魚がいる。ペルカ・スカンデンス（Perca scandens，スズキ目パーチ科）はエラぶたの棘と棘状に広がるヒレを使って木に登るため，ショー博士はそれを木に登る魚と呼んでいる[注]。

注）ウニの棘は可動性があり，移動の手助けをする。棘は向かってくる敵に対して向けられる。こうした棘はその目的にとって有効であるが，四肢の代行器官としては最も下等で完成度も最低である。

皮が羽毛や殻，ウロコによって保護されている生物は，すべて口や口から垂れ下がる付属器官に鋭敏な触覚を有する。魚類には口から下がる棘毛（*cirri*）があり，昆虫や甲殻類の触角に相当する。ロフィウス・ピスカトリウス（*Lophius piscatorius*）の釣り糸はこうした突起の例で，プリニウスは，カエルのようなこの魚は泥の中に隠れて釣り糸のような繊維の末梢部を見える状態にしておき，それがミミズに似ているため小魚が誘われ，小魚が隠れた敵の餌食になると語っている。魚類の餌を得る方法がいかに多様性に富んでいるかは驚異的である。コエトドン（*choetodon*，別名 bandouliere à bec）は飛んできたハエに水を吹きかけて射落とす。パラスによればスキオエナ・ジャキュラトリックス（*Scioena jaculatrix*）も同様の能力があり，スパルス・インシディアトール（*Sparus insidiator*，タイ科）は突然鼻口部を突き出し，水生昆虫を捉える。

マルティニック島のマトウダイ（*Zeus ciliaris*, le blepharis, Cuv.）のように背ビレと尻ビレの棘条が植物の茎を捕え，それに巻きつき魚を支持するために使われていることを確認した博物学者がいる。

魚類のこれらの突起によるいくつかの役割は，これらが筋力ではないが

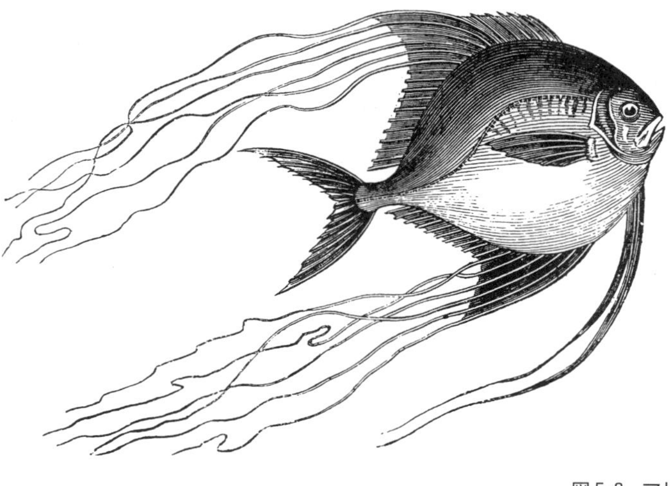

図5-2　マトウダイ

感覚を有することを示唆している。

第Ⅴ脳神経（感覚神経の働き）

　数年前，解剖学の実験により，頭部全体とそのさまざまな付属器官の感覚が，脳に始まり頭部とその周辺に分布しそれぞれ番号が付けられている10本の神経のうち一つの神経に由来していることを発見した。比較解剖学の助けを借りて，この問題を追求すると，これに対応する神経は人間では第Ⅴ脳神経であるが，それがすべての下等動物で同様の目的に適合していることが判明した。羽毛やウロコで覆われていたり，殻で保護されている生物では，この神経がほぼ唯一の感覚器官である。魚類の口の周りに垂れている棘毛と甲殻類や昆虫の触鬚に感覚を与えるのは，この神経の発達による。舌を支配するのも同一神経であり，舌は味覚だけにとどまらず，触覚の鋭敏な感覚器官である。特に爬虫類の中には舌がその長さと動きによって，その動物の外的な付属代行器官となっている。

　舌が触覚同様に把握の器官であることに注目したことがある。ウシは舌があるために草原に集まり，キリンは全体の体格がその頭部をできるだけ高く挙上するように計算されていて，舌も口から異常なほど突出し木の枝の末端を包み込み下に引っぱることができるようになっているのは極めて興味深い。ネコ科の四足動物のヒゲは第Ⅴ脳神経の枝を通じて繊細な感覚を有し，その枝は神経根に入る。鳥類は口部に高度の触覚を有する。アヒルと水面下で嘴でガブ飲みする動物はすべてその感覚が繊細であり，解剖すると驚異的に発達した第Ⅴ脳神経の枝が上顎に分布していることがわかった。動物はその外表全体で感ずるので，ヘビが身体に巻きつくことは全身で触覚器官を表現しているといえよう。やはり頭部の第Ⅴ脳神経の対やそれと類似の神経は非常に多数の四肢を欠く動物の主たる触覚器官となっている。時には繊細な触鬚，ある時には角状の桿といったように形態の多様な器官が存在し，多くは感覚と同様運動性を有している。これらすべての器官にとって触覚は，人間における舌と口唇と顎筋の神経である第Ⅴ脳神経の対に相当する神経を介して賦与される。

繰り返しになるが，次のことを述べておく。上述の付属器官とその感覚は，それら動物の存在にとって必要なものであるが不完全である。逆に，その不完全さのため人間の手は幸運にも動物とは対照的にさまざまな特性が結びつき完全なものとなったといえよう。このように完成した人間の手は温度感覚，触覚さらに，連続的に滑らかにあらゆる角度と方向に関節を伸ばしたり動かす巧緻性と結びついた運動感覚を知覚することができる。それも，いかなる人工関節や梃子をもってしてもまねできない様式によって知覚しているのである。

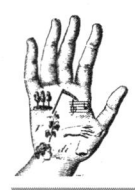

第6章

器官の比較解剖学

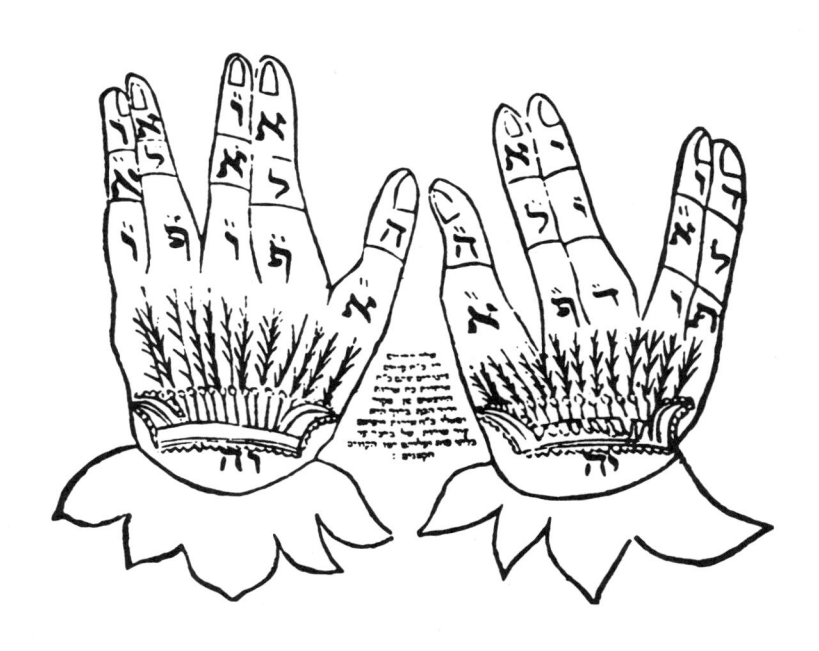

包括的生物システム

　ここまで，その重要性から誤解されるはずのない比較解剖学によって複数の対象について検討した。その結果，個々の動物を絶妙に構成する各部分のシステムとは別に，すべての動物全体にわたるより包括的な別のシステム（系統）が存在すると考えるに至った。このシステムは，生物の形態や大きさが異なろうと，地球のどのような状態に適応したものであろうと，生命機能にある均一性を表現している。今まで偏位や変形が偶然ではないことを見てきた。すべての変化には目的があり，あらゆる器官が然るべき関連性を有している。そのようなすべて完全な順応に適合するように形成された多様性と，微妙に適合するように生み出された変化を見てきたからには，そのような変化が外的，偶然的な作用の結果とする見解をすべて放棄しなければならない。

昆虫の肢の適応

　さらに下等動物にまでさかのぼって例証することもできる。例えば昆虫の足を最も完全かつ複雑な状態から，消失するまで追跡したり，別の方向から変化を観察することによって，同一部分が初期には最小限のものからはじまり，ハエの腿節や脚，跗節に見られるような最も完璧な状態を示す肢になるまでを追究することができる。われわれは最初にそれらを小さな剛毛のような繊細な触手として識別する。それは虫の体表にあって，地面を虫が這う時に少しばかり抵抗感を生み出すものである。ウロコムシ（*aphrodita*）では，適切な筋肉で覆われている明瞭な乳頭突起から伸びる剛毛がみられる。昆虫の最初の目である「多足類」では同一の「多数の足」が見られ，それぞれの足にははっきりとした関節がある。そこから，腿節，脚，足を有し，最も完成度の高い屈筋や伸筋，内転筋を備えた昆虫にまで進んでくると結局，人間の解剖学で驚嘆すべき構造すべてを微小な形で昆虫が所有していることに気づかされる。さらに興味深いのは，真の昆虫の足が再びどのように変化，修飾され新しい機能を与えられ，前足が触角，把握器官や「手」になるのかを観察することである。そのような目的に見事

に適応した昆虫の繊細な道具を観察することによって，すべての部分にわたって変化の連続を容易に追跡することができる。「脊椎動物」では手が翼やヒレになったのを見てきたので，ここで昆虫の翅を追跡してみることにしよう。

　まずハエであるが，ハエには2枚の繊細かつ見事な翅があり，それによって包み込まれ保護されているが，翅が拡張できるように翅の覆いは上に開く。別のハエでは覆いが翅となるので，このハエには翅が4枚ある。第三の標本では，前翅が後翅より大きく完全であり，第四の標本では後翅が失われて2枚の完全な翅のみとなり，最後の標本ではすべて翅を失っている。これらは造化の戯れではなく身体の新しい形態であり，ハエがバランスをとって飛行するのに必要な付属器官なのである。それは先に巨大動物で観察した規則正しい連続的適応と同じものであり，その意図を誤解することはありえない。すると，こうした多様性をどう説明したらよいのか，というごく自然な問いが浮かんでくる。

あらゆる動物は同一要素からなる？

　肢が異なった役割と動物のさまざまな状態に見事に適応していることから，今日ではひどく風変わりな考えが提唱されている。あらゆる動物は同一要素からなるというのである。動物が同一の化学的要素から構成されていること，また，形態と構造が異なっていても動物全種を通じて同一の生命機能の働きによって動物は物質を引きつけ同化しているということは確かである。しかし，今述べた要素について，この新説の提唱者はそれらを身体構造の基礎となる種々の断片と考え，それらが互いに入れ換わることで異なった配置をとると考えた。彼らは家の建築材料との類似性によってこうした見解を例証しようとした。材料が柱廊の装飾部分と玄関の分しかないとすれば，家族の部屋は材料が足りないのだから不足分に比例して限定されなければならないのだ！と彼らはいう。

　この新説はさらに強力に進められた。その提唱者は新時代のはじまりとして，その概念の重要性を認めるように要求した。彼らは「器官の選択的

親和性」,「器官の均衡」,「新しい結合の原則」,「新しい分析説」について論じた。その仮説の本質は次のようである。

　ある動物の一部分が別の動物で欠如している場合には，近隣の器官にそれを探し求めることができるというものである。このような論拠から，この仮説が欠損部分を見出す手段として従来のあらゆるシステムよりも優位であると彼らは強調する。しかし実際には，動物のいかなる器官の完成や強化も，その代償として他の器官の削減や欠陥を伴うことはない。おそらく，われわれ自身のように，この説の支持者もあまりにも骨に重点を置き過ぎているが，その点でも，このシステムを支持できないことを示そう。反対に，反芻動物の場合のように胃と連結した付属器官が高度に複雑な動物では，腸管が短縮されるのか，腸管の形態がより単純化されるのか検討してみたい。逆に，複雑な胃に必然的に結びつくのは長くて複雑な腸ではないのだろうか。全体を通して複雑な腸管のため，それに重なる実質性の内臓が不完全なものになるのであろうか。それらの内臓器官は，消化器官が完全で複雑なためその代償として何か欠損があるのだろうか。複雑な心臓は，単純な肺あるいは完璧な肺のどちらの状態を示唆しているのであろうか。要するに，動物の階層秩序が上がるにつれ消化，循環，呼吸，感覚の各系がそれに比例して増加を示すことを見出せないであろうか。器官を元の場所から追い出すか，その大きさを小さくすることによって別の器官に改良が見られる例があるのだろうか。

　彼らの説の核心である頭蓋骨についていえば，頭蓋骨は極めて複雑な構造であり，彼らの巧妙な説を許容できる部分もあるが，彼らが想定する原則が支持できないものであることを示すこともできる。しかし，ここで元のテーマに専念しなければならない。

肋骨の欠如（カエル目）

　高等脊椎動物では，肩の骨は二重の役割を果たしている。肩の骨は肢の基礎として完成している一方で，呼吸運動に関しても重要な役目を担っている。ここで，肩の骨の元来の機構と称されるものと動物の呼吸様式とが

一致しない例をあげよう。カエル目には肋骨がないが、それではどこにそれを求めたらいいのだろうか。耳腔に骨が欠如している場合、それを顎に求めるように誘導するシステムはあるが、カエル目で32本の肋骨に代わるものがどこに見出せるか、その要素が他の構造でどのように確立されているかを指摘できない彼らのシステムに従うことはできない。反対に、機能に一致して部分が形成・除去されるという原則に従えば、胸部の複雑な骨組みが除去されたことにより、肩が支持を失い、末梢を固定する骨がその代わりに、その形態と関節機能の点で拡張、変化し、腕に安定性と運動の中心点を供給する主目的を達成することがわかる。

鳥の耳は不完全か？

　鳥類の顎の機構で偶然気づいた例を用いて、新説の提唱者が自慢気に自らの説を証明しようと試みたが、実際はその説の逆が正しいことが証明された。この仮説の唯一の影響は、偏見のない精神を損うことと同様、このような奇妙な構造の観察から直接導かれる原則を見失わせることである。説明すべき問題は次の一点である。すなわち、耳の骨は哺乳類では極めて周到に適応しており、鼓膜の振動を聴神経に伝えるようにできているが、鳥類の聴覚器官にはそれが認められず全く異なった機構に置き代わっている。骨のひとつであるキヌタ骨が鳥類にないと彼らは言っている。どこにそれを見出せるのだろうか。新説の提唱者は言う。それは顎や下顎の器官内、すなわち方形骨（os quadratum）と称される骨の中にある。鳥の方形骨（105頁、図 6-1 B）が偶然少しばかりキヌタ骨に似ていることが、この空想の真の原因であると私は考えている。

　さらに正当な理論づけに従い、いかにこの仮説が本題の美的概念を曇らせているか見てみよう。研究の第一段階は、鳥類の聴覚に少しでも不完全な点があるかどうか事実を研究することである。この解答は容易で、鳥類の聴覚はとても鋭敏で、かすかな音にも鳥は驚き、ナイチンゲールをはじめとする鳥は夏の夕方、人の耳には聴こえない競争相手の鳴き声に応えることができる。次に外耳の欠如という器官の不完全性を観察する必要があ

る。外耳があったとしたら，空中を敏速に飛べる鳥の形態と羽の方向性という鳥の最も賞賛すべき点すべてと合致しないことになる。外耳がないことから考えて，内耳を含めた構造は内耳にのみ由来する驚異的な聴力の鋭敏さにもかかわらず，内耳もまた不完全であるとみなされるのだろうか。実際には鳥の耳は特異な構造をしているので，何も欠けるものはない。柱状骨(*columella*)は，この上なく繊細な軸状の骨で，耳の外膜から聴神経の固有の座である迷路に向かって伸びている。この骨は哺乳類の耳に属する一連の4つの骨の位置と働きにとって代わっている。

　こうした調査から，鳥類では聴覚がこの上なく優れていることがわかる。すなわち感覚器官は不完全ではなく，新しい構造と鳥の状態に適した多様な器官に順応している。そして，他の種類の動物に見られる不完全な別のものに偶然に置き代わったり，転移したものではないことがわかる。

器官は必要性に適合する(鳥の嘴)

　鳥の嘴(顎骨)の構造を注意してみると，やや大まかではあるが興味深い機械的な関連性が認められる。鳥の嘴は，それが把握と触覚の器官であることから見ても，ある程度われわれのテーマと関連がある。それはハエを捕える罠でもある。そのため，動きは敏速でなければならず，想像しうる限り最も明らかな方法で，つまり片方のみならず上下の嘴を動かして速度を増す。イヌが食いつく場合は，頭部を後方に振り上げることで上顎を挙上させながら下顎を下降させるが，これらの動きは顎と同様，頸部の筋肉にも影響するため緩慢でぎこちない。気の毒にもイヌは何度も繰り返して初めて自分をからかうハエを捕えるのである。しかし，ツバメやヒタキは二度と同じ動作を必要としないことから，把握器官が鋭敏な眼と本能とは驚くべきほど合致していることがわかる。

　鳥の嘴の道具としての適応は，次の点から成り立っている。下顎骨(下の嘴)を開放する筋肉は連動して上顎骨(上の嘴)を開放する。図6-1 Aは下顎骨の突起で，運動の中心より後方に突出し，それに付着する筋肉によって嘴が開く。しかし同時に，下顎骨が骨B，方形骨(*os quadratum*)を

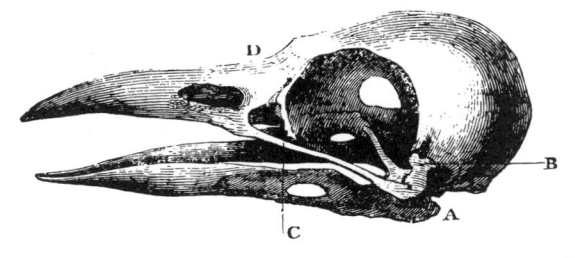

図6-1　鳥の嘴

圧迫する。この骨に付着する骨(骨の軸あるいは骨突起 C)があり，それは前方に突出し前端が上顎骨に固定されている。この突起が方形骨からの圧を受ける。筋肉が作用するとボルトのように，この突起が前方に突出して上顎骨を開放し，頭蓋骨上の D で上顎骨が移動する(注)。したがってここには銃の発射装置のように明確な機序を有する部分があり，それにより既に述べたように動きに敏速性が得られる。これを生物の必要性に適合した新しい器官とみなすか，本来の目的からは顎と無関係の骨が偶然導入された結果とみるのか。どちらがより真実に近いのだろうか。

骨の数は変化する(ヒレと手)

　話がやや主題からそれてしまった。最初は肩の骨，すなわち体幹に最も近い肢の骨を取り上げていたのに，それから最も離れた骨にまで話が飛んだ。手の骨に相当する骨で，同一のシステムがあらゆる働きの変化に順応するようにさまざまに変化したことは今まで見てきたとおりである。しかし，器官を構成する骨の数が同一に維持される必要性が強調されている時に，トカゲ族やカメ族のヒレ状の足の骨について何を言うことができようか。例えば魚竜の場合，これらのヒレ状の足の骨は60〜70個の多角形の骨から構成されているが，ウマでは15の骨に過ぎず，人では27個であ

注)　方形骨の突起にはもうひとつの別のものがあり，内方に向かい上顎骨を挙上する手助けをする。

る。それでも，ヒレ状の足の骨をすべて集めても腕と前腕に相当する部分があってこそ初めて完璧な骨となる。このような明白な例において，そのシステムが役に立たないとすれば，そのシステムを手引きとして確信をもって複雑な脊柱や頭の骨を追求することができるだろうか。

神の意志の発現と適合

　著名な博物学者の業績に助けを求めようとしても，彼らの考え方が正しいとは限らないことがわかる。それは彼らの特殊な研究の必然的な結果であると考えるのが適当である。キュヴィエと偉大な科学者たちを特徴づける才能が健全な感覚と合致しているのを人は見たことがない。とりわけ驚くのは，何と正道からはずれた巧妙な才能でもって人々は神聖な造物主，すなわち理知的かつ創造的，慈悲的な神の概念を曇らせ，むしろ何とも馬鹿げたことに固執しているのか，という点である。彼らは単なる「元素」の冷たい無生物の影響を介在させ，人間の心中にある信頼や感謝の念すべてを打ち消そうとしているのだ。

　次のように主張する人もいる。眼にする多様性はすべて，古代動物に影響を与える環境の変化の結果であり，新しい器官は動物が伸張し形作ろうとする欲求や必然的努力によって産生されたものである，と。あたかも植物の葉が光に向かって伸び，太陽の方向に向きを変え，根がそれに適した土壌の方に伸びていくのと同様，動物の外的器官も成長し適応していくのであるという考えである。一方，動物の組織構成が元来その特徴を決定したのだという意見も，今現在流行している。しかし，われわれが論じている新説を提唱する哲学者はこの逆を想像している。つまり新しい環境の影響下で器官は順応し，その特殊な形態を獲得したのだと。

　異なった種に属する個体が結びつくことによって新しい器官が産生された例がないことをここで注目しておく必要がある。また異なる科の個体の結合によって新しい種が形成されるという意見も実証されてはいない。しかし，動物種が過去5,000年で変化しなかったとしても，それ以前（現在の世界の状態以前）の大変革の影響がどのようであったかを，われわれは

知ることができないことを強く主張しておく。しかし，この問題については，われわれが実際に見聞していることから議論しなければならない。

　動物の構造には驚くほどの変化がみられる。その変化の中にはとても親しみ深いものがあるが，すべて予知し予期される計画を示しており，変化は状況に備えて徐々に生じるものであり，決してその状況の結果として発生するものではない。最高の例と最低の例を考えれば，われわれの目的にとって十分であろう。

胎児の発達過程と器官形成

　人間は身体中に2つの状態が存在する。この2つの存在は乳児と成人と同じようなものである。胎児の状態はすべて誕生への準備である。乳児の大きさと形全体が，乳児の生誕にどのように必要であるかを私が示すことができたとしても，それを証明するのは容易ではない。誕生の瞬間から成長するまでに新たな推進力が与えられ，最終的に完全な成人の状態まで身体の大きさを調節していくことは誰にとっても明らかである。しかし，胎児がその状態に適した「生命」を有していること，もし子宮に閉じ込められる時間が所定の時間を越えた場合には，栄養不良からではなく単にその組織全体の変化に対する時が到来したという理由で，胎児は死亡しなければならないということに気づいている人はほとんどいない！

　器官は長い胎生期全体を通して構成されていくことによって，肺は空気の流入以前に完成し，血液の流入を許可する水門が開く前に新しい管が構築されている。しかし，これら以上に繊細で，より興味深い器官形成への手順がある。心臓や脳など重要な器官を対象に，胎生期における変化の順序全体を通して調べてみると，最初は単純であるが徐々に発達し，最終的にその特徴となる特殊性を獲得することに気づかされる。人の脳は初期の段階では魚の脳に似ているが，成長するにつれ爬虫類の脳に一層似るようになり，さらに増大すると鳥類の脳のようになり，その後徐々に成長し誕生後初めて人間の脳に固有の形態と一貫性を得ることが，非常に興味深い観察からうかがえる。しかし，人間がさらされるこうしたあらゆる変化の

中に，どこにも元素の影響は見当らず，前もって人間に運命づけられた要因があるだけである。もし動物の存在の連鎖の中間部分から集めた多数の例を省略し，最下等なものとのつながりを考え，昆虫の変態に注目したとしても結論は同じであろう。

飛ぶための準備

　昆虫の幼虫を観察すると，地面から飛ぶ準備をしていることがわかる。この準備状態では筋肉の配置と神経系の分布がすべて驚くほど整えられている。しかし変態を予期して，その変化の直前に同じ幼虫を解剖すれば，新しい器官が完成へと発達しつつあることがわかり，多くの足の筋肉が衰退し，それぞれの筋肉に向かう神経が退化し，足の代わりに翅に向かう新しい付着点を持つ筋肉の新しい配置が次第に見えてくるはずである。新しい神経の分布が明らかに追跡でき，これから動き出そうとする部分に順応している。ここでは周囲の元素の影響による発芽や伸張はなく，変化はすべて摂理に基づいてなされていると同時に，予期される方法，すなわち生物がまだ達していない状況を参照して変化が生じている。

神によって定められた変化

　こうした事実は，手と腕の比較解剖学によって引き出された結論を確認するものである。すなわち，外から見てわかる新しい道具一つひとつに対して内部との関連性が数多く確立される。骨と関節の機械的装置は骨格のあらゆる部分を変化させ，筋肉の配列がうまく調和され，適切な神経線維組織が道具と生命や運動の中心の仲介として新しく配置されている。以下の章で論じられるように，新しい活動の根源は新しい器官との関連で造られると考えられる。そうでなければその部分は使用不能の付属品となってしまう。

　神が初めに創造した「力」と同様のものが動物のこれらの変化をもたらす原動力であり，動物はその置かれた状態に適応するということが今や明らかとなった。動物の機構はあらかじめ定められているのであって，地球と

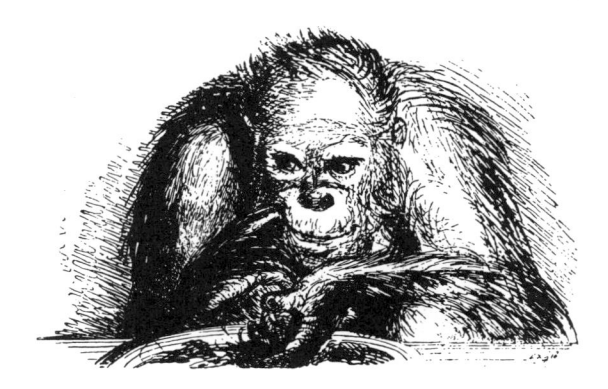

図 6-2　動物の適応

その周囲の元素の状態の結果として生じるのではない。動物自体の特性は種に発生する多様性を説明できないのと同様，個体に生じる変化によっても説明できない。あらゆる点からみて，種は初期のある型から徐々に変化したのではなく，独特な創造にその起源があることを示しているのであり，水の状態，大気，気温など地球の無機質に引き続き起こる変化に適応した動物を新たに創造するという考え方以外は，困難が増幅するだけである。

第7章
痛覚の働き

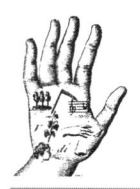

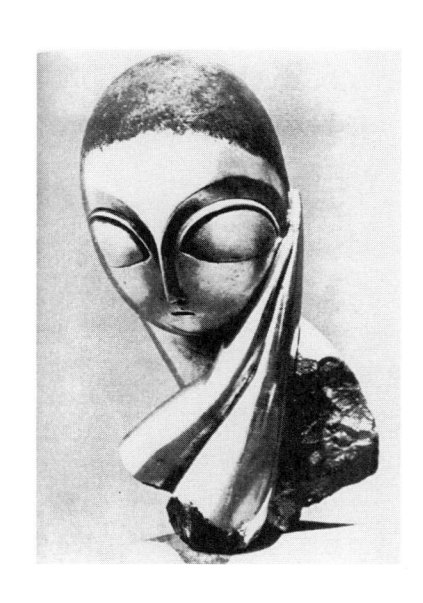

手の触覚の優位

触覚の器官を除くすべての感覚器官は,人間より動物のほうが完璧であることは明白である。ワシやタカ,ガゼル,ネコ族での眼の完成度は驚異的である。また猛禽類やイヌ,オオカミ,ハイエナでは嗅覚が驚くほど鋭い。動物の味覚が鋭くないとしても,下等動物における聴覚の優位性を疑うことはできない。しかし,手の触覚については,人間はその優位性を主張できる。その理由を考察することは,われわれの結論にとって重要なことである。

触覚の働きには情報を得ようとする欲求,つまり感覚器に向かう意志決定があるといわれてきた。ビシャ[訳注]は,他の諸感覚は受動的であるが,触覚は能動的であると述べている。この意見には,その表現以上に,意義深い内容が暗示されている。手の使用には二重に感覚が働いていると考えることは正しい。つまり,われわれは対象との接触を感じるだけでなく,対象に近づき,対象を指でつかもうとする際に用いられる筋肉の働きをも感じとる必要がある。実際に努力が向けられるのはこの後者の働きに対してであり,他の感覚神経に向かっては意志の指示がないのと同様,触覚神経に向かう意志の指示というものもない。しかし,指に属する感覚と運動について考察する前に,一般の表在感覚に注目しておくことが必要である。

一般感覚

一般感覚が手に従属しているものであり,それを追求することがわれわれの目的の達成に必要であるが,このことについてさらに論じようと思う。というのは,造物主の設計(デザイン)と慈悲ほど明らかな証拠は他にないからである。身体の機構から引き出される証拠がいかに明瞭であって

訳注) Bichat(1771-1802),フランスの解剖学者,生理学者。リヨン,パリなどで医学を修め,のちパリで解剖学,生理学,外科学を講じた。組織学の創始者とされtissu(組織)という語を初めて使い,身体を21の組織に分けた。顕微鏡の使用を認めず生気論の立場をとった。著書『一般解剖学』

も，その点に関しては生体という枠組みに与えられた生きた資質から得られる証拠に優るものはない。

　私は一般感覚という用語を著述家の使用する言葉に従って習慣的に使った。しかし，哲学的な研究の世界では「一般神経」や「一般感覚」という表現は認められない。実際にこれらの用語は神経系というテーマに関して言えば，不明瞭さの大部分の原因となっていると同時に，神経系の特性のおかげで動物の存在状態が改善されていることに対するわれわれの無知の原因となってきた。このように，ある神経は粗雑な感覚を備えており，別の神経は繊細な感覚印象に適した鋭敏な性質を持っていると考えられてきた。眼の神経は指の神経よりも鋭敏であると憶測されてきた。とはいっても，触覚によってわれわれがじかに感じ得る物質の質に関する情報に対しては網膜には感受性がないことが考慮されていない。神経は実際，特定の感覚と独特な機能を授けるのに適合している。しかし，このことと構造の繊細さとは関係がない。皮膚の触覚神経には光や音に対する感受性がないが，それはその神経が粗雑で粗野な構造を持っているためではない。神経系の美しさと完璧さは，それぞれの神経が独自の感覚印象のみに影響されるように作られていることに由来する。視神経の役割が限られているように，皮膚の神経だけが接触感を持つことができる。この特殊化が繊細な構造にのみ由来しているとしたら，すなわち網膜が光物質に感受性があるのは，触覚神経よりも網膜が鋭敏な感覚を所有しているからであるという理由だけによるのであれば，それは苦痛の根源となるだろう。ところがありがたいことに，視神経は痛みの感受性がなく，光と色を生ずる固有の機能に従って作用するだけで，それ以外の刺激に関しては心にいかなる印象も伝える能力を持っていないのである。

視神経は痛みを感じない

　われわれが眼に感じる痛みや埃による刺激感は，視神経とは別の神経によるものであり，さまざまな種類の感覚印象に対して眼表面が感受性を持つことによって起こる。この点については，後ほど取り上げる。外科医が

白内障の手術を施行する際，針の先端が眼の外層を貫通する時に触覚神経の働きによって刺された痛みを生じるが，針の先端が視神経が拡散して眼の内層を構成する網膜を貫通する時に生ずるのは火花のような感覚だという興味深い事実を心に留めておくべきである。触覚神経が光[注]に感受性がないように，視神経は触覚に対する感受性がない。

皮膚が痛みに鋭敏な理由

ごく軽い皮膚の傷に対してさえ誰もが極度に痛がるのは，傷が深ければそれだけ痛みも激しくなることから想像できる。しかしこのことは事実でもなく，至るところで輝きを発している恵み深い設計にも合致しない。皮膚感覚は触覚を生み出すのに役立つだけでなく深部も保護している。深部へは皮膚を介する以外は到達できず，深部が損傷される前にわれわれは痛みを経験しなければならないのだから，この深部に感受性を与える必要はない。身体の動きにつれて活動する内部器官が，皮膚と同程度の感覚を有しているとしたら，それは役立つどころか，日常的動作の際に，絶えざる痛みと不自由さを生み出す原因となるだろう。

科学が基礎を置いている現象に対して外科医は内科医より実地診療の上で慣れ親しんでいるので，生理学の進歩に貢献する機会が多い。切開術をする外科医は皮膚を切開したあと自分の患者に対しこれ以上痛くなることはないと告げる。さらに進んだ手術の段階で外科医が皮膚切開を拡大するとなれば，これは非常に不手際なこととみなされて当然である。このことはそれ自体，術者が手術を上手に行えなかったことの証明である。それだけでなく，勇敢に深部切開に耐えていた患者が，新たな皮膚切開に対する一層激しい痛みを経験しなければ，手術が続けられないからである。

注）本文中に簡略に述べた神経系に関する見解は22年前に行った筆者の初期の実験によるものだが，それらは外国の生理学者らによる仕事と考えられてきた。英国でなされてきたことに無知であっても，外国人ならその無知を口実として，英国でなされた仕事を自らの見解としてしまうことも起こりうるが，わが国で教えられてきた事柄を知っているはずの本国の著者が，これらの事実を黙認しているのは弁解の余地のないことである。

深部感覚と比較して表在感覚が鋭敏であるという事実は，このように日常の経験から確かめられる。そしてその意図を誤解することはありえない。つまり皮膚は傷害を避けることによって，皮膚の内側にある繊細な構造を守る役目を果たし，身体がサイの皮で覆われるよりも効果的に人体を保護している。

　この問題に関する考察を深めることによって，皮膚の痛覚は，慈悲的な装置として傷の存在を気づかせるものであることがわかる。この神経系の性質が存在しなかったら内部の大切な部分を傷害し，破壊させてしまうだろう。さらに研究を進めると，非常に興味深いことに，骨や関節とそれらを覆うすべての膜と靱帯が露出されると，患者と動物は少しも痛みを感じないで，それらを切断したり，突いたり，焼いたりできることがわかった。これらの部分に感覚が欠如しているのさえ想像できない人にとって，このような痛みのない現象を知ったら，それは衝撃的なことだろう。しかし，この事実を哲学的に解釈し，私がこの問題の宗教的見解を述べれば，痛みは悪ではなく慈愛的な目的で，重要な対象に与えられたものであるという結論となり，ここで科学的な追求は終わってしまう。

皮膚感覚と内部器官

　皮膚感覚と同様の感覚が内部器官にも与えられたとすれば，それは行使されないままであったことをまず最初に認めなければならない。もし内部器官が刺されたり焼かれたりすることを感じとれるとしても，そのような傷は内部まで届くことはないので内部器官の感受性は全く無用であったことになる。このような刺激による傷は，皮膚感覚の警告を介することなく内部にだけ届くことはないからである。

　しかし，痛みに対する感覚は慈悲に満ちた装備であり，局部の機能や使用に影響するような激しい衝撃を避けるよう警告するために授けられたことがわかったとしても，皮膚感覚を刺激しないまま内部器官まで到達できるような傷の有無についてさらに追求してみよう。この存在については疑いがない。事故の時に直接皮膚が傷害を受けずに内部器官だけが捻挫，断

裂，ショックに陥ることはあるのだから。われわれの推論が正しければ，手足を使って自由に動くための準備があるはずである。つまりこれら内部器官の無感覚が明らかに示されたにもかかわらず，それらは固有の感覚を有しているはずである。そうでなければ，それは不完全を意味することになる。

身体の防衛装置としての痛み

　以上のような考察から，実験に訴えてみると，刺したり，切断したり，焼いたりすることに無感覚な局部が実際には震盪や，伸展や裂傷に対して感受性があることが判明した。

　それにしても生命の本質は何と素晴しい一貫性を保ち，そのうえ美しい分布をもたらしていることだろう！　痛みに対する感覚は局部の機能と共に変化する。皮膚にはどんな傷害の影響に対しても適切な感覚が授けられている。しかし，この感覚の種類と程度が普遍的であるなら，身体を普通に動かしただけで，激しい痛みを感じて身もだえすることだろう。単にある局部の重みが他の局部にかかり，関節の運動だけで，炎症を起こした足で歩いた時に経験するような苦しみを経験するだろう。

　しかし内部器官に感覚がなかったとすれば，われわれが自由に動くための指針はありえなかっただろう。内部器官にはそこに到達可能な種類の傷に限定された感覚があり，それによって無事にいられるのである。皮膚に鋭い剣の先や熱い鉄が近づいて注意されるように，高所から人が飛び降りたり，重い荷物を運んだり，激しい勢いでぶつかってくる物体を遮ろうとすると，この内部感覚により効果的に危険が知らされる。

　皮膚感覚の考察に立ち戻り，その慈愛的効果，すなわち人間の生存に必須であることをよく理解するために，筆者が以前，外科医師会で講演した時の内容の要旨を述べることをお許し願いたい。

　　「不注意や落ち着きのなさを聴衆の皆様のせいにするつもりは毛頭ありませんが，私は皆様に，時々姿勢をどのように変えたりご自分の身体

の重みのかかる点を移動するかを観察して下さるようお願いする次第です。まる1時間，同一の姿勢を保つように強制されたら，起立した際皆さんは，しびれて立つこともできなくなるでしょう。皮膚感覚があるおかげで，局所の壊死にまでに至る状態を防ぐことができるのです。患者が下肢の麻痺で病院に搬送されてきた時，患者の四肢の位置を何度も変化させ，枕を腰と膝の下に入れ，それを時々動かすよう，看護人や介助者に特別な指示を出さなければなりません。このことを無視すれば，ベッドに圧迫される局部に炎症が生じ，それが広がり，熱発，壊疽を起こして死に至ります。

　このような自然に備わった皮膚感覚があなた方の思考の流れを妨げることなく，微細な血管中を血液が自由に循環できるように身体を移動するように促すのであり，この感覚が欠如している場合には，友人の最高の注意深さと看護人の警戒だけが自然が間断なく与えてきた，この防御に微力ながらとって代わるものとなることを皆様方は認識されることと思います。もし皮膚感覚が奪われたままで柔らかなベッドで臥床に耐えているとすれば，能動的生活にありがちな摩擦や衝撃にどうやって対処できるでしょうか。眼瞼の感覚が眼を保護するのと同様，皮膚感覚は全身を保護しており，あなた方がおそらく想像もできないような感謝の念を皮膚感覚に対して抱かれることを認めなければなりません。」

熱に対する感覚

　熱に対する手の感覚は触覚とは異なった特性をもっている。さまざまな温度に対するこの感覚は皮膚に分布していることから体の外表に限られた感覚である。身体内部は均一温度に保たれているので，内部で温度感覚があったとしても，それはすべて過剰(余分)なものだろう。しかし，われわれは常に変動する気温に囲まれ，その極限による破壊を受けやすく，この移り変わりに対抗して努力と工夫を合わせなければならないのであるから，体表面にこの特殊な温度感覚を所有していることは，われわれの状態を予知しているものがあったことのもうひとつの証拠となる。実際，先ほ

どの例は，この感覚の欠損から何が生じるかを示す証拠と考えることができる。麻痺患者が重度の熱傷を受けた状態で，あるいは寒冷のため四肢が壊疽状態で運ばれてきた例である。右手が熱さに対する感覚を失った患者だが，筋力を保持していたので，火の中に落ちた皿の蓋を拾い慎重に，それが熱くなっていることを意識せずに元の場所に戻した。しかしその結果は，手掌と指の皮膚の壊死と破壊であった。この男性患者は常に罹患した腕に冷感を感じていたが，患側肢に実際冷たいものを当ててもその感覚は悪化せず，どんな温度の熱によっても緩和されなかった注)。

熱に対する感覚はそれが苦痛の感覚になる程度において安全装置であるが，それはまた活動に対する尽きることのない興奮であり，永続する喜びの源である。

ここで，物理的効果の場合とは大いに異なる生体の特性の適応があることに気づかされる。熱の効果は物質に対して均一であるが，熱が生体に与えられるか，除去されるかによって人間の感覚は異なる。冷たさと熱さは別個な感覚である。このことは大変重要であり，そのような対比がなければわれわれは感覚を享受し続けられないはずである。なぜなら神経系では，変化と対比が感覚にとって必要であり，同一の感覚印象が続くと最も鋭敏な感覚器官でさえその特性が失われることが一般的に見られるからである。われわれが冷たさと熱さの両方の状態を享受できるのは，両者の対比によってである。

脳には感覚がない

表在感覚と身体内部の特性がいかに対照的であるかをさらに強調し，感覚が最初の実験から示唆されることと実際には大いに異なり，それがいかに驚異的に機能に適応し変化するかを示すために別の事実を付け加えることにする。脳には感覚がないのだ。病気で障害されて意識を消失した脳は靴の革のように無感覚である。患者が口走っているのを妨げずに患者の脳

注) 冷たい身体を強烈に熱く感じるある種の感覚の病的状態がある。アーベルクロンビーの『知力に関する研究』。

に触れたり，脳の一部を切除できることは驚くべき状況である。この事実から生理学者は以前，外科医は脳のさらに重要な器官に達していなかったのだと推論した。しかしこの意見は，神経は必ず感覚を有するという流布された見解から生じたものである。しかし，異なる神経系の部分は完全に別個な資質を持つこと，また先に示したように，独特な機能を有するが，触覚に関与せず痛みも感じない神経が存在するという二点を考慮すれば，脳には感覚があり，それが皮膚の神経と同様の性質を示すという考えは正しくない。こうした議論を展開するのは，次のような事実があるためである。すなわち，知覚される以前にすべての感覚印象が通過しなければならない脳それ自体は無感覚であるということである。このことは，感覚は生体局部の繊細な構造に必ず随伴するものではなく，感覚には適切な器官があり，それは特殊な装置(注)であるということを示している。

眼を保護する特殊な感覚

　この興味あるテーマに関して読者に納得してもらうために，外部にあり露出している器官と，内部にあり注意深く傷から締め出されている器官の2つを対比してみることにしよう。

　眼は視覚に固有の神経と，透明の液体と層からなる極めて繊細な器官である。眼も全身表面同様すべての外傷にさらされているだけでなく，全身の皮膚に接触しても全く感じないような大気中に浮遊する極めて軽い粒子によっても炎症を起こし混濁することがある。この器官を保護するための機械的で一層明らかな装置は眼瞼の素早い動きと流涙である。涙は小さな泉のように涌き出て，眼の表面を覆い害となるものすべてを洗い流す。しかし，この小さな水力学的機械装置の働きにはそれを支配する鋭敏な感覚が必要とされる。この感覚は眼が光の感覚印象を受容することを可能にする種類の感覚ではなく，その繊細さによって器官の状態にうまく適応した皮膚の柔軟性に似た性質である。

注）網膜の感覚，終章「手と眼」(167頁)参照。

視神経とは全く異なった性質を有する神経が眼の外表全体に広がり，その表面に繊細な感覚を与えている。ところが，時々この神経が傷害され，その機能が失われることがある。この結果は非常に興味深く，大気中に浮遊する煙と有害粒子が眼の上に残り，ハエや埃が眼瞼の下にあっても感じられず，水力学的装置，機械装置両者ともそれらを除去する目的で作動できない。しかし，それらは痛みを生じさせないが，それでもなお表面を刺激するため炎症が起こって眼の繊細な透明膜に混濁が生じ，視覚に固有な神経全体はそのままだが器官(眼球)の機能を失う。触覚が失われたために，このように眼が破壊された例を私は多数見てきたし注)，この機会に特に言っておくと，手を振ったり眼の近くに羽毛をかざすと，患者はまばたきをするが，眼球を指で擦ったり，メスで炎症のある血管から血液を除去する時に患者は眼を閉じなかったという興味深い事実もある。これらの症例では，視覚が器官に危険であると注意を与えた場合，患者はそれを避けるためまばたきをするが，メスの先端が眼や眼瞼に触れた場合の触感覚は警鐘とならず，眼を保護しようとする動きが生じなかった。

　眼を保護する感覚の特殊な性質の別の例を示そう。眼科医が羽毛のように軽い物で触れると眼筋には不随意な動きと攣縮が起こるが，指の一点でぎゅっと眼瞼の間にある眼球自体を直接圧迫することにより眼科医は目的の手術に向けて眼を固定しておくことができ，ほとんどどんな感覚も生じさせず，痛みも感じさせずに手術できるという。

　これは技術のちょっとした秘密であり，眼科医は眼瞼を裏返し，荒っぽいが熟達した仕方で指で眼に触れる。眼に砂の一粒が入っただけで苦しめられることを人は日常経験するので，眼科医が痛みを全く与えない器用さでそのような手技を実行できるのは驚嘆すべきことだ。それは以下のように説明される。眼と眼瞼はその繊細な膜に宿り炎症を起こさせる小粒子から局部を保護するのに順応した感覚を有している。しかし，眼と眼瞼は棒

注) このことについては，英国学士院会報中の拙著論文中，「神経系論」の付録に詳細を述べた。

きれや石ころの侵入から眼の表面を守ることはできない。そのような傷害からは，眼は絶妙な感覚と反射的な動きによっては自らを防御できず，意志の力によって守ることができるだけである。

こうした事例からも，ある器官の感覚の種類とそれを通じて達成される目的の間に厳密な関係が確立されていることの新たな証拠を見ることができる。眼が受ける痛みがなければ，視覚による喜びも同時に失われてしまうことは否定できない。ここで，眼と心臓の比較をはじめよう。

眼と心臓

血液循環を発見した偉人ハーヴェイ[訳注]の観察もこの趣旨に沿うものである。モンゴメリー家の青年貴族が墜落して胸の外側に膿瘍が生じ，驚いたことに内部が露出していた。手当てを受けて旅先から帰った時には，心臓と肺は元通り依然目に見え手に触れることができた。そのことをチャールズⅠ世が耳にした時，王はハーヴェイにその青年に会い，その心臓を診察する許可を与えた。ハーヴェイは以下のように述べている。

「私がこの青年貴族に関心を持ち，青年に王の意向を伝えた時，彼は何も隠さず左胸部を露出していた。手指と母指を入れることができる窪みを眼にし初めての経験に感嘆したものである。何度も繰り返し傷を調べ，旅先での最初の手当ての意外な手技に驚いて心臓を調べはじめた。片手で心臓を持ち，もう片方の指で手首の脈に触れることによって実際に自分が手にしているのが心臓であるということに満足を覚えた。次に，王が非常に特殊な状況を目前にして実物に触れられるように，患者を王のいるところへ運んだ。そこで，われわれが患者の外表に触れず指を胸の窪みの中に入れて心臓をつかんだのを王が見た時，われわれ同様王も，この青年貴族が自分の心臓に触れていることに気づいていないこ

訳注）Willam Harvey(1578-1657)，英国の内科医，解剖・生理学者。脳神経学の分野でも多くの業績を残している。著書に『血液循環の原理』(1628年)

とを認めたに違いない！」

　この偉大な先覚者ハーヴェイはその他の観察から総合し，心臓は無感覚であることを証明した。このことからも，人々の意見を軽率に片付けるべきではない。あらゆる感情は心臓に影響を与えるだけでなく，身体状況の変化はすべて心臓に相応の変化を伴い，健康時の運動，病気の影響など，あらゆる一時的思考が心臓に影響を与えている。ここで眼と心臓，両者の違いが明らかとなる。眼の表面の感覚と同様，心臓の感覚にも目的がある。眼の感覚が外傷から眼を保護するのに対し，心臓は触覚に関しては無感覚であるが，循環のあらゆる変化に敏感で，姿勢や動きの変化すべての影響を受けて最も厳密に身体組織の状態と共鳴している。

痛みの必然性

　これらの事実を考えれば，生命体の有する感覚は適切な生得的特性であり，生活の必然から生じるものでも，ましてや構造の繊細さから生じる結果でもないことは，もはや疑いえない。特にここで強調したいのは，感覚が状態，特に各部分の露出の程度とその保護に適合していることである。感覚が外表あるいは内部器官に与えられるか，活動器官か無活動器官に属するかによって感覚が異常なほど変化し，有益で必要な活動を引き起こすのに適応している。痛みが純粋に苦悩や懲罰の根源として与えられた例はなく，必ず本質的な利点のために備わっていることは明らかである。局所を保護するためには，これ以上有利な装置はないことを人は認めざるを得ないのである。器官がその構造の繊細さに応じて，露出されるほど，それを保護する装置がより巧妙に工夫され，その機構の活動に対する要求がより絶対的であるように規定されているのだ。この装置が作動する引き金は考えたりためらったりする余地を与えず，意志のすばやい思いつきや衝動よりも迅速である。

痛みは快楽に優る

　ここでは身体の自然な機能について論じようと思っている。そのためには深い思慮が必要で，病いによる痛みについて話したり，苦しんでいる人を神の摂理と和解させることが私の本意ではない。しかし，証人としてなら話ができよう。私も日常の義務として病棟を回診するが，そこには耐えがたい痛みや死にとりつかれて不平を持たない患者はひとりとしていない。しかし，これらの病棟は，患者の平静さや朗らかさが少しも感じられない所ではない。観察する者にとって苦しんでいる患者が救いようのないように見えたとしても，それに対して埋め合わせをするような神秘的なバランスが患者にはある。

　これは哲学者が神の摂理について問いかけてきた問い，すなわち，なぜすべての活動は喜びによって行使されないのか，なぜわれわれは痛みに降服しなければならないのかという問題を大胆に提起する。この答えとして私がまず言うべきことは，感覚印象はわれわれの状態，感覚，快楽に一致してさまざまに変化するということであり，こうした対照性と多様性はあらゆる感覚器官において共通で，いかなる器官でもひとつの感覚印象が続けばそのため感覚印象は色あせてしまう。眼がある対象を凝視し続ければ像はすぐに失われる。例えばある色を観察し続ければ，すぐにその色に無感覚となり，感覚印象が完全になるには，それと反対の色（補色）が必要である。これと同様，皮膚感覚では感覚が持続するためには変化が必要であることは今まで見てきたとおりである。

　これらの哲学者が何を快楽と定義しているのか述べることは困難であるが，感覚の働きがどのようなものであれ，人間の性質の全体的変化をわれわれが想定するのでなければ，喜びという感覚の正反対もまた暗示されるべきである。いや，さらに，このような空想的な生き方の条件下では，純粋に快楽だけでは容易にわれわれは怠惰，弛緩，無関心に陥ることになるだろう。快楽だけでわれわれが動いているのではないのだから。それでは，何の目的で眼を保護する器官があるのだろうか。気管と肺の内部はゆっくりとした意志の決定に伴った快い感覚で保護されているだろうか。実

際はそうではなく，呼吸運動や，本能的な死に対する不安のみが引き起こす，強制的だが規則的な呼吸努力に対して咽喉の鋭敏な感覚が敏速で強力に影響することによって気管や肺の内部を保護している。

　快楽の指令で動き，痛みを感じないのだとすれば，ひと足ごとのあらゆる動きで傷害にさらされることになり，それを感じるか否かは別として，生命にとって破壊的なこととなる。痛みや抵抗を感じないで動作できると想像することは，人間の性質だけでなく外界の性質もすべて変化すると仮定することと同じで，身体を傷つけ眼を痛めるものは何もなく，息で吸入される毒物も一切あってはならないことを意味する。要するにこれは，全く別の存在状態を想像することであり，もし哲学者の意味することをこのように解釈すれば，彼らは侮辱されたと感ずるだろう。痛みは快楽とは対照的だが，必要不可欠なものである。それは，われわれを意識の存在に導き，それだけで器官を刺激し作動させることができる。痛みは，人間の生活にとって仲間であり保護者なのだ。

第8章

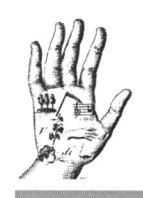

触覚と一般感覚

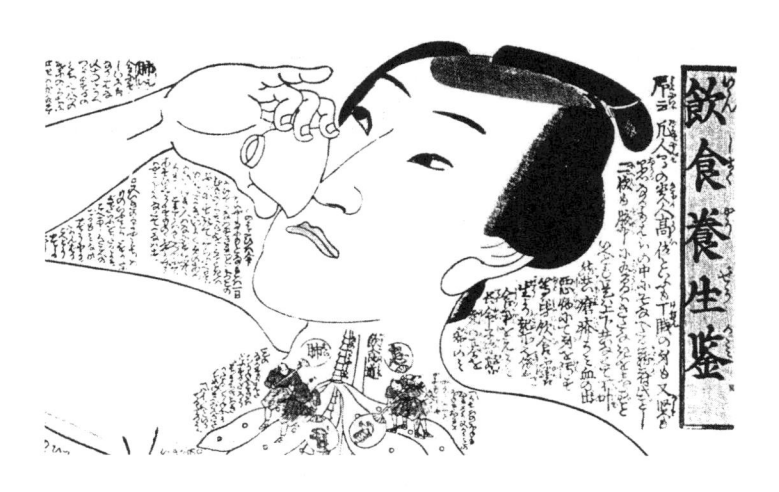

感覚印象と心中の観念

　皮膚の感覚はわれわれにとって最も身近なもので，それに対する感覚印象の性質と知覚中枢への伝播様式をわれわれは完全に理解していると考えているが，すべての感覚器官の作用を理解するには困難が伴う。それは触覚の感覚の見かけ上の単純さによって取り除かれるような困難ではない。

　研究者が耳に小さな鼓状器官と，それを打つ1本の骨と随伴する神経があることを発見して満足していた時代があった。このことは聴覚器官の十分な説明とみなされた。眼の実験中，物体の像が神経の表面の底部に写し出されれば同等に満足のいくものと考えられた。しかし，感覚印象がこのように神経末梢まで追跡されるにしても，依然としてその感覚印象の性質とそれが知覚中枢まで伝えられる仕組みは何もわかっていない。最も綿密な検討によれば，神経はその全走行中と外部感覚器官に分布していく間で性質と構造は同一であるらしい。神経の末梢での傷害，それに加わる振動とその表面に彩色される像は，いかなる物理法則に従っても脳には伝達されない。神経に対する感覚印象は心中に暗示される観念と類似しているはずがない。われわれが言えることは，外的感覚を生じさせる神経の興奮は，自然の創造主が現実と対応させる手段とした信号であるということだけである。暗い嵐の海で用心している男が砲音を聞き，絶望と難船を思い浮かべる場合のように，実際の音と心に浮き彫りにされる概念の間に類似性がないように，また，長期にわたり国家の動乱の恐怖の最中にいた男が，はるかかなたに反逆ののろしである炎柱を目にした時の実際の眼に対する光の感覚印象と，心に浮かぶ観念の間に類似性がないように，感覚印象と感覚で引き起こされる観念との間には類似性はない。

　しかしこうした例は，むしろ心が感覚器官から独立していること，そして，ろうそくの火ほどの弱いものであっても，網膜に対する感覚印象により，いかに激動という概念を引き起こすことができるかを示している。これらは想像がかきたてられた例である。しかし，通常の知覚作用において感覚と心中の観念の間に成り立つ決定的な関係でさえ，実際の類似点を持つものではない。どのようにして非常に正確で一貫した同一性が得られる

かという点については解剖学・生理学やいかなる身体的な探究様式によっても説明できないのである。

五感の働き

　ある観念が，それに相当する神経の働きによって心に発生するというわれわれの自然の法則からすると，ある感覚器官が別の諸感覚器官と代替されることは決してない。つまり，心中において同一の観念が別個の感覚器官から生じないようにするために，ある感覚器官が他の感覚器官を代行することはない仕組みになっている。

　視覚を奪われたら，いかに注意を集中し，意志の力を持続する努力や他の感覚を行使しても，人は失われた種類の感覚を享受することはできない。触覚は一層鋭敏になるが，一般に言われているように触覚を利用して人が色を認識することが可能であったとしても，それは物体の表面上の変化を感じることでなされているにすぎず，色を知覚しているからではない。盲人のふりをして，指で見ることができるふりをする人を診ることは，私の辛い義務であった。しかし，最初に真実からそれたことで彼らは虚偽を繰り返し，少なくとも，彼らの病的な愚かさと独創性の貧弱さのために強制入院させられたという話を聞いたことがある。われわれの常識を超えた聴力のように，異常な感覚を生み出す神経疾患の患者とみなされた人たちを私は哀れに思う。この感覚の鋭敏さのため高い関心と賞賛を集めたため，彼らは次第に実際に所有する以上の能力があるふりをするようになったのだ。このような例では，病気の症状と彼らの自慢する偽りの才能を区別することは困難である。

　解剖学によって示唆されることが実験で証明されている。すなわち，感覚器官が特殊な感覚に適しているのみならず，脳と外的器官を結ぶ神経もそれぞれ特定の器官に順応した感覚だけを受け取るということである。

　眼，耳の神経，匂い，味の神経に対するそれぞれの感覚印象が視覚，聴覚，嗅覚，味覚の概念だけを引き起こす。その理由は，これらの神経の末梢が個々に外的印象に適しているだけでなく，神経の走行中そのその部分

が刺激されることによって，心中にそれに適した観念を引き起こすことができ，それ以外のものを引き起こさないからである。感覚器官がそれに対して準備している衝撃の場合と全く異なり，強打はいくつかの方法で感覚器官すべてを刺激し，眼に火花が飛び散り，耳に雑音が響く。ある将校が小銃弾を顔面の骨に貫通する傷を受け，その時の感覚を記述した。それはセントポール大寺院の扉を閉めた時のような音を伴い稲光りがあったかのようであった。

稲光り，轟音，苦味，いやな臭いなど，実際には外部には何もなく，内部の原因によって神経が病的刺激を受けることに伴う偽の感覚はそれぞれの神経に適した機能に依存している。これらの感覚は，それぞれの感覚神経の興奮を通じて生じるが，その原因は内臓器官の不調であり，胃の障害によるものが最も多い。

しかし，本章の主たる目的は，神の力と創造的意図の最も完全な証拠が以下の点に見出せることを示すことにある。それは，知覚や心に生じる観念が外界の物質の性質と合致するということ，また，外的感覚として認識された対象とその概念を結びつける様式は常にわれわれの理解の範囲を超えるものであるが，それにもかかわらず，それらは分解不可能に結びついているということ，さらに対象が感覚によってわれわれにそのように示された時には，その実際の存在の確信，つまり理性とは独立した，人間の特性の第一法則とみなされる確信を伴っていることである。

振動説の誤謬

視覚を説明する振動説は今日有力な支持者を得ている。しかし，これは解剖学と全く合致せず，通常の仮説として許される以上のものを仮定している。エーテルの存在を想い浮かべ，この液体にはわれわれが経験している他の液体とは異なった原則があるということを想像することが必要である。その説は神経の液状成分と，管としての神経中を通る線維が振動を受け取りそれを伝達することを想定している。それは感覚を伝える唯一の手段としての「動き」をあらゆる点で想定している。

この見解は，ある種の特定の振動がある神経に伝えられると，この特殊な動きは知覚中枢に伝わり，心中でそれに相当する概念が引き起こされるといった誤解をもとに形成されてきたものである。例えば，聴神経が眼の底部に配置されたと仮定した場合，聴神経は光に固有な振動に印象づけられ，この振動が脳に運ばれ光と色の感覚が生じると考えるようなものである。これはすべて事実と反対である。

　繊細な針で網膜をつつくと光り，指で眼球を圧するとあらゆる色彩が発生することを発見した後では，光と色は毎秒 458×10^{12} から 727×10^{12} の範囲で変動する振動に由来するという説には同意しかねる。

　感覚器官同様，脳と神経の知覚，感覚の原則には条件がある。作られる感覚印象に合致し，物質の性質に対応した条件である。感覚の諸器官はそれに同数の道具に例えることができて，哲学者は研究する身体のいくつかの特質を区別するために道具の例えを適用している。そういう身体の異なった特性はいかなる道具であれ一個だけで伝達されうるものではなく，感覚を使用するに際して，それぞれの器官はひとつの特殊な影響を受ける用意がなされているだけで，それ以外のものに対しては影響されない。

　不明であるのは残念であるが，変化する身体中の振動が感覚の普遍的な原因であることを認めることはできない。前述したように，神経が傷害される様式について何もわかっていないし，感覚が伝播され，心が最終的に影響される様式についても皆目不明である。それにもかかわらず，この問題に関して安心させてくれる見解がある。それは，心は(一連の局部器官を通じて)外界すなわち物質の状態と性質と対応しているという観察である。これ以上に神の存在と，有機物と無機物の創造の体系および統一性の観念を伝えることができるものはない。

皮膚感覚と触覚

　皮膚感覚と触覚の考察に戻れば，これらの特性は視覚と同じくらい独特な資質である。それは下等でも，ありふれたものでもない。触覚は動物体の繊細な表面が単に露出している結果ではない。触覚はそれとは別個の感

覚で，その器官は皮膚に位置し体表に広く分布する必要がある。しかし，神経が1本の幹のようにはっきり他と区別されるのは，視覚と聴覚の器官と同様である。

　触覚が依存している神経物質の領域は感覚を有する末梢まで広がっている必要があるが，脳に向かうほど集中度を増し，脳では視覚と聴覚の神経の場合と同じ様式であり，相応する知覚を心中に呼び起こす特殊な機能は神経物質によって行われる。

　おそらく，このことは次の事実によっても一層よく理解されるであろう。すなわち皮膚の大部分は耐え難い痛みが生じる場所であると思われているが，患者が痛みを知覚する表面部分は切断，燃焼やあらゆる様式の破壊に対してすべて無感覚である。「私の顔半分すべてに感覚がなく，死んでいる。しかし，そこには常に刺す痛みがあるから確かに死んでいるはずはない」。この言葉は脳の近傍にある感覚神経根が病気に侵されていた若い婦人のものであった[注]。病気により，外部からの感覚を伝える特性に関するこの頭部神経の機能が破壊され，その病的感覚印象が末梢の触覚を検知する神経の幹につなぎ替えられてしまったのだ。

　われわれが一般感覚という用語を使うとしても，それは唯一触覚に関してのみ当てはまる。その理由は触覚が動物の存在にとって最も必要なものであり，しかも動物の生存連鎖の中で最も下等なものから最も高等な動物すべてに授けられているからである。

　触覚は他の感覚からはっきり区別されており，すべての中で最も重要な感覚である。この感覚のみを通じて存在意識を所有する動物もあるが，多くの感覚器官を所有する動物では，後に述べるように触覚は他のすべての器官の能力を完全に発展させるために必要なものである。

触覚と他の感覚組織
　触覚は特別な感覚で，外界の物質の抵抗に気づかせ，物体の固さ，滑ら

注）英国学士院会報中の拙著の論文を参照。

かさ，肌理(きめ)の粗さ，大きさ，形をわれわれに教示する。それによって自己と外界を区別し，物体の幾何学的性質に関する情報を得るだけでなく，この感覚を参照して距離や動き，数，時間などをわれわれは判断している。

触覚が筋肉の作用を意識し，触覚に固有の神経の感覚を結びつける複雑な器官を介して作用していると仮定したうえで，触覚の組織と他の感覚組織との類似点の検討からはじめよう。

1本の神経の末梢を綿密に調べても特有の構造は検知できず，感覚器官に分布する神経はどこでも同一に見える。柔軟な果肉質で，感覚印象に備えて感覚印象が伝達されるように神経が分布していると前に述べた。感覚器官の構造と称されるものは，それによって外部からの感覚印象が内部に伝えられ，神経末梢に力が集積する器官のことである。そのような外部器官がその役割に適している機序は非常に興味深く，その機序の解明はその構造の設計を示すのに役立つ(われわれの理解と同等の水準で，人間の工夫したものに最も類似したものとして)。例えば，眼は最大限の視野を得るよう位置し，形作られていて，透明な角膜の凸面による適切な効果，色消しの望遠鏡のように作用するさまざまな濃度の3つの液体の影響を理解することができる。さらに光線が網膜上に集束する正確さ，光の強度に応じて光束を拡張，縮少する素晴らしい装置の精度は賞賛に値する。しかし，これらは何ひとつ，神経末梢の衝撃(刺激)で心中に引き起こされる知覚に関する説明にはなっていない。

嗅覚と味覚

耳という複雑な器官でも同様に，感覚印象の二重走行に関して，この器官がどのように構成されているかを見ることができる。感覚印象が固体や身体を通り抜け，大気中を通過する時，空気の波動と振動がどのように集められ凝縮され，どのように複雑な骨の構造を通過して聴神経が漂う液体に向かうかを理解し，最終的に神経がどのように動かされるかということをわれわれは知っている。しかし，聴覚の外部器官の研究からは，それ以上のことを知ることはできない。

嗅覚と味覚の器官に関しても同様のことがいえる。鼻も舌も，神経自体に特殊な感覚印象にその神経が影響されやすいことの説明になるものは何もない。こうした理由から，触覚の器官には，ほとんど複雑なところが見られないことが予想され，感覚の特殊性は外部器官の機械的適応よって神経に授けられた性質にあると考えられる。

表皮と触覚

　表皮は真皮を覆い，空気を追い出し，発汗を制限し適度に身体の熱を調節している。それは感覚のない覆いで，皮膚の真の血管床を接触から保護し，同様に多くの感染を防いでいる。われわれが最もこのことを身近に感じるのは，表皮が発熱後や皮膚摩擦用ブラシ，服による摩擦で，はげ落ちる時である。表皮は薄いうろこ状に分離し続けるが，下方の血管床によって規則的に新しく形成される。この覆われた状態が密接に触覚の器官と関連を持っている。偶然生み出されたものとして物事を考える習慣のため，真皮が硬くなって表皮が形成されたと考える解剖学者がいる。しかし，表皮は新生児でも完全であり，新生児においても手と足に最も厚みがあるという事実が動物の構造すべてに共通するように，偉大な設計（デザイン）の中に表皮も加わっていることを示すものといえよう。

　表皮は，外部の感覚印象が触覚の神経へ伝えられる媒介であるという意味で触覚の器官であるが，この作用機序は興味深い。指の末梢は，この感覚を行使する機構すべてを示す。ツメは幅広く楯[注]のようになっていて，指先を形成する弾性クッションを支持し指を支えている。指の先端の充満感と弾力により指は触覚に対して見事に適応している。しかし，より接近して見れば，指先により特殊な機構が見られる。触覚が非常に鋭敏であるところはどこにでも表皮の繊細なラセン状の隆起がみられる。これらの隆起には，それに対応して表皮の内面に平らな線があり，ここに再び柔軟な果肉質の物質を宿し，感覚神経の末梢が位置している。神経はそこで十分

注）楯状爪（*Unguis scutiformis*）。

に保護されている一方で，弾性のある表皮を通じて感覚印象にさらされるために触覚の感覚が発生する。

　圧迫と摩擦により表皮は厚みが増し強くなる傾向があることは誰もが観察していることに違いない。圧力が部分的で強度があれば，真皮の活動が過度に呼び起こされ，組織液が放出され表皮が水疱状に膨れあがる。また，圧迫が依然部分的であるが徐々に影響を与えれば，ウオノメができる。しかし，手掌や足の裏全体の面に圧力が加わると，表皮は厚くなり最後に手袋や靴のような防御具となる。表皮のこうした肥厚で最も賞賛すべきことは触覚が失われたり減少することは実際にはないということで，確かに皮膚の肥厚による保護に比例して触覚は少しも失われることはない。

ヒヅメ

　肥厚した表皮は動物のヒヅメと共通するところがあるので，表面が保護されているにもかかわらず皮膚の感覚が必要なだけ保たれている様式を最もよく示す例としてヒヅメの性質に注目しよう。

　ヒトのツメは表皮の延長で，動物のヒヅメも同類の部分に属する。神経がヒヅメに入る様子を観察すると，事実，ヒトの指の表皮の覆いでは，ただ一層緻密で繊細な形で存在するものが，動物では拡大された状態で見られる。ウマの足を例にあげてみよう。感覚のない堅い表面のヒヅメを生体部分から分離すると，血管床から小さな絨毛[注]がぶらさがり，ヒヅメから引っぱられているのがわかり，ヒヅメの内部に気をつけると絨毛が引っぱられた後の穴が見られる。生体表面のこれらの突起は単に神経の末梢部だけではなく，非常に縮小した神経とそれに必要な付属物の膜と血管から成り立っている。というのは，神経は血管供給を受けなければ機能することができず，すべての生命の特性は循環血液を通じて支持されていることを念頭に置かなければならないからである。これらヒヅメに伸びた神経は身体の振動を受け取っている。こうした方法によってウマは足の動きと圧

注）絨毛（villi）は繊細な房で，ベルベットの塊のようで膜の表面から突出している。

力，地面に対する衝撃を感じているのであり，この機構がなければ足に障害が起こるだろう。

　第3章でウマの足が地面の衝撃に耐えるために，どのような興味深い機序で足がしなやかに曲がる弾性を得ているかについて述べた。しかし，舗装道路上や蹄鉄を不完全に打たれて走った場合，圧力や震動があまりにも激しく，足の感覚は炎症から痛みへと変化し，ウマは「よろめき倒れる」。この状態に対して神経を分離するといった矯正法があり，この手術の結果おずおずした歩みで動くのではなく，足を自由に投げ出すことで欠陥が修正される。しかし，このような考えを受け入れたとしても，事実は，機械的機構と感覚が調和し，同等に両者共道具の完成には必要であるというわれわれの持論に反する。足底とヒヅメにかかる圧力が足の活動とその完成に必要であるという重要な事実を考慮する必要がある。ヒヅメが炎症を起こすと，ウマは自由に着地することも，ヒヅメに体重をかけることもできなくなり，ヒヅメに萎縮が生じる。神経の離断術によって痛みから解放されると，ウマは足を自由に使うことにより，この繊細な機構の自然な働きがすべて取り戻される。しかし，ある欠陥が残ることは明らかであるから，ウマは自然の保護を失い，騎手の世話を受けなければならない。ウマは過重な労働から身を守るための痛みを失うばかりか，頑丈な自転車と同じくらい完璧に安全であるために必要な地面の感触までも失ってしまった。

歯

　ウマのヒヅメに感覚があるのと同じように，歯にも感覚が備わっている。骨とエナメル質には感覚はないが，感覚神経の枝(第Ⅴ脳神経)がすべての歯腔に入り，振動が歯を通して神経に伝えられ歯の間の最も小さな1粒ですらも感じとられる。

　ここで，人間の手に戻れば，ハンマーを使う人の指や手掌では表皮が非常に厚くなっている。しかし平らな線が内側面でより深くなり，そこに投射する絨毛も長くなるので，表皮の感覚印象をその神経に伝えるという性

質とともに，表皮に非常に高度な触覚をもたらすことになる。

　足に厚くなった表皮を持ち，伸張した神経がさらに強調された動物がダチョウである。その足の外皮は単蹄類のヒヅメの厚さにほぼ匹敵し，ヒヅメを感覚を有する足底から分離すると，絨毛やその中に感覚神経を含んだ乳頭が引き取られ，足底にはそれに対応した穴が残される。足を覆って保護するためだけなら，それを一連の強固で固い表皮の層で覆えば，それで十分なはずである。このことは，しかし，表皮が単に圧力によってのみ肥厚した例が今までなく，さらに鳥はその習性にすべての点で適した性質を備えていることから判断して正しくない。

　以上が触覚器官の構造である。指の末端で明瞭に観察され，ウマやダチョウの足ではさらに拡大され，口唇の繊細な皮膚にさえ存在する。

触覚器官の特徴

　血管の増殖が常に神経にはつきもので，局所の感覚に必要なものであることに偶然私は気づいた。英国外科医師会記念館でハンター氏が苦心して，このことを証明しようとしてナメクジの血管に注入を行っていたことを知っている。液体は心臓から注入されたにもかかわらず，朱の赤みは足にまで拡がる。これら腹足類は足が平たい下面全体で這っていく。この面がまた触覚器官で，それによって動物は感じ，動きの方向を決める。これらを比較すれば，同一の原則で，繊細な感覚と豊富な血管が結合していることを示唆するバラ色の指先と真紅の口唇の説明ができる。

　表皮と触覚の神経の関係を記述したので，次に表皮のもう一つ別の性質である粗雑性と，そこから生じる利点に注目しよう。まず第一に，この性質の感覚への関与については，粗雑で不規則な物体に触れたりつかんだりする時に比較して，きめ細かく磨かれた表面に触れる時のほうが器官の働きが不完全であることにわれわれは気づいているはずである。もし表皮がきめ細かく磨かれていたら，それは触覚には不適当であったはずだが，実際はその反対であり，表皮は感覚に順応した非常に特殊な粗雑性を有する。平滑さと反対の摩擦に対する準備は皮膚にとって必要な性質である。

表皮の粗雑性には堅固な把握と安定した足場が与えられるという利点もある。手や足の肥厚した表皮こそ，把んだ物が滑り落ちないために適している。予期されるように動物のヒヅメでは，この構造がさらに発達している。シャモアやヤギは，へばりつくことが不可能に思われる岩棚や高所をしっかりとした足どりで歩んでゆく。ネコの肉趾では表皮は粗くざらざらで，リスの足や，実際にはよじ登る動物すべての足は，それらの肉趾は特殊な構造の表皮となっている。鉤ツメが登りやすくするように，肉趾が降りる時の安全を確保している。

　本章の結論は，触覚器官は，抵抗感ある物体からの感覚印象を受容するのに適した神経から構成されているということである。これらの神経の細い線維は動静脈を伴った繊細な膜に包まれ，真皮からそれに相応する表皮の溝や孔に投射している。神経の表皮への接触は絶対的ではなく，半ば流動体に囲まれている。神経はこの液体と表皮によって保護されていると同時に，表面に加えられた圧力，切断，刺す痛みや，熱に対する感受性を有している[注]。しかし前に言ったように，この能力は厳密な意味では器官の構造のどれにも由来せずに，この種の感覚に神経が順応しているのである。

注) 興味深い事実がある。それは，皮膚の神経が多様な温度変化による感覚印象を受容するのに役立つということである。また神経幹の中心部で病変が生じたり，神経が病変部位に囲まれた際に灼熱感を伴い，患者はこの感覚を神経の末端が分布している皮膚の部位に関連して感じる。足底の焼けるような感覚から，私は大腿の中心部に病巣を発見するに至った。

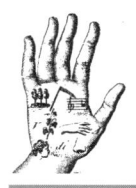

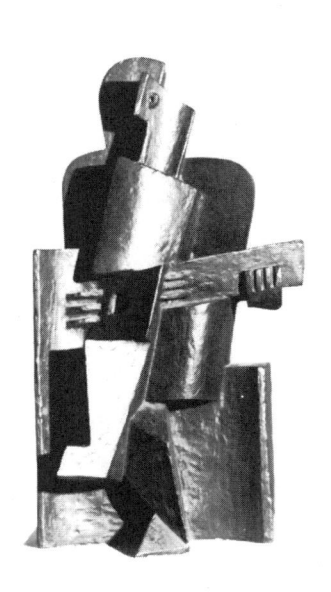

第9章
筋感覚と触覚

幼児の感覚印象と触覚

　幼い動物は本能に導かれるが，人間の子孫は例外であり，幼児では理性の漸進的な発達と進行性の改善を追跡する価値があるという見解が普及している。このことは必ずしも真実ではない。身体が理性の影響だけで働かされているのか，それとも身体は生まれつきの本能的な感覚に最初は導かれているのかは疑問である。

　口唇と舌の感覚と動きは最初から完璧であり，転倒に対する恐怖は幼児では，それに似た災難に遭うよりずっと以前に見られる。

　手は，これ以外の感覚を完成させ，心自体の資質を発展させるための道具であり，幼児では絶対的に無力である。痛みは詩の世界では，物質世界への導入としてわれわれに託された「鉄の強い握り」を意味する力と考えられている。幼児は痛みを表現することができ，そのことは誤解されることなく一生涯を通してすべての痛みの感覚印象に伴うものと同一であるが，幼児は病変が身体のどの部分なのかを意識してはいない。ここで再び外科医の経験を引き合いに出そう。幼児期に手術を必要とするある種の先天的欠陥の場合でも，幼児は自分の手で手術器具を払いのけるようなこともせず，しばらくしてからも包帯を取り払うこともしない。

　幼児では口唇と舌が最初に働きはじめ，ついでしゃぶるために手を口に持ってゆく。指で物がつかめるようになると，すぐに手にしたものをすべて口へと運ぼうとする。このように口唇と舌の触覚とその動きが知識への最初の入口であり，手の使用は後になって獲得されるものである。

　幼児が自己と異なる外界の物体を認識できるのは，手の触覚器官が自己の四肢のことを熟知しはじめてからである。外界の事物と区別して自己の身体について知るようになって初めて，手の動きで物を探ったり，皮膚に押し当てた物体の感触や形を判断できるようになる。

　このように手の最初の役割は口の感覚を働かせることであり，幼児はイヌが鋭い嗅覚でそうするように，口の感覚を試すことによって物事の実際を確実に探っている。幼児では，視覚が向上して物体の性質を判断するのに一層満足のいく優れた手段となるにつれて初めて口唇と舌の感覚が後退

して視覚に席を譲る。手は非常にゆっくりと触覚を獲得するため、対象の方向や距離を確定するのに幼児の腕や指に多くの無駄な努力が見られる。やがて腕の長さと運動範囲により距離、形、関係、さらに時間が知覚できるようになる。

転倒に対する幼児の恐怖

口の感覚の重要性の次に、幼児期の感覚として、転倒に対する恐怖について考えてみよう。保母の話によれば、幼児を腕にかかえて階段を上る時は子供は静かにしているが、階段を下る時は興奮するという。幼児を腕に抱いて上下にあやす際に、上に放る時は身体と四肢がじっとしているのに、下がる時には、幼児は苦しがるような格好をする。ここにある感覚の存在が示唆されている。それは生まれつきの危機感で、その影響は幼児が初めて立ったり、走ったりする際にも感じるだろう。子供を足で立たせておき、保母の腕で輪を作り子供に触れないようにすると、子供はゆっくりと自らバランスを取りながら立つことを学ぶが、それにはかなりの恐れが伴う。やがて、幼児は保母の膝から少し離れた所に立ち、バランスを失えば身を守ろうとして保母の膝にしがみつく。筋肉組織を用いるこのような最初の試みでは、幼児はまだ経験したことのない恐怖によって導かれている。幼児は次第に腕の届く相対的距離、腕の筋肉の力など腕の尺度に関する知識を獲得してゆく。このように、子供は本能的に臆病であり、転倒に対する恐怖を持ち、子供が完全な筋感覚を得ようと、努力する姿を徐々に追跡できる。その間、われわれは幼児期にどのように本能と理性が結びついているのか、本能が生存にいかに必要かつ理性に有用なのか、そして理性の発展が本能にとってかわる様子を、その影響をほとんど識別できなくなるまで順を追って学ぶことになる。

第六感覚と触覚

諸感覚について論じる間に、ある器官がいかに他の器官の働きによって得るところがあるか、どのようにそれぞれの器官が触覚の恩恵を受けてい

るか示し，皮膚の感覚が別の性質の働きに最大限依存していることを観察することにした。筋肉作用とそれに費す努力の程度を意識することがなければ，触覚に固有な感覚はほとんど情報への入口とはなりえないだろう。触覚が他の諸器官におよぼす影響を触覚に帰する以前に，手と指の動きと感覚を意識することと固有に触覚と呼ばれるものとが結びつく必要があることをここで示しておきたい。

解剖学に関する一般講義をはじめる前にこの説明を試みることにした。ただし，身体の動きから得られる情報を専門家が重要視していないことから見ると，私の理論的根拠が疑われるかもしれないということを講義の最初に述べた。こうした筋肉の働きを意識することを第六感覚と呼び，触覚が作用するのに必須であると私は考えた。この見解を確かめるために医学的な訓練を受けた哲学者の研究をここで紹介する。私同様，哲学者の頭に2つの機能の結びつきの必要性が浮かんだのである[注1]。

これらの特徴は神経系の機能に関する私の研究と関連があり，ある意味でその指針となったものである[注2]。

ノレ神父は触覚を他の感覚に優るものであり，触覚を「属」とすれば，それ以外はそれに従属する「種」に相当するとみなし，触覚を持ち上げて次のように述べている。「他の感覚に特に優る利点は，それ(触覚)が能動的であると同時に受動的である点にある。つまり，われわれに感覚印象を与えるものは何であるかを判断させる力を与えるだけでなく，同様にわれわれの加える衝撃に抵抗するものを判断する能力をも与えている」。ここに見

注1) ブラウン博士の『道徳的哲学』を参照。
注2) それは次のような確信であった。筋肉の動きを感じるということ，その事実により私は最初に解剖学，次に実験によって神経を調べる気になったのである。最終的に，筋肉には2種類の神経があり，一方の神経を刺激すると筋肉の収縮が起こり，他方を刺激しても何の動きも生じないことを示すことができた。筋肉を収縮させる能力のない神経は感覚神経であることがわかった。こうして，筋肉と脳を結びつける神経循環の存在が証明された。ひとつの神経が，いわゆる神経精気を一度に両方向に伝達することは不可能であり，筋肉の動きを調節するために，筋肉へ意志の指令を伝える運動神経と並んで，知覚中枢へ筋肉の状態の感覚を伝え
(次頁へ)

られる誤りは，触覚の神経に，筋肉の作用というべき特性を与えたことにある。既に述べたように，触覚はそれ自体から感覚が得られると同様にそれに向かって努力が伝達されるという点において，他の感覚と異なるということが生理学者らによって確認されている。こうした混乱は明らかに，触覚が作用している間，意志が支配する筋肉の働きを触覚の神経に固有に属するものと考えることから生じている。運動の感覚と触覚が必然的にどのように結びついているかを以下に示すことにしよう。

　盲人や目を閉じた人が何にも頼らず，何にも触れずに立っている場合，どのような手段で盲人は立っているのだろうか。身体の対称性がその原因ではない。最も均整のとれた彫像も台座に「ハンダ」づけにされなければ，風で吹き倒されてしまうだろう。それでは人間が垂直な姿勢を維持し，人間を吹き飛ばすほどの強風に向かって適当な角度で傾いた姿勢をとるのはいったいどういうことなのだろうか。人間には身体の傾きを知る感覚と，傾きを即座に補正する力があり，垂直線からのいかなる偏位も矯正できることは明白である。先の２人は物に一切触れず，何も見ていないのであるから，一体この感覚は何であろうか。これまで観察してきた感覚器官の中で，このように人間に仕え，役立つことができる器官はない。幼小児期の転倒を恐れる感覚がその感覚なのではなかろうか。幼児がまだ保母の腕にいる時に早期に示した苦闘の中で明らかとなった特性が完全に発達したものがその感覚ではなかろうか。四肢が硬くなり，身体がしっかりとバランスをとって立っていることは筋肉の順応によってのみ可能となる。人間が

（前頁より）る感覚神経という２種の神経がある。感覚の伝達と筋肉の刺激・収縮させるという，２つの別の能力を有する神経は身体中に分布する時，いわば同一の鞘でひとまとめに包まれており，見た目には１本の神経の様相を呈している。神経根すなわち神経が脳や脊髄の別々の束から生じる部位で，それらが合体する手前で神経を調べることによって初めて，それらが別個な機能を持つことを私は証明した［訳注：Bell-Magendie の法則のこと］。顔面では運動神経は感覚神経から離れて，遠回りの経路で筋肉に分布するため，この２つの神経の特徴的な性質が他のいかなる身体部位よりも容易に実験によって証明された。英国学士院会報の「随意筋と脳を結ぶ神経循環」と「神経系」（四ツ折版，ロングマン社）を参照。

自らの行為の案内役となる視覚や体表との接点を持たない場合，自己の身体や手足の位置を知ることができるのは，筋肉組織の働き具合の程度を感ずる感覚によるだけで他には情報源はない。実際，人間は非常に見事なこの力の働きによって直立し，筋肉は慣れによって，少しばかりの努力で極めて正確に動くので，自分ではどのように立っているかわからない。しかし，狭い岩棚の上を歩いたり，転倒の危険があるような状況で立ったり，片足立ちをしようとすると，注意深くなり，筋肉の働きがいわば亢進し筋肉の興奮度を示すようになる。

手足の感覚

　人間は手足の位置を感ずることができるので，何も見たり触れたりせずに，両腕が脇にそって垂れたり，挙上して伸ばすことが可能である。これは身体構造内部の特性であり，これによって身体の手足の位置を知ることができる。しかし，筋肉の作用の程度や適応を感じるとはどういうことなのであろうか。筋肉の作用や適応を感じることは，筋肉の状態の情報から生じるのか，それとも筋肉に向けられた意志の強さの程度を意識することによって生じるのかについてかつて私は疑問を抱いたことがあった。すべての筋肉には感覚のための神経と，意志の命令を伝え，その動きを支配する神経と2つの神経があることを私が発見したのは，このことを明らかにしようとした時であった。私は次のように考えた。すなわち，人は目が覚めた時，自らの手足の位置がわかっている。このことが，手足を置いた時の状態を記憶していて，それを想起することに起因することはありえない。手足の現在の状態を意識しているからに違いない。このような状況下で人が活動する時，その人には明確な目的があり，変化を望み，運動を開始する以前に元の状態を知っている必要がある。

失なった腕の感覚

　外科医が腕を切除した後も，患者はそこに痛み，熱さ，冷たさを依然として感じることがある。腕を切除した患者に動かすように言うと，患者は

腕が切除されているのも忘れて，それを防御しようと腕をつかもうとした。腕を失って長い時間経過しても患者は腕が残存しているという感覚だけでなく，それが特定の位置を占めたり特別の肢位でぶら下っているような感じを経験しているのだ。私はある患者に質問した。「今，あなたの腕をどこに感じますか」。彼の返答は，「腕は自分の胸を横切って横たわっているように感じられます」。あるいは，「脇に横たわっています」。身体の姿勢の変化と共にそれもまた変化するらしい。これらは筋感覚の追証である。すなわち，筋肉の状態の変化に対応する内部感覚が存在し，さらに外表の器官の破壊後に感覚器官の感覚が残るように，この症例では腕の切除後に皮膚の状態に関する感覚と同様，筋肉の状態に関する幻想的な感覚を患者は体験しているのである。

　人間には筋感覚があり，もしそれがなければ身体の指標がなくなるということが私の一貫した考え方であった。意志が働く前の筋肉の状態を知っていなければ，立位での筋肉，ましてや歩行や，跳躍，走行中の筋肉に指令を出すことはできないであろう。手について言えば，その完全さを構成するのは，その自由な動きというよりは，人間がその動きについて有する情報と，それにより最高の精度で手に指令を与える能力である。

各種動物の感覚の比較

　触覚において，2つの異なる神経系の特性が結びつく必要性は，同類の別の器官，例えば下等動物の触鬚と触手などの作用を調べることによって明らかとなる。これらの動物は手探りで進むためにそのような道具を使用し，それは，柔軟な物質を含んだ硬い管から構成され，鋭敏な触感を有する神経の枝が存在する。そこで，この道具に物体が触れ，振動が神経の髄に沿って走ると，動物は障害物を感じることだけはできるが，さらに，その障害物がどこにあるかを知り，どのようにそれを避けるように進むのであろうか。その道具は動きまわり，あらゆる方向の感じを探り，障害物の場所と方向の情報を伝える。それは，この突出した道具を動かす筋肉の働きとその活動の感覚による。したがって，最も下等な生物でさえ知覚には

2つの異種の感覚の比較が重要であることを示唆している。

　昆虫が最も敏感な感覚器官を持つことを認めなければならないが，昆虫が驚くべき正確さで距離を測定することを，われわれはよく理解していない。これはいわば筋肉の働きが視覚に順応したようなものである。前の章で言及したクモ(*aranea scenica*)は，跳ねようとする時，前足で身体を挙上し，頭部を引き上げジャンプする前に着地点を調査しているように見える。壁に小さなブヨやハエを見出すと，クモは小刻みに非常に静かに標的に向って這っていき至近距離まで近づき，突然トラのように飛びかかる。クモはハチを捕らえるために，2フィート(約61 cm)も飛び上がることがある[注1]。

　眼の精度と筋活動の適応に関するさらに興味深い例をチョウチョウウオ(*choetodon rostratus*)[注2]に見ることができる。この魚はインドの海に棲息し，小さな水辺のハエなどを常食にしている。この魚はハエが小枝に止まっていたり，飛んで接近してくるのを見ると魚は標的に対して非常に敏速に水滴を投げかけて(ハエの翅を打つことによって)水中に落とすので，ハエは容易に魚の餌食になる。この魚を大きな水槽に飼育した場合，小枝の端にハエが現われれば，魚はそれを驚くべきほどの正確さで射落すだろう。自然な状態では，3〜6フィートの距離から魚はハエに命中させるこ

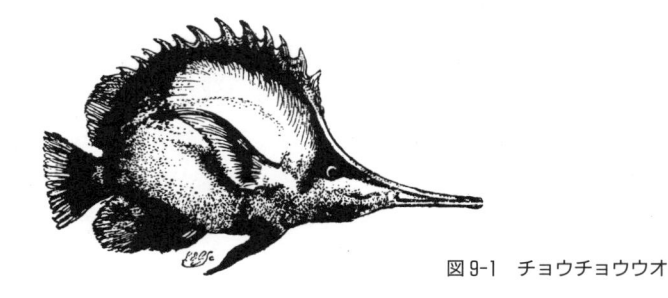

図9-1　チョウチョウウオ

注1)　Kirby
注2)　チョウチョウウオは棘鰭類 Acanthopterygii の一属である。

とができる。マトウダイ（*Zeus insidiator*）[注1, 訳注]もまた，口は管状になっていて，ハエに水を吹きかけ翅の動きを妨げて水面に落とす能力を持っている。

これら下等生物の驚くべき本能の力や，人間自身の眼によって獲得された特性などは賞賛すべきものだが，ここで本能と獲得した特性の混合作用を認める必要がある[注2]。

嗅覚の感覚印象

ある人が主張するように嗅神経に関する匂いの感覚印象は，光の効果が視覚の神経に対する効果と同じであるが，彼らの意見では視神経だけの感覚印象で，眼を通して知る情報すべてを教えるのに十分である。頭部を回転し鼻孔の向きを変え，あちこち動くことによって比較し，どちらの側で匂いの感覚が最強であるかを発見するまで，われわれは匂いがやってくる方向と距離はわからない。頭を回旋せずに音の方向を判断できる理由は，振動の強さが頭の両側で異なり，2つの感覚印象を比較ができるからである。しかし，一側の耳が難聴の人の場合，この操作は困難で，しばしば音の方向を誤り，頭を回転させ耳管の位置と感覚印象の強さを比較する必要が多く生じる。したがって，多くの話し手がいる雑多な場に置かれると片耳難聴の人は，音の方向を綿密に区別できないので，難聴であることが判明する。

筋感覚と接触の感覚を結びつける必要性があることの最後の証拠は決定的なものといえよう。以下は唯一の例ではない。

子供の世話をしていた母親が麻痺に襲われ身体一側の脱力と反対側の感

注1) 同一目の別属に属する。
注2) これらの例で，読者には容易に疑問が生じるだろう。つまり，水面で光線は屈折するのに，魚はどのように位置を判断するのだろうか，本能によってそれが可能になるのか，それとも経験によるのだろうかと。
訳注) Zeus faber は腹に黒斑があり，聖ペテロが魚を捕えたら，金貨をくわえていて，その金貨で関所代金を立て替えたという話から，Zeus の属名がある。黒斑は聖者がつかんだ指の跡とされている。

覚喪失に陥った。ここで驚くべき，大変な状況はただ母親が子供を見守る限り，筋力の保たれた腕で子供を胸にかかえていることができたということだった。もし周囲の影響で，彼女の注意が自身の腕からそれたとすると，屈筋が次第に弛緩し子供は落下する危険にさらされる。この症例を詳しく検討するつもりはないが，ここでわかることはまず第一に，腕には2つの特性があり，そのことは一方の消失と他方の存在の継続で示されるということ，第二に，これらの特性は神経系の多様な状態を通して存在していること，そして第三に筋力に伴いそれを導く感覚なしで，筋力のみが存在し続けることは手足の働きにとってどれほど無駄であるかということである。

　物体の距離，大きさ，重さ，形，固さや柔らかさ，粗さや滑らかさを確かめるという手の特性は，この連合した知覚の存在によって生じる。すなわち，触覚の固有器官の感覚が腕，手，指の動きを意識することと結びつくことによって手の特性は生じる。指の動きが特に触覚には必要である。指は触鬚のように曲がり，伸び，拡がり，あらゆる方向に動き，物体を包み込むのに有利で，対象を全表面で探り，把んだ時にその固さと抵抗を感じ，その周りを移動し，表面をなで，最後にざらざらした全体を感じとることができる。

筋感覚から生じる快楽

　感覚器官を通して得られると考えられている情報の多くは通常筋肉組織からのもので，われわれの主たる快楽のいくつかも，この源にさかのぼって検討する必要がある。活発な血液循環と，それによる精神と身体両者の健全な状態は，筋肉の働きと，活動・休息の交替によって慈愛をもって授けられていると確言できる。

　身体活動から生じる快楽にはまた，ある種の力の作用による満足感が伴う。それは単なる器用さ以外に野原での追跡の成功や芸術作品の完成が与えるような満足感である。身体活動にはさらに疲労と休息に対する欲望が伴い，表現可能な喜びや局所的感覚はないが，疲労後には活動力が弱まっ

て休息に向かう時には，身体全体を通じて，官能的といってよいような感覚が拡がる。この感覚に休息への切望が続き，健康に必要な修正を繰り返し，さまざまな段階へと招かれる。

その他の快楽も筋感覚による。動きから生じる快楽について，現代人が知っていることは比較的少ないように思われる。ギリシャ，ローマ人でさえ，姿勢と動きの優雅さについて研究していたのである。彼らの服装がその余裕を与え，彼らの練習と競技がそれに導いたに違いない。彼らの踊りは単なる精神の豊かさと活動性の結果ではなかった。彼らは身体と手足の動きの調和と堂々とした歩行を結びつけた。彼らの踊りは足の動きよりも，むしろ腕を広げることから成り立っていた。

「彼らの腕は厳かに大気中を遊泳した」。

ピュロス王のダンスは闘争の姿勢に結びついた優雅な動きであり，音楽表現と正確に共鳴して演じられた。劇場の見物人は，現代のわれわれの場合とはかなり異なった連帯関係を持っていたに違いなく，音楽から生じる国民的熱狂やちょっとした拍子の誤りから引き起こされる怒りもこれで説明される。

このことは，音楽におけるリズムがある程度，筋感覚に属していることを想起させる。人は規則正しい時を刻みながら杖をつくことができ，ふだん歩く際の足音も一定である。単なる気まぐれから，手すりをたたく少年も，規則正しく打ち続ける。時間に一致して作動する，この筋組織の性質は音楽上の快楽のほとんどの源であり，メロディーの効果を助けている。このように，聴覚の快楽と筋感覚の働きの間には，極めて密接な関係が成り立っているのである[注]。

注）視覚の快楽が運動にどれだけ属するものであるかを知るためには，終章「手と眼（167頁）」を参照。

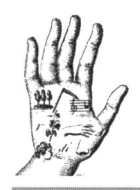

第10章
人類の進歩と手の力

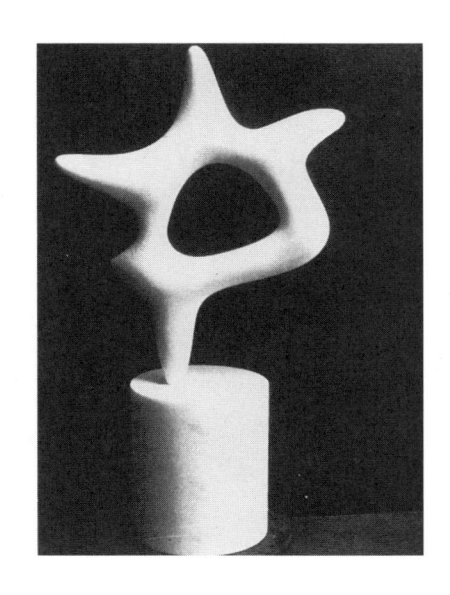

人間に手が与えられた理由

　手の素晴しさを見ていると，人間の優越性はアナクサゴラス^{訳注）}と共にその手によるものであると述べる哲学者がいたとしても決して驚くに値しない。今まで前肢の骨，筋肉組織と神経のシステムが脊椎動物のあらゆる形態と状態に適応していることを見てきた。道具としてあらゆる完成度の極致が見られるのが人間の手であると言わざるをえない。手の素晴しさは，広範囲で多様な動きを有する効果の組合せとしての能力にある。その能力は母指以外の四指と母指の形態，関連性，感覚の中で，把んだり，引っぱったり，紡いだり，織ったり，組み立てたりする働きの中に見出される。これらの性質は他の動物にも発見できるが，人では手が一層完成され

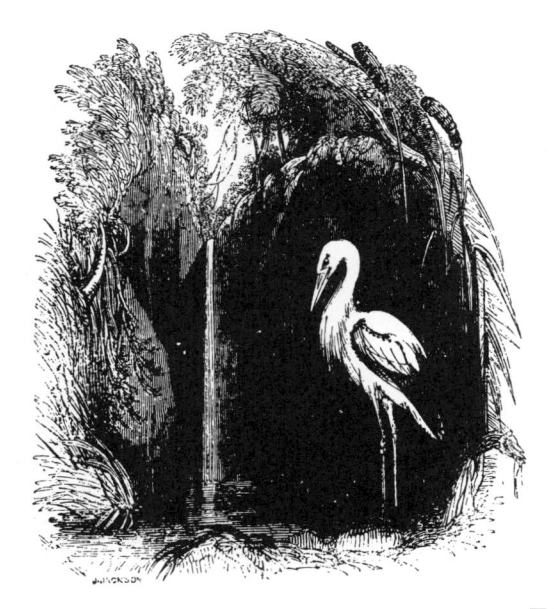

図10-1　アオサギ

訳注）アナクサゴラス（前500頃〜前428頃）。古代ギリシアの哲学者。無数の元素（アナクサゴラスのいう種子）の混合によって万物が生ずると説き，最初の混沌状態から秩序ある世界を創造した原動力としてヌース（精神）を考えた。

た道具となるように，上述の能力は強く結びついている。

　与えられたこの道具立ては高次な精神機能に適合していて，手は人の創造力が暗示することをすべて実行できる。それにもかかわらず，高次機能を備えた手という道具を所有することは，人間の優越性の原因でもなければ，その適合性は人間の才能の尺度ではない。したがってわれわれは，人間の優越性と知識を手の使用に求めるというよりはむしろ，「人間は最も賢明な生物であるために手を与えられた」と考えたガレノスに賛同する注)。

動物の道具と習性

　必要のない道具は与えられないという考えは動物の性質と，形態・外表器官とが完全に一致しているという観察から生じたものである。水辺にアオサギが灰色の岩のようにじっと立ち，ほとんど岩と見わけがつかないのを見ると，この習性は水中を歩いて渡る足の後天的な使用と，長い嘴（くちばし）と可動性のある首に由来するものであると人は考える。というのは嘴と首はちょうど漁師にとっての（魚を突く）ヤスのように獲物に適合しているからである。しかし，黒クマの構造には特に魚を捕えるのに適合したものは何もないが，クマは朝夕，熟練した釣り人のように後ろ足を使い河岸に座り，インディアンの眼をも欺き，焼けた木の幹と見間違わせるほど微動だにせずじっと見守り，前足で信じられないほどすばやく魚を捕える。この例では，外表器官は習性と傾向の原因とはなっていない。その他の例でも，動物が適当な器官を持たずに本能を所有していることから見ても，習性は道具と共に存在するが，道具を通して習性が表現されるのではないことはすぐ分かる。

注）最も賢明な動物は人間である。手は動物の便利な知的器官である。アナクサゴラスが言うように，手のおかげで人間が最も賢明であるとするのでなく，人間が最も賢明であるから手が備わっていると述べたアリストテレスの意見の方が正しい。人間の手自体が芸術を作るのでなく想像するのである。しかし，人間の手自体は芸術器官であり，叙情詩，音楽，織り物，創作に関与している。

肉食動物には犬歯が与えられるが，肉食性と臆病さとは結びつく必要がない。すなわち，生きたまま捕食する動物はずるさと同時に大胆さと獰猛さ，伸縮自在な鉤ツメと鋭い歯を持ち具えている[注]。

一方，臆病な草食動物の性質は，懐疑心と臆病さによく対応するが，それはピンと立った耳やぎょろっとした眼から生じるのではない。バイソンすなわちアメリカ野牛はライオンのように大胆だが，攻撃性は異なる。野牛は本能的に角で突く傾向があり，角の有無によらず突進する。「若い子ウシは角の生える前に頭から突進する」とガレノスは述べ，スコットランド民謡には，「突っつく雌ウシはいつもよろめく」とあり，角を欠いておとなしそうな雌ウシ(*inermis*)は見かけと異なりいつも厄介な存在であることを示している。動物園のあの高貴なブラーミンウシはひとまわりした後，ヒヅメを芝の上に降ろし新鮮な草の匂いを嗅ぐと，それまで静かで御しやすかったのに，急に興奮し，角を地面に突っ込み打ちつけ，非常に正確に交互に両側の地面を掘り返した。これは雄ウシの危険な戯れで，ちょうどイヌがふざけながら，何かをくわえて振り回して闘争したり，ネコが喜びながらも，鉤ツメを突き出すようなものである。実際，他のすべてが完璧であるのに，動物の本能的特徴ともいうべき性質だけが道具である腕とは不一致であったら，それは奇妙なことであろう。

本能（アリゲーターの仔）

器官を偶然使用することにより，頻繁にその器官が作動する結果，対応する性質を生み出すという考えは今も残っている。しかし，そのような仮説は事実の説明にはならない。サー・ジョセフ・バンクスが夕方の談話会で語った内容は，多くの人たちも目撃したかもしれないことで，ヒヨコの尾がまだ殻についている間に，ヒヨコがハエを捕えるのを見たということだった。

サー・ハンフリー・デイヴィーの話によれば，彼の友人はセイロンで焼

注）四手動物の中には，犬歯がトラのそれと同じくらい長く鋭いものがあるが，それは単に防御の道具であって食欲，消化様式，内部組織には無関係である。

ける砂の下にワニの卵を発見し割ってみると，卵はすでに太陽光線の影響で土中で孵化しており，幼いワニが申し分のない動きと熱烈さで飛び出て，ワニの好きな水辺に向かって進んで行った。邪魔をすると，ワニは威嚇し，差し出した棒に嚙みついたということである。外表器官によってある種の動きを生み出す傾向が動物に埋め込まれているように，自己を防衛し餌を得るための情熱も与えられている。

　しかし，こうしたことは1,700年前にも十分言われてきたことで，ガレノスは次のように述べている。「ワシ，ガチョウ，毒ヘビの3個の卵をとり，それぞれ孵化に都合のよいように置いてみるとしよう。殻が破れると，ワシの子とガチョウの子は飛ぼうとし，毒ヘビの子はとぐろを巻いて地面を這って進むことだろう。もし実験がそのあとも続けられれば，ワシは空中で天空高く舞い上がろうとし，ガチョウは湿地帯の池に進み，毒ヘビは地面に埋まることだろう」。

　手をなくした人ばかりでなく，先天的に手に欠陥のある人でも素晴しい技能を発揮する人々を見かけることがある。

　中でも，手の代わりに足で，細かで好奇心をそそるような作業に従事しているのを見るほど驚異的なことはあろうか。

　哀れむべき不幸な例としては，元来，犯罪気質の血が流れているために犯罪を犯したという場合がある。この男はおよそ犯罪を犯しそうもないと思われたケースである。このうち最も驚くべき例は本書の冒頭で述べた不運な若者のように，先天的に両腕がない男で，悪魔にとりつかれたように，逮捕され処刑されるまでに数多くの殺人を犯した例である。この哀れな男は乞食で，モスクワから数マイル離れた森林のはずれで追いはぎとなった。この男の手口は，慈善を施そうとする人のみぞ落ちに頭をぶちかませて気絶させ，歯でつかみ，森まで引きずっていくことだった。

手と全体の複雑な関係

　ここで，もっと楽しい部分に目を向けよう。手のような道具を人間が持つと，厳密には手に属する大部分の組織性（身体各部分との関連性）が隠さ

れてしまう。手は附加されたものでも時計の動きのように装飾されたものでもない。手と関連性のある身体全体を通じて多くの複雑な関係が成り立っている。例えば運動神経と感覚神経のように，これらの新しい部分に関連を持つ脳の構成部位には，活動をはじめる前に起源となる場所があるはずで，それと同様にさらに，これらすべてが加わった組織化でさえ，手はそれを働かせる性質が創造されなければ無活動のままでいただろう。

　ヴォルテール訳注)は，ニュートンはあらゆる科学知識を持っているのに自分の腕がどのように動くかを知らなかった，と言っている。このような研究には限界があることは事実である。しかし，ヴォルテールが認めるように，子供や小百姓の無知と，人間の能力が最高点に達した哲学者の意識との間には相当のへだたりがある。われわれが手を動かす時には最も完璧な機構，最も精密で興味深い器官，最も繊細で適切な感覚がすべて関連して，作用していることは，手における多くの設計（デザイン）に精神（心）が気づいたことと，組織ではすべてが秩序立ち系統的であるという確信に導かれることと無関係であろうか。われわれは動きを引き出す最初の衝撃が何であり，精神がどのように身体と関係しているかを知らないが，身体器官がいかに完璧無比の技能と工夫によって，手をわれわれに使うように促す内部能力と外界との間に位置しているのかを知ることは重要である。

発声器官による例証

　一流の教育を受けた人から，オランウータンの発声器官では言葉を話せない理由を尋ねられたことがある。読者は，この問題について答える許可を与えてくれることと思う。話す時には，まず呼気の力，すなわちあらゆる呼吸筋の作用が必要で，次に気管の頂上に位置する声帯が筋肉と一致して引っぱられることが必要である。そうでないと振動が起こらず音は出ないからである。第三に，咽頭の開放された通過路が声帯や喉頭の状態に応

訳注）ヴォルテールはディドロやダランベールなどとともに18世紀フランスの啓蒙思想家を代表する一人で，その著書『哲学書簡』の中でニュートンについて言及している（林達夫訳，岩波文庫）。

じて数多くの筋肉により拡張，収縮，伸張しなければならず，これらの筋肉全体が単音を出す時でさえ，その前に共鳴する必要がある。しかし，その音節を区切って発音する，つまり通常の言語の一部にするためには咽頭，口蓋，舌，口唇の働きが加わらなければならない。これら全体に対する精妙な組織は，それぞれ名称のついた発声器官には見られず，これら多様な部分を同時的に結びつける神経の中に見出されるべきものである。クモの巣の網目や軍艦の索具の網は，これらの部分を動かす神経の隠れた繊維に比較すれば数も少なく，単純である。もし神経線維が１本でも欠けたり，その緊張や作用が少しでも妨害されたら，人間は口を開いたままであり，言葉を発しようとして舌と口唇をひねろうとしても口を開けたままであることは誰もが知っている。

　イヌの吠える声，ウマのいななき，サルのかん高い鳴き声は，人間の発声器官を結びつけているのとは異なり，別個にそれぞれの発声器官に適した関連性が必要である。異なった種類の動物の構造には大きな相異があることは確かだが，それとは別に，連合する索状組織中には隠された微妙な多様性がみられる。サルがはっきり発音できない第一の理由は，発声器官がこの目的にとって完璧ではないからである。第二に，発話に必要な多様な働きを持つように，神経によって発声器官が結びつけられておらず，外部器官がすべて完璧であっても，サルには発話行為に対する衝動がないからである。

　以上のように各部分を列挙することによって，主たる相異が内部機能と性質にあることが明らかになったはずである。子供が物を見分け賞賛できるようになるとすぐ，特徴は行動に表われる。声がさまざまな音に変化しはじめ，保母がこれを聞き取り繰り返すことにより，すでに彼らの間には一種の決め事が成立している。したがって，性質(傾向)は外部器官に応じて創造されていることは疑いはなく，そうでなければ外部器官は単なる役に立たない付属器官になってしまう。道具，つまり外部器官の適合性により能力が改善することは，情熱の表現が自由になると心の中の感情が高まることを見出すようなものである[注)][この注)は次頁に掲載]。

手の豊かな表現

　表現の道具としての手についても述べないわけにはいかない。このことに関して表面的な論文は書かれている。しかし，その名手を探すとするなら，偉大な画家をあげざるをえないであろう。その理由は人体と共鳴した手の置き方によって，画家はあらゆる感情を表現したからである。例えば，ギドーの「マグダラのマリヤ」の手が示す雄弁，ラファエロの下絵の手の表現，レオナルド・ダ・ヴィンチの「最後の晩餐」の手の表現を否定できるだろうか。手は表現する能力を有すると，クインティリアヌス[訳注]が述べているが，手はすべてを表現する。クインティリアヌスは言う。

　「身体の他の部分は話し手の手助けをするが，手はいわば自ら話すのだ。手によってわれわれは尋ね，約束をし，祈り，退去させ，威嚇し，懇願し，非難し，喜怒哀楽や疑い，同意，後悔を表現し，中庸と豊富を表現し，数と時間を示す」。

博物学者ビュフォンの主張

　ビュフォンは，最初に創造された「人間」のうちに新たに目ざめた感覚に（空想裡に）注目することにより，知識が元来獲得されていった様式をわれわれに伝えようと試みた。しかし，この「人間」の眼に天空を見上げさせ，

注）今まで固有器官に限定されていた言語が手の働きにもその表象を持った時に生じた大きな変化を，ここで考察しないわけにはいかない。卑しい身分の男ですらキケロより立派な蔵書を持つことができるのだから，過去の時代の感情が現在のそれと同じくらい親しみやすく，さまざまな帝国に関する情報が皆に一貫して伝えられるならば，多くの学者が過去を考察するために賢人5,000人に教えを求めることもないだろう。国家は今やピラミッドの建設や，寺院の奉納，彫像の設立によって自らの業績を記録することはないだろうが，それらはかつては，偉大な業績や並み外れた徳を永久化する唯一の手段であった。現代の芸術家たちが，パトロンがいなくなったと嘆いても無駄である。手の工夫の才がついに意匠の技術を凌駕してしまったからである。印刷術は他のすべての記録を野蛮なものとしてしまったし，偉人は自らのために「不朽の記念碑」を建てる。

訳注）クインティリアヌス（35-100頃）。ローマの修辞学者・教育家。ルネサンス時代の教育研究に多大の影響を与えた。『弁論出教程』12巻は子どもを弁論家に育てるための指導書で，弁論術を人格形成と結びつけている。

「彼方を求める努力」として即座に本能的な動きで跳躍させる偉大な詩人が使う素晴らしい表現を，ビュフォンは哲学と雄弁の悪しき組合わせに置き換えている。

　ビュフォンは述べている。「主題を一層明白にわれわれが検討できるよう，最初に創造された人間自らを語らせることにしよう」。ビュフォンが語らせた趣意は以下のようである。

　「彼（最初に創造された人間）は自らが創造された瞬間を覚えている。その時，喜びと困難に満ち，彼がまずあたりを見回し緑の芝と透明な泉を眺め，頭上に天の丸天井を見た」。ビュフォンは言う。「彼は自分が誰であり，どこから来たのかわからず，見るものすべてが自分の一部分であると信じた」。人間は，こうして対象を意識するものとして表徴されていて，これは見ることですら経験を意味し，喜びは既に形成されている数多くの快適な関係を想定することであった。しかし，この至福の状態から彼は，自らを傷つけることをまだ学んでいなかったので，棕櫚(しゅろ)の木に頭をぶつけて目を覚ましたのである！

　人間は自らが創造された時の見解に自信がなく，自らが幼い頃から教えられてきたことと哲学の見解が大いに異なることを知っている。ここに哲学によって詩を論じるおろかしさがある。

　ビュフォン以後の著者は，いかなる時にも，自然の均一な過程に中断があったと仮定する権利はわれわれにはないと主張した。彼らの言う自然の斉一性とは，現在働いている同一の原理が優勢であるということである。それによれば，もし新たな国に一移民団が到着した時に，そのまわりに自然に果実が実り，足元に花が芽吹いていることが発見されたなら，祖先は自らのよるべのない状況に順応し，しかも自然の過程で現在見るものとは異なった豊富さと美の場面に置かれていたことをわれわれは想像するだろう。この点を追求することは賢いこととはいえない。しかしもしこの点を議論すれば，すべて核心からそれてしまう恐れがある。西へ移動する種族全体がどのように生活しているかを，われわれは知りたいとは思わないが，どのような状態で自然の過程から逸脱せずに生活できるように人間は

創造されたのであるかを知りたいと思う。

　人間が赤子のように無力のまま創造されたとしたら，人間は滅んでいたはずである。身体が成熟した状態で創造されたとしたら，人間は自らの状態に適した能力を持って生まれたといえる。「造物主」の両手から造られたままで，欲望と情熱を吹き込まれ，自らの状態に適応し，適切な生活の場を持った人類は，われわれが幼い時から信じるよう教えられた内容とよく似たものを暗示している。

動物の構造と元素の関連

　地球に起こったあらゆる変化には，創造された動物と周囲の構成要素との間に確立された関係がみられる。これを偶然の結果と考えるのは，根拠のないことである。動物の構造と機能は，構成要素（元素）の状態に対応して形成されたか，元素が動物に必要なものに役立つよう制御されていたかのいずれかであり，動物生存の下等階級全体をよく見て，詳細に検討してこの結論に到達したのだとすれば，創造の最後の仕上げにおける影響をなぜ進んで認めることができないのだろうか。

　われわれはこうした創世の証拠あるいはどこにも偏在する設計（デザイン），すなわち「第一原因」に反抗することはできない。われわれの探究を，地球の状態とそこに生存した動物の構造いずれにか生じた大変革にまで大胆に拡げるならば，自然の過程の「斉一性」に関する見解を修正する必要がある。ある時代に変化が起こった場合には，それ以前に存在していた動物が消滅し，今までとは異なった種類の新しい生物が生み出されるはずである。こうした変化による干渉は創造の大きな図式に逆らうものではない。それは，創造の図式に反するものではなく，ただ現在の状態に反するだけである。最も賢明かつ好意的な意味で，永続的かつ必要なものとして出来事のなりゆきを信用すべきであるという確信がわれわれの性質の中に植え込まれている。われわれはある一つの時代に属しており，われわれの能力が強制されたものであり，言語同様，われわれの思考もいかに不完全であるかを感じるのは，野心的な考えのために，自然の状態を逸脱した時であ

る。われわれはこうした推測を一切放棄するか，純粋に現在の状態からのみ議論することをやめなければならない。

　地上に住む人間と動物は，地球の規模に合せて創造されたものであり，そのもって生れた性質は生存状態と周囲の元素に関連していることが明らかになってきた。動物体の組織は人の目に触れるように形態の驚くべき多様性にもかかわらず，単純で普遍的であり，この組織は生きとし生けるもののすべてを包含するばかりでなく，地表最後の大変革が終了する以前の太古の時代から継続している。最も明らかな状況と地質学者の研究から，地球は常に現在の状態とは異なる状態にあったと言える。われわれが目にする物質はすべて混合物であり，どこにも物質の元素は得られず，地球の最も固い物質は再結合した複合物から構成されている。変化は地球上の全表面に起こり，これらの変化の証拠は，鋤(すき)がその上を耕したことを示す野原の溝ほどにはっきりしている。地殻の深部と埋没した動物の遺骸もまた，これらの大変革が長い期間にわたるものであったことを示している。生存，組織，喜びの最低から最高の状態への段階的な変革には，初めがあったという真理を示している。

自然の変革と創造の過程

　地質学者が成層岩の連続を見る時(最下層が単純物あるいは，化学成分で，上層が混合物で，他はもっと丸く固まったり，前者よりはっきり破片から成り立っている)，原因の永遠の連続性という仮説に対し反論することは容易ではない。しかし，動物体にはこのようなものはない。素材はすべてにおいて同一で，全般的な設計(デザイン)も同一であるが，それぞれの科が創造される際には，造物主の手の存在を暗示するような新しい，基本的な配列に従っている。

　動物の種を検討しても，もとの世界に逆戻りしているという見解に有利な結果は得られていない。動物が連続的に各部分の複雑性を増しながら創造されてきたとしても，これは力の熟成度が高まってきたとか，造物主の努力が増してきた証拠をわれわれが認めているというふうに理解してはな

らない。まさにこの明白な理由から，前述したように，生命を授けること，つまり物質としての身体に生命の原理を結びつけることが，器官の構成と多くの器官の結合，最も複雑な機構を生み出す力に優っている証拠であることがわかる。したがって，われわれが見ている作用は，偉大な力ではなく，あるものが別のものへと，すなわち無機質の組織と生命体が完全に継続的に適応する中で明らかにされる力である。

　動物の一連の創造を考える時，今も湿地帯で不毛な地表の部分があれば，これが両生類と水かきのある動物が住む場所であり，沼沢地，湖，入江の泥っぽい岸などがそうである。同じ構造の動物の化石が固い岩中に発見された時に，他の徴候から，これら岩石の構成された時代に表面は平らであったことを地質学者が発見しているので，地表がこうした不毛な湖沼領域の様相を呈した地球の状態を暗示する植物を産生していたことがわかる。

　われわれはこのように地表の変化を記し，同時に動物の創造において対応する変化を観察する。動物の外形，大きさと全身状態の多様性，それに相応する内部組織の多様性を認識し，「人間」がすべてに対して疑いもなく卓越しており，地球の寛大な状態に適した位置にあることに気づく。

　過去の地殻は破砕され，爆破されていてその内容が露出され，熱，寒冷，雨などの移り変わりによって溶解し，洗い流され，山や谷が形成されたことは確かである。大気の温度変化は大気の持続した動きと有益な循環を確保し，広野は健康的となり，低地にたれこめた湿気が山に集まり雲となり，すがすがしいシャワーが土壌をうるおし，広野を肥沃にした。このように突如，人間の生存に必要な手段，その発明の才能を引き出すのに適した対象と，それに報いる方法，人間の心身両者のさまざまな特性すべてを発展させるのに適した手段が供給された。

　将来を予知し，あるいは予期する知性という考えの中には，極度に壮大なものが見られる。最終的に人間が成し遂げたものについて考えてみると，それははるか遠い昔に地表が受けた大きな変革以前に開始されたものである。こうした結論を手の骨のような小さな部分を調べることから引き

出すのは，漠然としすぎているということはない。なぜなら，現在の状態に適した，その道具の完成のもとになる生体部分と同一のシステムは，入江や前世界の内陸湖に住んでいたあの巨大動物とその仲間に原型があることをわれわれは示したからである。物事の関連性を求めてみると，長く続いた変革から生じた地表の状態と，これらの変化に応じて創造された生物の最終的な状態の間に，なんと驚くべき崇高な関連性が確立されていることであろうか。

　われわれ人間の時間尺度からすれば，神の摂理による創造的意図が適えられる時の進行の遅さほど驚異的なものはない。しかし，直観で洞察する限り，地球の状態と，それに伴った人間の運命はそれまでの重要な時代に完成されてきたのである。

人間にのみ賦与された能力

　以上，人間と動物の構造や器官，能力を比較することによって，関連性を追究してきたが，これらの間には大きな隔たりがあることも観察した。すなわち，人間だけが理性，愛情，感謝，宗教という能力を持ち，時間の進行を感じ，自己の力と能力の崩壊，友人の喪失，死の接近を意識することができる。

　若いころ崇拝されていた人が，自分の息子に死なれた時，およそ次のようなことを言ったことがある。「われわれには，この世でこれ以上望んだり，恐れることは何もない。われわれはどこからか来ていずこへと去る存在だが，どんな場所にも執着しない。われわれは静寂さの中にいるが，それは墓場の静寂であり，そこには，人生を楽しいものにするものすべてが横たわっている」。このような状態にあって，心の避難場所がないとしたら，自然の図式には何かが欠けているのである。それは，生物界の他の全部分で明らかにされる恩恵とは矛盾した人間としての欠陥である。

広大な宇宙と人間の存在

　自然に関する大規模に拡張した研究は人間の概念をあまりにも卑しめる

ものであると考えたことがあった。そして，このことはさらに詳細に事物を研究し，動物体の構成の完璧性と生命特性の驚異的な資質を研究することによって修正される必要があると私は時々考えた。天体の無限の空間について考え，科学の進歩を追うことによって人類は賞賛と衝撃を受けた。望遠鏡のレンズの屈曲の改善，反射面をみがく新しい方法，レンズの化学成分の変化，レンズの分散力のより完璧な調整は，天体の軌道の彼方に果てしなく広がる軌道を発見した。

　想像を逞しくして創造の無限の空間を理解しようとすれば，人間に属することすべて矮小であることに人はたじろいでしょう。つまり，われわれの生命は天文学的，地質学的な時間に比べれば，単なる時間上の一点にすぎず，人間は絶えず変化する物質世界に放り出された微小な分子のようである。

　しかし，動物体を機械とみなそうと，研究によって，連続した動物の創造が地球の状態の改善に常に従いながら進展しようとも，システムの構成には偶然や不規則なところはないことが明らかである。実際，動物の機構に応用できる力学や，水力学の原理を理解すれば，設計(デザイン)の完璧性に満足するだろう。何か不調和であったり，偶然投げ入れられたように見えた時には，そのことを生徒に気づかせ熟慮と実験を促すようにするべきである。生徒がそれを自ら理解した暁には，最も確実に他の部分が解明され，設計の全体がさらに完全に明らかにされるだろう。

　知識の拡張は必ずしも精神を満足させるものではない。現代の哲学者と古代の哲学者を比較してみよう。古代の哲学者には，人類と世界の関連性を観察することによって人間を描くという発想はなくて，すべての物事が人間に適しているか従属しているかと考えて，人間を「人体に宿った小さな神」と考えた。しかし，科学，道具の助け，「手の工夫」によっておそらく遠く離れたり，細部に目が届きすぎて，自然の領域から逸脱した結果，地球を拡がった平面や安定した地球上で目に見える水平線上の延長と考えずに，地球をそれよりも大きい他の無数の星の中で空間中を回転する球体と考えるようになり，「人間が住む地球は，穀物を運ぶアリ，子アリを運

ぶアリ，何も持たないアリ，すべてが往来するアリ塚，小さな塵の山と同じである」と言われるようになってしまった。

知識の弊害

　現代哲学の光明が思想に影響を与える以前，われわれは人間をより自然な状態にある存在とみなし，まわりの物体や現象から直接生じる感情に対し否応もなく従っていた。しかし，人間が自然現象を実験や哲学的な研究の対象にする社会の時代が到来した時，心の状態に必ずしも常に有益であると言えないようにものの見方の変化が生じた。この危険性は学者ほどには哲学者に影響を及ぼさなかった。精神力と自然を研究する工夫の才を持った人は，二次的な原因の発見では満足しない。その人の精神は拡大し，思想や熱望の対象は一層高められる。しかし，研究に馴れておらず，間接的にそうした研究の結果を学んだ人にも危険は存在する。そのような人が天空の炎がガラス器の中に閉じ込められ，物質が混合され，雷よりも大きく10倍以上もの破壊力を有する爆発が発生するのを見れば，嵐はもはやその人に向かって印象的な言葉を想起させることはないであろう。嵐の海で岸をめがけて押し寄せる大波を目にしつつ，大洋の猛威もせいぜいここ止まりで，あとは見えない力で押し戻されるのだという限界線の目星をつけている時には，その人が見ている光景と，胸中に自然と湧き起こってくる感情の間に，月の作用（引力）の理論が割り込んでくるよりも，むしろ人は，自然の摂理が人間にまで及んでいるという感じに打たれる。心へのこうした影響は自然かつ正当なもの，そして恩寵をもって及ぼされるもので，過去何百万の人々の感情を育むのに役立ってきたにもかかわらず，これが通俗であり軽侮に価すべきものとして退けられる。人は新しく獲得された知識で得意になっていながら，こうした想念のために，誤りに導かれないとしても困惑するはずだ。要するに，知識の獲得に先立ち，またそれに伴うべき知的訓練を，身につけていないのだ。

　しかし，どんなに素晴らしい天分に恵まれた人でも，別の原因から自分自身の正当な評価を見失うことがある。哲学者の研究の卓越した性質が絶

望させることがあるかもしれない。こうした熟慮を可能にした自分の心の属性と観察領域を，それほどまでに拡張した手の精巧さを忘れてしまう。

このような心に対する救済策は，われわれがしている研究の中にある。空間を移動する天体が力の連続によって軌道を確保されていることは，液体中に血球を浮遊させ，また然るべき折には引き寄せたり溶かしたりする力ほど不思議でも賞賛に値するものでもない。また，分子が身体の構成要素に入り，循環を通じて移動し，さまざまな凝集の状態を経て，時には液体の一部に，時には固体の構成分となり，最後に生命力の影響で再び放り出されるということ以上のものでもない。

人類の進歩と手の力

本書の冒頭で，人間は手の力（心が役立てる道具としての）によって，成就することの定められていた状態に順応していたことを示した。われわれは最初に，手が必要性に仕え，個人の生活を支えていることを検討した。その発展の第二の段階で，人間が働く者，つまり工作者となった時，手が社会の要求に適応してきたことを見た。さらに進んだ状態では，科学が機械的発明の援助に駆り出され，社会の進展に反すると思われた要素が逆に促す手段となった。最初は国家の境界であり人類を群化していた海は人類を結びつける手段となった。化学は元素を人間の使用に従属させた。すべては最初から目標としていた偉大な最終の目的に向かおうとする。人類の増加と分布，人間の安らぎと楽しみの根源の拡大，不断の労苦からの解放と，それによる人間の性質のより高い能力の向上であった。動物は本能によって，所与の居場所の上限にまで広がるよう導かれた。人類もまた前進するように生まれた。そのことについて人間の理性に問い質してみても，多くは蒙昧で疑わしいものであるが，やはり人間の資質が同一の創造的意図を満たそうと作用し，生命と歓びの空間を拡大しているのである。

前方に人間の前進の道のりが地図で描かれたようになっていると共に，われわれは一層身近で重要な考察に導かれる。これら聖なる力（自然の諧調と設計と，あらかじめ予定されている地球の受容能），そして人間の身

体と能力の創造のすべての証拠にとって，われわれがここで停まってしまえば，いったい何の益があるのだろうか。もしわれわれが，各人と創造主の間に直接的な関係を感知せずに終れば，ということだ。しかし，われわれは，そんなふうに前進を阻まれているのではない。それどころか反対に，理性はその一歩ごとに，生ける魂のより高い評価に向けて積み重ねられ，その状態こそ最終の目標であり，人間の機構全部と，継起するこれらの革新の終局だとわれわれに保証している。

　この点に関して言っておくべきことは，身体の弱さと傷つきやすさ，幼児の無力さ，加齢による弱さ，生命の苦痛，病気，悩み，患いについてである。というのは，このような方途を通じて人間は試練を課され，その能力と徳が開発されることによって，そして彼の愛情が魂の保護者へと引き寄せられるのだから。

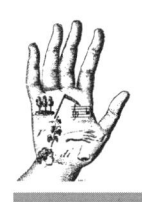

終章

手と眼
―動物と人間の比較解剖学

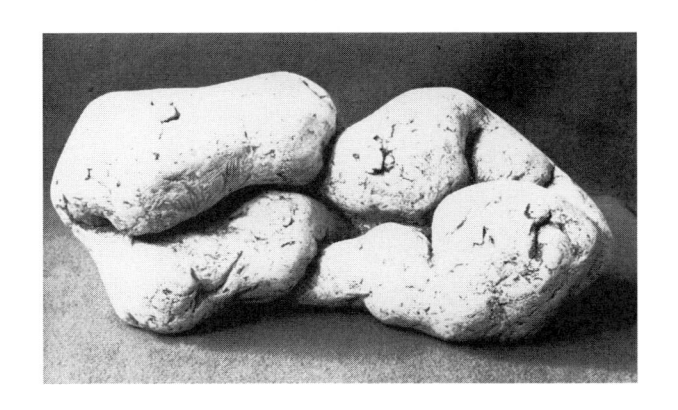

動物身体の固形構造

　私は友人たちの提案に従って，動物身体の固形構造の主題をさらに追求し，その機械的な準備の中に示される設計の証拠を得ることにしよう。

　第1章で固形性と重力が地球に存在するあらゆる生物にとって必要な性質であり，前者は生物を保護し，後者により動物は筋肉が作用することで直立し，抵抗性が与えられ動作可能となることを明らかにした。

　動物組織に必要な固さを与えるものとして最初に考慮すべき素材は「細胞質」(*Cellular substance*)である。細胞質は繊細な膜からなり細胞を構成し，その細胞同士が連絡をとり，組織となって動物の身体構造にあらゆる点で関連を持つ。細胞質は水上の泡のように浮遊する「クラゲ」の主要部分をなすものであり，人体のあらゆる組織に見られる。細胞質は眼の最も繊細な膜を構成し，皮膚に固さを与える。また細胞質は収束することにより靱帯となり，最強の骨を接合し，骨，筋肉，血管の間の媒介となり，身体各部が容易に動くことを可能にする一方で，その部分を強固に結びつけている。細胞質がなければ，運動性の固有器官であるにもかかわらず身体は強ばり，体腔は弛緩・収縮できず，血管は拍動できない。

　しかし，この細胞組織は固さを与え保護するという目的に対して，あらゆる状況で十分というわけではない。例えば動物が水中で漂いながら生活する場合や地面を這う場合なら十分であるが，それ以外では，この細胞組織が体重を支えるのに役立たないことがある。したがって，体重が末梢部や一点にかかったり，筋肉の活動が集中する時には，一層抵抗性の強い物質が加わる必要がある。

下等動物における骨格の代用品

　本書の冒頭で検討してきた真性骨格である骨とは別の手段によって，自然は梃子とその支点となるものを供給しており，先に「脊椎動物」で検討してきたものに優る固形体系が存在することがやがて発見されるだろう。

　ある種の昆虫の幼虫や環形動物には歩いたり飛んだりするための外膜はないが，這うためには，抵抗点を持たなければならない。抵抗点がなけれ

ば筋肉があっても無駄である。これらの生物では皮膚が十分その抵抗点の役割を果たしている。この目的のために皮膚内に特殊な工夫がなされ皮膚が強化されているが，何かが皮膚に装備されていなければ皮膚は固く屈曲性を持たないので，骨の代役を務めることはできない。こうして強化された外皮は環状に分割され，そこに筋肉が付着し，環の間の細胞膜が曲折することにより，環形動物は這って，あらゆる方向に回転できる。

　これ以上議論しないが，いかに皮膚がその中に固い物質を分散させながら，骨格の目的すべてに適応しているかがわかる。より下等なトュピポア，セルトラリア，セルラリアなどの動物でも骨格と同様の構造を持つものがあるのは注目に値する。これらの動物が強い被覆の中に包まれ，そこから四方に広がることができるのに対して，サンゴとミドリイシは硬い素材の中心軸を有し，柔軟な動物組織がその上に乗っているかのようである。これらの骨格の代行は役割上，柔らかな組織を支持し形を作る点で骨に似ているが，それは殻のような存在で生物にとって異物である。

　真性骨格を有するある種の動物の場合よりもその器官が完璧であるとはいえないが，特殊な昆虫では骨格にさらに近似した器官があることに言及しておく。抵抗(支持)物質は，これらの昆虫では外側に配置され，われわれが骨格を介して実現されるのを見てきた，すべての目的のために改造されている。歩行，跳躍，飛行，把握，回転，這うような歩行の能力などを有する別個の器官が形成される。このように固くなった外皮は，関節を持っていて骨の役目を果たし，棘と突起を持っているが，骨の場合と異なりその外観は外方に拡がらずに中心に向かう。人間と昆虫の「抵抗部分」のシステムを比較してみると，機械的な準備は下等動物のほうが優れているということをわれわれは認めざるを得ない。骨格(昆虫の硬い部分のシステムをこう呼ぶことが許されるだろう)の第一の利点は，生体の外部にあって生命がないことであり，動物の必要性に応じて骨に与えられるよりも，強い硬度と強度とを保有できる点である。生体の内部にあって動物と共に成長する真性骨は，血管に貫通されているために穴があって柔らかくできている。もう一つの利点は，機械的であるところである。固い素材は骨折

に強く抵抗し，中心からの距離に比例して筋肉の働きを増減することができる。その理由は，昆虫の筋肉は高等動物におけるように骨を取り囲むのではなく，殻の中にあるために殻が中心線から非常に遠く隔たっているからである。

大型の脊椎動物の場合には，骨の抵抗と筋力の間に対応する正当な論拠があった。昆虫についても同じことがいえる。昆虫を覆う外皮が骨より強力になるに従って，筋肉の強さも脊椎動物の筋肉に比較してより強力となる。ソクラテスの時代からウマと昆虫の強さの比較がなされてきたが，その結果は明らかに昆虫が優位であった。

これまで人間の筋肉に対して行われたのと同じくらい膨大な記述が毛虫の筋肉に関して行われてきた。非常に綿密な解剖学的研究がヤナギを餌とする毛虫についても行われた。その結果固い外皮の環状構造が，筋肉の配置や神経の分布という解剖の設計図全体を決定していることが判明した。一つひとつの環は直筋，斜筋，縦横筋の3組の筋肉を有するが，それははっきり区別され対称的であり，それについてはアルビニウスが人体の筋肉を記述したのと同じくらい綿密な研究がなされている[注]。

これらの筋肉に対応して，神経系が精巧に配置されている。つまり，小動物や下等動物が欠損や不完全性を示していると想定するのは誤りである。たとえ，それら動物の構造が単純であっても，それに対する賞賛は一層大きなものとなる。なぜなら，構造は生命に必要な全機能を完全に働かせているからである。

生命活動を営む部分を正確に支持し，力を与えるように計算されたある種の物質の存在を人はすべての生物を通して追跡できる。植物では，それは木質線維である。時には植物との類似性を示すかのように，動物組織の石灰のリン酸塩と炭酸塩の代わりに珪藻土が沈殿しているのが見出される。下等動物では膜が固形物質を分泌することが発見されており，時にはその物質が皮や軟骨のような場合もあるが一般的には土のようであり，そ

注) 参考にされている研究はリヨネによるもので，リヨネはこの毛虫で4,061の筋肉を数えている。

のほとんどは石灰の炭酸塩である。しかし，全体の抵抗性と同時に弾力性が必要な時は軟骨が使用される。これは非常に圧縮性に優れた柔軟な物質である。例えば，魚類には骨の中に占める軟骨の割合が非常に大きいものがあるので，真性魚類である骨性魚類と区別して軟骨性魚類と呼ばれる。魚類では弾性のある軟骨性の骨格が予期しない仕方で使用されることがある。例えば，サケやマスが水中で跳ねる時，柔軟性のある背骨が筋肉によって曲げられ，次に拮抗する筋肉の働きで背骨は元に跳ね戻る。このようにして，この2つの力が協力して尾が水に対して強力な一撃を加えるのである。

骨と骨格の機械的特性

　以上を考慮すれば，骨の構成はたやすく理解できるはずである。骨は異なった特性を有する膜，リン酸化石灰，軟骨という3種の成分の組み合わせから成り立っている。これらの多様な物質が組織中で結びつくことによって，骨は伸展，圧搾，捻転に抵抗することが可能となる。骨が土壌質の部分を過剰に含みすぎると磁器のように壊れてしまい，強靱さとある程度の柔軟性がなければ人間は引っぱったり，押したり，身をよじったりすることはできない。

　密度の高い骨を見て柔軟性に富むと想像することはほとんどありえない。しかし，象牙に柔軟性があるとするなら，骨の柔軟性も否定できない。象牙でできた玉突きのボールを塗りたての大理石板の上に乗せれば，接触した部分は小さな点となるだけだが，ボールを高所から大理石の上に落とせば接触点ははるかに大きくなり，象牙の柔軟性によってボールが曲がるので，瞬間的に楕円形になる。

　複雑な構造中に新たな原理が導入されれば，勘の利く人でも結果全体を予期することはできない。柔軟性は動物の体の機構の中で広範囲に使用されており，それが，いかに巧妙に配分されているかを示すために，ある程度の動揺と柔軟性を有する例として，石橋ではなく鉄橋を取りあげよう。一群の兵士が鉄橋を行進するという特異な状況下で，鉄橋が落ちるという

事件が近ごろ起こった。橋はこの一群の兵士以上の重量を支えるよう計算されており，橋上を人間がどたばた歩いても，その圧力に耐えられたはずである。しかし，短時間で続々と行進する兵士が，素材の弾力性によって動きを蓄積したために，橋は破壊された。この事実から動物の構造では素材にうまく適応することが必要とされると考えるだろう。これはただ必然的にかかる重量を支持し，横や斜めからの衝撃に耐えられるばかりでなく，身体のさまざまな動きの中で頻繁に繰り返され変動する力に抵抗することを可能にしているという考えである。踵の骨，向こうずねの骨，脊椎骨，頭骨がすべて機械的な構造において異なるように，骨自体に固有で部位と目的に適応した構造を持たない骨がほとんどないことからみても明らかであろう。こうした骨の構造の順応には一般的な見解が必要となる。

安全装置としての骨

　動物，特に人間において，事故に対する完璧な安全性は，自然の図式と一貫しているわけではない。生命の不確実性が生み出す危険に対して持続した注意を払わなければ多くの精神機能は働かないであろう。勇気や決意などすべての人間的な徳は何に由来するのだろうか。不確実な生命期間の影響を除外し，人間の倫理や精神的構成全体の変化についても考察しなければならない。骨を頭蓋骨のように重要な器官を保護するように形成されたものとみなそうが，四肢のように筋肉に付着する梃子として形成されたと考えようが，あるいは胸郭のようにその両方の能力を併せ持つものと考えようが，それらの骨はすべて完全にその機能に適している。それにもかかわらず，偶然の事故による混乱にはやはり影響されやすい。機械的順応は十分完璧であり，身体の自然な働きを安全なものにする目的に適っている。これらの働きと本能が一致して身体構造への侵襲を防ぎ，さらに過度で危険な四肢（手足）の使用は痛みの警告によって妨げられる。このような機序を考慮しない場合には，読者は軟弱さと骨折しやすいことが身体構造の不完全さを示すものだという誤解に陥ってしまうが，この問題をより深く考えてみることによって，設計と効果の2点において比較できないほど

完璧なものであることが理解できるだろう。身体は混乱や事故を受けやすいように仕組まれ，生きている間には徐々に弱まり，骨格や生命活動もちょっとしたことで途絶えるようにできている。

骨の多様性

　四肢の骨は中空の円筒と呼ばれている。強固性と軽量性を結びつける構造の必要性を理解したうえで，さらに特殊な検討を加えれば，これらの骨は形態が極めて多様であり，骨の形には多くの偶然と不規則性がみられると考えるかもしれない。しかし，このような考えは骨格の正しい知識と全く合致しない。現実にはこのような見解が一般に広く受け入れられているので，まず第一に骨がなぜ中空の円筒であるのか，第二に，軽率な観察者が不規則と思うほど，なぜ骨の形が多様であるかについて考えることにしよう。

　骨が中空の円筒であることは，羽の軸，葦や藁(わら)の構造のような多くの他の自然の見事な構造を説明するのに同等に役立つはずである。藁の例は，異端審問裁判で独房から引き出され，神の存在を否定した罪で訴えられた不幸な男のことを思い出させる。この男は服についた藁をつまんで，「自然界に神の存在を教えてくれるものが他にないなら，この藁で十分である」と言った。

　ある固型物質で柱を作るには，中空の円筒のほうが強靱である事実を知れば，実物で証明する必要もなかろう。ドュハメル[訳注]の梁の強さに関する実験は，横断的破砕に抵抗するには素材をどのように配列すべきかを示す最適の例を提供している。梁が両端にまたがり，その中心で重量に耐える場合，それは3つの部分の協力で達成される。この3つの部分は重量に関して，異なる状態にある。下部は破砕に対して強固さで抵抗し，上部は密度と圧搾に対する抵抗力で抵抗するが，その間には全く活動しない部分があり，梁を著しく弱めることなくその中間に相当する部分を除去でき

訳注）Jean-Marie Duhamel(1797-1872)。パリ理工科大学教授。数学者。偏微分方程式に関する研究が有名で，その方法を熱理論，合理的機械論，音響学に応用した。

る。この除去可能部分が上部，下部いずれにも有効に作用しているのである。下部に強固な物質を付加することによりいかに梁が強化されるかは容易に理解できよう。それは，インド弓の背部に張られた革や，馬車のバネの皮革に見出せる。しかし，以下に示すのは，梁の上部で抵抗する材質が何であるかを証明する素晴らしい実験である。梁のほぼ3分の1に達するほどの部分を切り取り，その空間にさらに強い木片をうまく組み入れると，この木の硬い断片は圧搾に抵抗するので，強さが増強する。この実験は骨の局部や側面の密度の相異に関する大変興味深い特性を説明するものといえる。

　解剖学書を読んだ知識からすると，骨のさまざまな形態は骨を取り囲む筋肉の圧力によって発生すると考えるかもしれないが，これは誤りである。これを真の説明とみなすと間違うばかりでなく，筋力に応じて骨がどのような角度にも曲がるということになり，さらに曲がって骨が最終的には破壊されることを認めることになる。生物組織の中で筋力と骨の受動的抵抗性の強度や能力の間に確立した関係ほど賞賛に値するものはない。円筒形からのずれは変則ではない。円筒形から最もかけ離れた骨である脛骨（向こうずね）を例にあげることで，骨の形と骨が支えなければならない力との調和を証明できるはずである。

　歩行や走行，跳躍時や体重が母趾球にかかり前方に投げ出されるあらゆる動作の力の方向を考えると，脛骨にかかる圧は主として前部に対してであることは明らかである。脛骨が完全な円筒形であれば身体自体が投げ出されてそれにかかる負荷によってさえ骨折することは疑いない。しかし，素材が中心から離れるのに比例して柱が強固になるとすれば，どのように脊柱前部すなわち背(すじ)が投げ出されるかを容易に知ることができる。さらにその脊柱の内部構造を注意すれば，脊柱が残りの骨に比べてより高密度で強力であることがわかる。この背の形態と密度を偶発的なものと考えることはできない。というのは先に述べたデュハメルの実験でわかったこと，すなわち高密度の木片が材木の一部に加えられることで横断性の破砕に抵抗できるという事実とこのことが密接に照応するからである。これらの事

実に関する知識を念頭におき，骨格を構成するさまざまな骨を調べることによって，あらゆるところで，骨の形態は実現すべき動きと，骨が常にさらされる緊張と密接な関係があることが見出されよう。

骨の密度と修復能力

真性骨と昆虫の外被を比較することによって，前者には孔の開いた構造が必要であることを観察した。骨が非常に高密度であることが不可欠であるとすれば，骨が壊れた時に再結合し，再生する能力を持つことはできないであろう。骨は再びつながることはなく，放置されたまま壊死する。ここにまた明らかな欠陥がある。このような様式（骨が非常に高密度）では，動物の骨は高重量のものを支持することができるが，動物の生存に必要な特性である傷を受けた際の修復能力は失われる。素材が高密度に凝集されていても，動物の肉質と結合したリン酸化石灰が非常に重たいものを支持できるとは思えない。すると動物の大きさは制限されることになる。このことはおそらく，現生動物はその大きさと寿命の点で人類の能力と生命力に関連しており，巨大動物は古代世界の状態のまま存在していたという考えと矛盾しない。ここでは四足動物のみについて述べよう。

巨大動物の骨

クジラは，その巨体を水中に浮かべ，浮力で支えられている。マンテル氏によって発見されたイグワノドンは体長70フィートで四肢があったと推定されている。しかし大腿と下腿は全長8フィートほどもなかったのに対し，足は6フィートもあり，その全体の比率は，哺乳類の四肢のように体重を支えるのではなく，イグワノドンが這いやすいよう手助けしていることを示唆している。しかし，陸の巨大動物では，骨質が高密度で，その腔は充満し，四肢の骨の直径はそれに棘や突起を伴いとてつもなく巨大である。オオナマケモノ（メガテリウム）の骨ほどぎこちないものは他に認められない。このように，自然はこの素材に関してはその在庫をすべて使い尽くし，血管に富んだ骨がゾウやマストドン，オオナマケモノ以上の巨大

176　終章　手と眼—動物と人間の比較解剖学

動物の体積と体重を支える形態の作製に用いられることはなかったことが明らかにされた[注]。

関節による連結

　骨の関節による連結について考察すれば，その関節の接触面の拡大した理由について誤ることはない。骨端の拡張から得られる利点は，関節の動きが妨げられずに得られることにある。機械力学的には，圧力が同じならば接触面の拡大によって摩擦が増加しないことがわかっている。例えば，2冊の本やレンガ状の石や木材が平らな表面上にのせられた場合，それを平面上に端で置こうが外側で接するように置こうが，同等な力で平面上で引っぱられる。膝関節の構造に関与する骨の摩擦は，その巨大な直径によって増強することはなく，そのような拡がりが加わることが明らかな利点となる。これらの骨を堅く結合させる靱帯は，そうでない場合に比べてより強い力を生じ，靱帯の上を走行する腱は中心から遠い部分に移されることでさらに強力となる。

注）この点については，以下のように説明される。
　「塀から突出した柔らかな石は人間の体重に耐えうるほど足場（踏み台）を頑丈にするのに十分であるが，踏み越しの長さを2倍にする必要がある場合には，その厚みを2倍以上にするか置き石を交換しなければならない。塀から，この石を2倍離して遠くに置く必要があれば，たとえその厚みを2倍にしても比例した重量の増加に耐えうるほど強固ではないので，みかげ石をかわりに置かなければならない。しかし，みかげ石でさえ最初に柔らかな石が耐えた重量の4倍を支えることはできないであろう。同様に，長い間隔を置いてアーチを構成する石は最も硬いみかげ石でなければならず，そうでないと自らの重量で自壊する。同じ原則は動物の骨にも適応されよう。骨の材質はあまりにも柔らかすぎて耐えられるだけの重量を増やすことはできない。このことはまた先に述べたこと，すなわち，すべての自然を通して確立された関係が見られるということの例証になっている。この関係とは，地表を動きまわる動物の構造は，まさにその動物の「大きさ」と中心に向かう引力に比例しているということである」。（『動物機械論』）

筋力と柔軟性

　筋力は動きという生体的特性を有する点において，柔軟性とは対照的である。筋線維は死により，その被刺激性と筋力を失うが，柔軟性は生命のない部分でも持続することから，両者の差はおのずから明らかである。しかし，やはり死後に消失する生体の柔軟性の特性がある。これを説明するために，ハープの腸線弦の弾力性の例を取り上げよう。弦はきつく張られ，一定の時間で振動し正確に音を出すものであると仮定する。弦を粗雑に叩けば調子はずれとなる。引き伸ばされるとやや弛んでしまい，一定の時間で振動しなくなる。生きた線維では回復の特性があるためこのようなことは起こりえない。調律師がハープの弦を締め苦心して，何とかあるべき緊張に戻す（音叉と以前の弾力に回復させる高度に熟練した努力によって）のを見れば，動物組織の線維の中であらゆる努力と行使が繰り返されて，いかに多くの生命活動が営まれているかが明らかとなる。身体の機械的部分が強くなるほど，腱，靱帯，心臓の索の固有の緊張がますます緊密になる。同じことは鋼鉄製バネについてもいえよう。鋼鉄が白熱で熱され，冷水につけられるとある種の特性を獲得し，再び華氏500度まで熱されると非常に弾性に富むようになる。いわゆる「バネ弾性」を持ち，その結果はね返り，振動する。しかし，このバネをあまり強く曲げすぎると，弾力性の一部が失われる。反対に，生体の部分をこのように使用しても，鋼鉄にはない回復力を生体は有する。

　精巧な機械が職人の手によって完成されれば，それを取っておき保存することができるが，動物体はそれとは非常に異なる。生命体の機械的特性は心の特質と同様，怠惰であってはならず，さもなければその特性は退行してしまう。不幸にも手や足が使えなくなった場合，誰もが認めるように筋力が迅速に低下するばかりか抵抗性も破壊され，骨，腱，靱帯が速やかに変性する[注]。

注）この問題については，『動物機械論』第2部の中で説明されている。

順応と形態の変化

　異なる動物間でみられる上肢と前肢の形態変化は，その部分の独特な使用に対する順応という原理によるものであることを先に述べてきた。動物ではある程度，頭部が手の役割を果たしているといえよう。この点から見れば，骨格の中心が形態の点で末梢部の多様性に比べて不変的であることが，どの範囲まで適用される真実であるかわかるだろう。博物学者は，骨格の形態の多様性によって中心部を一定に保ち，末梢部は変化を受けやすいという原理で説明できると考えた。私はその意見に反対であり，脊柱と頭部は脊髄と脳を保護する役目を有し，その機能は不変であり，突起や形態，それらの関連性においてのみ変化があることを示そうと思う。この考えを追求することで，巨大四足動物特有の形態を説明できるだろう。

　この指導原理が何かといえば，実際に動物の性質の普遍的特徴として示されるように，餌をとったり繁殖する際に動物が置かれた状態と環境によって，組織構成が変化することである。生命に欠かせないいかなる重大な機能であっても，それを考察することによって器官や局部の働きの様式は変化し，あらゆる変化に順応していることが理解されるだろう。例えば消化は，すべての動物で同様であるが，組織化に関しては興味深い多様性があり，四足動物，鳥類，魚類，昆虫類で摂取する餌に従って，胃はその形態と腔の数に変異が見られる。この多様性は動物の大きさと形に依存するものでなく，特殊な食物を滋養物に変換するための純粋な順応である。鳥と同じくらい完璧な砂嚢は魚や昆虫にも見られる。さらに，血液の脱炭素化は生きている動物すべてにおいて同一の過程であるが，呼吸様式は状況によって異なり，器官は個別に変化し大気や水に適応している。

　しかし，心臓と血管，肺，胃など重要な機能に寄与する器官は異なる動物種にさまざまに適応しているが，これらの器官は，動物が獲物を追いかけたり，餌を得ることを可能にする器官に比べるとその変化は少ない。動物が歩いたり，走ったり，這ったり，はりついたりする時に使う四肢は際限なく変化する。同様に歯，角，頭部の位置，頸部の強さは，それぞれの四肢とほぼ同じ多様性を示す。これらもまた餌を獲得したり敵と闘争する

ために異なった様式に適応しなければならないからである。ここで，先の原理に照らしつつ，驚くべき格好をした動物の形態の意味について考えてみよう。

頭蓋骨の形態

イノシシの頭部を観察すると[注]，その習性が何であり，また，その力の志向するものが何であるかを理解することができる。イノシシは，木の根を掘り起こして餌とするが，この時の道具はまた自らを守る手段でもある。牙の位置により，やぶの中を突進する際に眼が保護される。また頭蓋

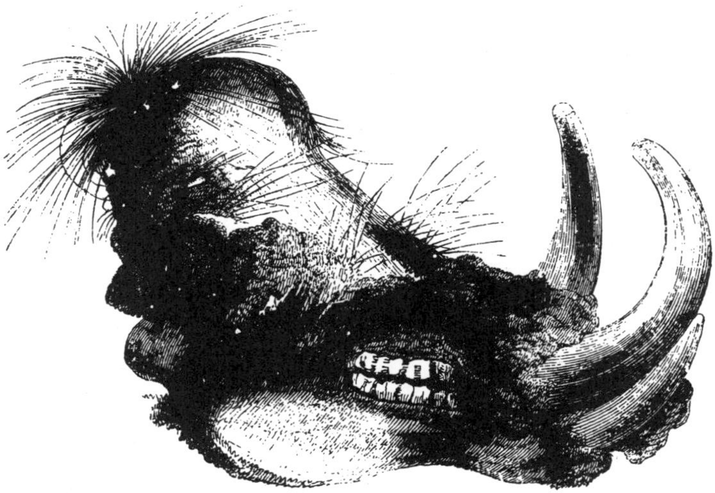

図11-1　イノシシの頭部

注）スス・エチオピクス (Sus Ethiopicus) の乾燥させた頭部で頭蓋骨の一部を露出したスケッチ。牙は，この動物がいかに恐るべき動物であったかを示している。上顎から伸びた牙は大きく，その根元で補強するために下顎の牙が上顎の牙を押し上げ密着する様式は賞賛に値しよう。これらの牙が大型で鋭いということは，動物の主要な力が牙に向けられなければならないということを例証している。後頭部の挙上は，次のスケッチで示されるドイツの野生イノシシの背中の棘突起が非常に高く強力であることと対応すると考えられる。

と脊柱の構造と頸部の筋肉の集塊全体は，イノシシが全重量と全力で前方に突進し，牙で引き裂こうとする意志を示している。したがって，頭蓋骨後部は筋肉の付着のため棘状に隆起し，これに対応して頸部と背部の椎骨棘突起が異常なほど長く，強力であることが理解できる。これらの突起は頸から頭部へ向かう筋肉の強さを明確に示している。イノシシの頸が短く，曲がらない理由がわかるだろう。つまり肩の力が頭部と，この大きな牙のために準備されているからである。頸が長く伸びて屈曲していたのであれば，こうした準備は無駄である。野生のイノシシの特徴的な形は，このように高い背中，短く頑丈な頸，楔形の頭，突出した牙，常に頸に比例して短い前脚にある。

このように，頭蓋骨は脳を含有し保護する役割に支障を来たさず，他の機能に応じて，その形態と位置が多様に変化している。というのは，四肢と同様に，頭蓋骨も動物の生活様式に適応しなければならないからである。同じ様式でも，脊柱は脊髄を保護する管として不変の役割を有していて，さらに脊柱にはその突起と関節と頭蓋骨との関連から多様性が生じ

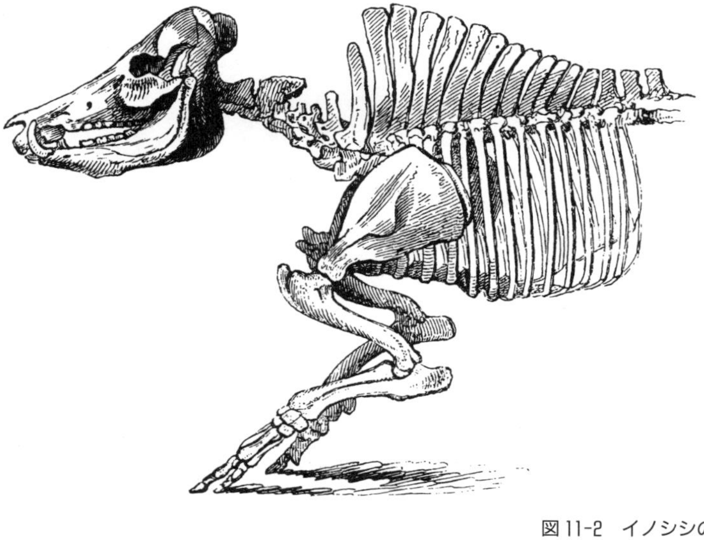

図11-2　イノシシの骨格

る。その上，脊柱はすべての中で中心部であるにもかかわらず，必要に変化し，骨格全体に順応している。

　イノシシとネコ族の動物は著しく対照的である。その形態と動きの対照性とは2つの動物の脊椎に原因がある。トラやヒョウでは身体の完璧な柔軟性が見られ，脊柱の動きはほぼ蠕虫のようで，歯や顎と自由な動きの足と調和している。ゾウ特有の形については高名なキュヴィエの描いたスケッチがある。博物学者と地質学者両者にとって興味深い方法によって一つの原則が追求されている。

ゾウ

　人間の両肩の間には「隆椎」の突起の特色がみられ，この突起物に触れることができる。机で本を読む時のように前かがみになると，この突起から頭部後方へ拡がる靱帯に触れる。この靱帯により上げられて筋肉が和らげられる。しかし，たいていは自らの頭部を脊柱の端の上で平衡をとりながら運び，疲れると関係を変えることができるので，吊り上げ用の靱帯は力の点では四足動物の対応する部分の力とは比べものにならない。四足動物では脊柱が水平であるため，頭部は常に下がっているので，この弾性靱帯の仲介がなかったり，あったとしても比例した力がなければ，筋肉の働きは著しく浪費されてしまう[注1]。

　ウマでは，長くて強力な，この靱帯の弾力性が頭部の重量と位置に正確に適合している仕方は驚くばかりである。頭部はこの靱帯によって，まるで竿秤の上にあるように平衡がとれている。こうした状況を念頭に置いて，ゾウの特殊な形を観察してみることにした。

　①イノシシを観察した時のように歯の観察からはじめよう。ゾウの臼歯の重さは17ポンドである[注2]。4本は頭蓋骨の中にあり，その他はそれ以外の歯の痕跡である。

注1）177頁の「筋力と柔軟性」を参照。
注2）野生の歯は17ポンド（約7.7 kg），化石の歯は16.5ポンド（約7.5 kg）であった。

182　終章　手と眼―動物と人間の比較解剖学

②次に，どのような驚異的な方法で，こうした臼歯が大きな圧力と摩擦に耐えられるよう適合しているかを観察する。

③顎は臼歯の深い受け口として準備されている必要があり，この粉砕機を動かすのに十分な筋肉の付着を許すだけの空間と強さを持たなければならない。

④ゾウは自分で防御手段をも持たなければならない。それぞれの牙の重さは時に113ポンド（約51.2 kg）もあり突出しているので，牙はあたかも梃子の末端に位置しているかのようである。

⑤この巨大で重い頭部が例えばその長さにおいてウマに見られるような長い首の先端に下がっていたとしたら，前肢にかかる圧力は異常に増大し，頭部を動かすのに要する筋力の消費は4倍以上となっていたであろう。

⑥自然の方策は何であったのだろうか。ゾウの首には7つの椎骨があ

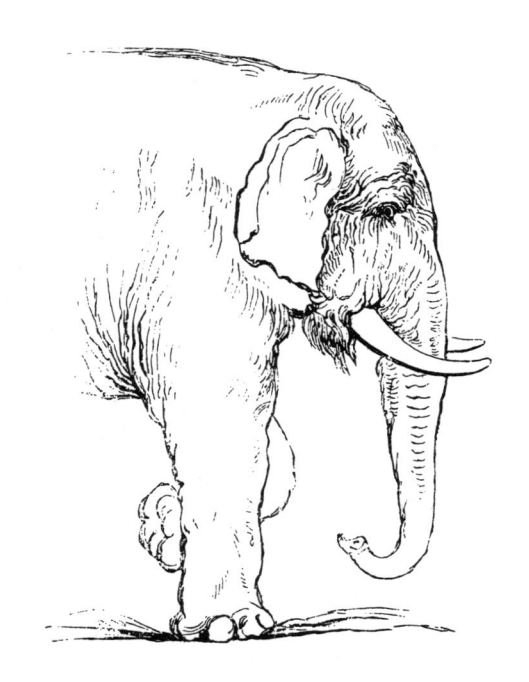

図11-3　ゾウ

り，その数はキリンと同じである。椎骨は非常に驚異的な仕方で圧縮されているため，頭部が身体と接近している。このように頸部を介在させることなく頭部がいわば身体の一部となっている。

⑦しかし，ゾウは餌を食べなければならない。ゾウは頭部を地面につけることができないので，鼻に手のような道具としての機能を持たせることになった。これで口に仕え，草をはさみ，それを口まで引き上げることができる。特徴的な肩と頭部，頭部と身体が接近し，特異な鼻を持ち，突出した牙で鼻を防御するなど，ゾウの形態の特徴は，頭部の重量とサイズの大きさによる必然的な結果である。

マストドン

自然史の大変興味深い部分を明らかにするために，さらに話を進めよう。マストドンは絶滅した動物で，ゾウとほぼ同じ大きさであったに違いない。このような名で呼ばれたのは，博物学者が早期から，マストドンの「歯」に慣れ親しんでいたからで，歯の接触面には乳頭形の突起があり，以前は歯から判断してマストドンは肉食動物であると考えられていた。しかし，歯と共に上顎の一部が発見されたので，以下のことが判明した。

①すべての脊椎動物の上顎骨には第Ⅴ脳神経の枝を通す穴がある（96頁参照）。この神経は上口唇に向かう。ゾウのように大きな鼻がある動物では，器官はその神経を介して感覚を所有するために，神経がそれに比例して大きくなり，神経の通る穴も大きくなる。歯がついたマストドンの顔面骨を手にすれば，大型の穴である孔が発見され，神経は口唇以外にも枝を供給していたと考えられるので，マストドンはゾウのような鼻を持ち，ゾウの一種であったと推定される。

生存する動物のみならず絶滅した動物も含め，歯を調査した結果，アジアゾウからオハイオのマストドンまで規則的な系列が存在したということが最近外科医師会のクリフト氏によって発見された。成長様式や構造から最も摩擦に抵抗する歯を最も完全な歯とみなしたうえで，大型のアジアゾウから検討を始めよう。この動物の臼歯は象牙質とエナメル質の交互の層

と，これらの層が密着して存在し，かつ，その間にセメント質と称される第三の部分から構成されている。アフリカゾウの歯はエナメル質層間の隙間が広いことから容易に区別される。イラワジ川沿いの地でマストドンの新種の歯が発見されたが，その乳頭突起は非常に高く，裂け目がとても深く，切断すると，アフリカゾウの歯に似ているため，新種はアフリカゾウと北アメリカの巨大マストドンの中間に位置することになった。

オオシカ

　木の幹と呼ばれるゾウの鼻がなく，短い首の動物で頸部と頭部がどのようにして餌をとるのに適応しているかを別の観点から考えてみよう。オオシカは，頭部のある位置が奇妙で，不器用な動物である。角は重く，頭部と角が動物の体から，長く延長した首の上で前方に向かって伸びていたと

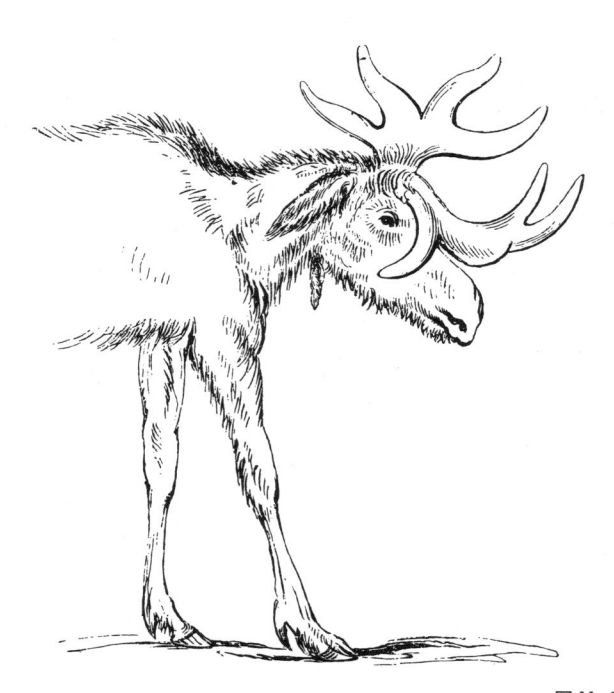

図11-4　オオシカ

したら不自然であり，体のバランスを崩してしまうだろう。そのために，頭部がとても奇妙に体幹に接近していると想定しておく必要がある。次に長い前脚と短い首の間には関連性がないことを観察すると，オオシカが岩の側壁から何か食べ物を得ており，足元の草を食べるのではないことがわかり興味深い。この動物が通常の方法で餌を食べることができないはっきりした証拠は，ロンドン動物園で飼われていた成長したオスに起こった事故から得られたものである。故意にではなく地面に散乱した餌を得るためにオオシカは前脚を側方に伸展させなければならなかった。この姿勢で足を滑らせて肩を脱臼し死んでしまったという。

キリンの首

　オオシカと非常に対照的なのはキリンであり，高い木の枝を餌に生活している。キリンの全体的構造と形態は高所に舌が届くように作られていて，前脚は長く，首はさらに長く，頭部は驚くほど小さく軽く，他の四足動物には見られない伸び縮みする舌を持っている。舌はゾウの鼻にまさに匹敵し，17インチ(約43 cm)も伸ばすことができ，ねじりまわすため，舌は黒く長い蠕虫に似ており，枝を引き上げると同時に藁をつまみあげる驚異的な器用さを持っている。キリンの骨の解剖も興味をそそるもので，動物の構造が状況の必要性に適応していることを示している。まず最初に頭部について見てみよう。キリンの頭蓋骨とラクダやウマの頭蓋骨を見たなら，キリンの繊細さに衝撃を受ける。それは透明な紙袋のように薄く軽い。この点に関しては首が極端に長いために造られたということ以上に明白な理由があるはずはなく，もしキリンの頭蓋骨がウマやラクダのそれよりも強力で重かったら，このような首の先端に重量がかかりすぎることになったと考えられる。

　脊柱の位置にも順応が見られる。ほとんどの四足動物では脊柱は水平に位置している。キリンが，そのようであったら，肩，首，頭部の全重量は前肢に移動していただろう。しかし，短い後脚と斜めに位置する体幹によって，他の動物ではすべて前脚(図11-5)[注]によって支持される部分であ

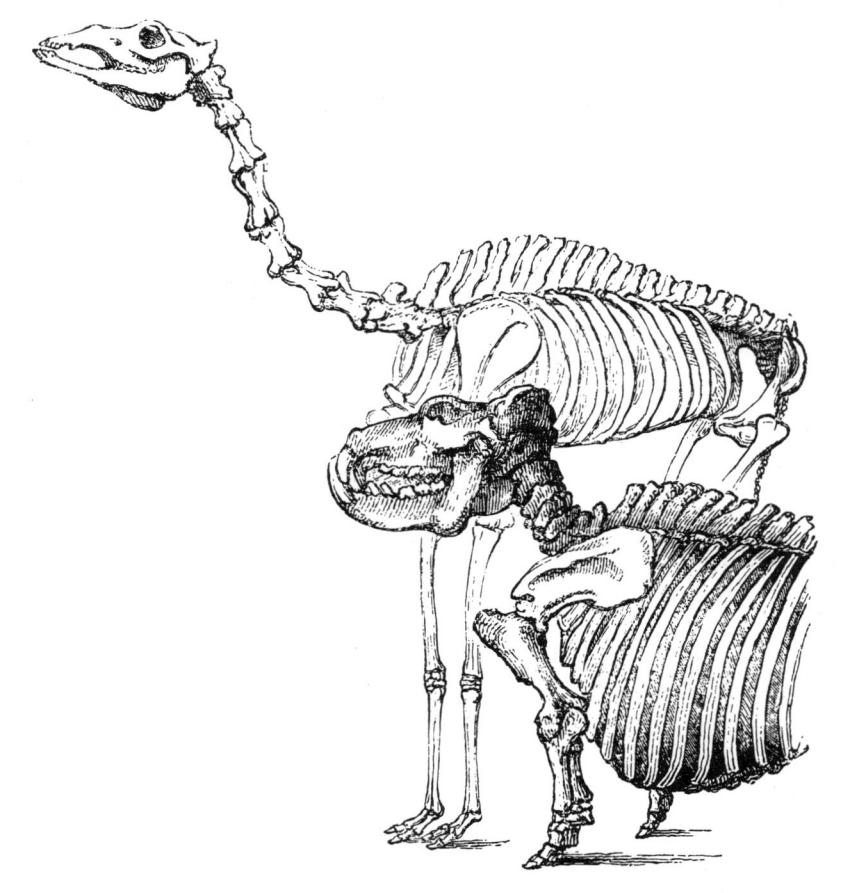

186　終章　手と眼―動物と人間の比較解剖学

図11-5　カバとラクダの骨格

注）カバとラクダの骨格を比較するため，偶然並んで立っているようにスケッチした。カバの頭部はとても強力で重く，短い首が支えている。脚の短さと，頭部の位置と地面から体幹までの高さの間の関係には目につく対応関係が見られる。ラクダはあらゆる点でカバと対照的である。ラクダは運動の敏速性と容易性を備えなければならず，それは四肢の長さによって保証され，四肢との関連から首の長さと頭部の軽さが決定する。ラクダの骨格は，このように陸上に固有で，組織構成のあらゆる特殊性に適応し，敏速で長期間の走行に順応できる。一方，カバは水中に安全性を求め，その野暮な形態と重量はその環境要素に適している。

る首や頭の重量の一部分をキリンでは後脚が支えている。

　肋骨には首と頭部の長さと、それによる重量との結果と考えられる特殊性がもうひとつ見出せる。胸あるいは胸郭はもちろん前肢の上に乗っていて、圧迫に耐える前方の肋骨は相対的に強力であるのに対し、後方にある肋骨はその繊細さ、弱さ、呼吸時の可動性などの点で非常に対照的である。首と前肢の間に、ある様式で介在する胸部前方は特別に強固であるための骨組みを必要とし、呼吸運動は後方の肋骨に、一層依存すると考えられる[注]。

　キリンは、脚と首の間で相応の釣り合いがとれているように思われるが、キリンは草をむしるのには適しておらず、木の高い枝を餌にするのに適している。口を地面に持っていこうとすると、四肢が脱臼する危険があるようである。その場合、キリンは足を側方に伸ばし、肩甲骨を挙上し、尻を引っ込め、首を伸ばすのでとても奇妙な格好をする。

ハイエナの頭蓋骨

　動物の頭蓋骨の形態の変化は主として前方に向かって進むが、よく調べると後部で少しでも変化していれば、そのことは多くのことを暗示している。例えば、プリマスあたりの洞窟で、他の興味深い化石の骨の標本に混じって頭蓋骨の一部が発見された。それは単に頸椎に頭蓋骨を結びつける関節丘といわれる関節突起と後頭骨、側頭骨の一部分から構成されていた。しかし、これらを検討した結果、現生動物での相当部位の2倍の大きさであったが、その断片はハイエナのものであることが確認された。まず高い脊柱から首が強力であることが示され、次に側頭筋が占拠する窪みの窩の深さと拡がりは、筋肉の容積が大きいことから顎を閉じる筋肉が強力であったことが判明した。さらに骨全体の異常な厚さと密度によって、それがクマにもトラにも属さないことが示された。この最後の点に関して、骨の部分がハイエナ以外対応する動物はなかった。その理由は、ハイエナ

注）キリンの項靱帯は仙骨から頭蓋骨まで脊柱全長に拡がっている。

の頭蓋骨がその頑強な歯を実現するために適合しているからで，ハイエナの歯は最も強力な骨すら破壊するほどである[注]。

バックランド博士は，ハイエナの歯の構造に基づいて推論しているが，これは化石の骨についてキュヴィエが推論している最良の例に劣るものではない。骨格の比較解剖学に関する講義の中で，私は次のように述べたことがある。

「すべての自然は生命に満ちており，その場所で食物に到達するのに適した構造の動物が存在する。ウマがオオカミによって引き倒され，肉食の小動物や猛禽の餌食になったと仮定しよう。ウマのこうした大きな円筒状の骨の中には豊富な栄養が含まれるが，これらの動物は骨の中まで手が届かない。ハイエナの頭蓋骨は，イヌ，オオカミ，クマのそれとは対照的で，ぶかっこうで重く，歯は円錐形であることがわかる。この形態はまさに強力さを表現するもので，実際に他の動物の歯と比べて，表面に焼きが入り硬くなっているかのようである。顎の大きさと密度は歯の抵抗力に比例している。顎を閉じる側頭筋が位置する窪みと，同種類の別の筋肉が付着する頬骨弓の突起によって醜悪な動物の顔は異常に広がり，歯，顎，筋肉の強さに対応して頭蓋骨全体の作りがより厚く，高密度になっているのがわかる。支持機構が機械の強力さを表現するかのようで，この動物は頑丈な大型動物の骨を破壊して骨髄中の豊富な食物を引き出す能力がある。」

種の継続と骨格

本書の冒頭で，鳥の骨格が持つ驚異的な特殊性に注目した。この機会を利用して鳥の形態と主要な働きとの関係を観察してみよう。消化と呼吸の問題を別にすれば，次に重要なのは種の継続である。

注）この標本は英国外科医師会博物館に所蔵され，英国学士院会報の論文にクリフト氏が描いた美しいスケッチがある。

鳥は浮揚し空中を飛ぶので胎生発生は不可能であった。胃袋が一杯であれば肉食の鳥の飛行が妨げられることから見て，胎児を体内に宿して運ぶことはできなかった。鳥が体内で育てるかわりに，巣の中で小さな卵をたくさん育て子孫を生み出すのは非常に興味深い仕組みではないだろうか。骨格を構成する窪んだ骨，胸骨の拡がりや肺胞，強くて丈夫な羽，嘴，卵を生むことはすべて互いに必要な関連性があり，それを証明するのに議論は不要である。

カンガルー

　鳥における種の継続と骨格の形との関係を論じたので，四足動物の骨格の問題に戻るとしよう。哺乳類全体の中でカンガルーの骨格に見られる基本形からの偏位ほど特殊なものはない。さらにカンガルーが仔を出産する様式には驚くべき特徴がある。通常の懐胎期間中，母体内にとどまる代わりに，カンガルーの胎児は完全に解明されていない特殊な方法によって，腹中から押し出され，乳首に付着する。胎児は口でぶら下がり皮膚でできた袋で覆われた状態で，微小で形をなさない姿から他の動物が普通に生まれる大きさぐらいになるまで成長する。

　カンガルーの直立した状態（人間以外で立位をとる唯一の動物である）と下半身の不釣り合いな大きさとが，特殊な懐胎様式の理由であると現在考えられている。この点にあまり深入りしないが，胎児の形態と胎児が生まれる時に通過する母親の骨格との間に正確な対応関係があることが観察されている。子カンガルーの頭部と身体前方は大きいはずで，成長したカンガルーでは身体前部は後部の大きさと釣り合いがとれていない。動物が立位をとるには，内臓を支持するための骨盤が必ず形成されなければならない。カンガルーでは骨盤が見られる。すなわち自然は安全で最も単純な子孫を生む手段を授けたのである。その手段とは子カンガルーとの分離の時期を早め，骨盤と称される骨の輪を胎児が通過した後で，外界での成長を準備促進することである。このような理由から，子孫を残す様式と骨格の形態の間に関連性があると結論できる。

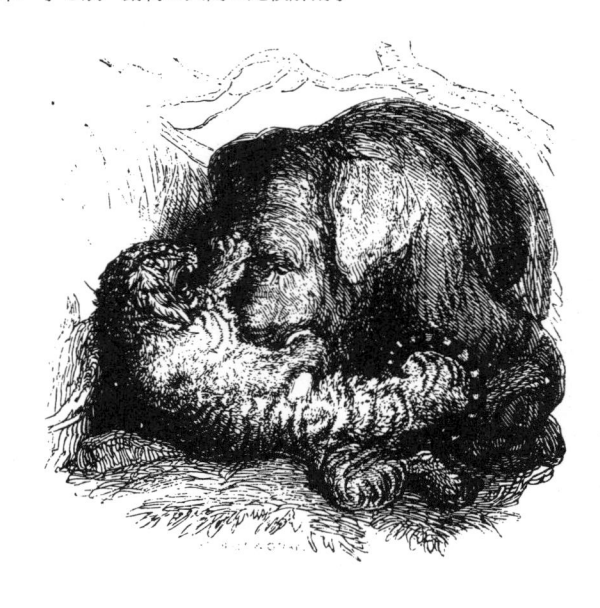

190　終章　手と眼―動物と人間の比較解剖学

図 11-6

骨格の適合

　骨格の形態に均一性がみられる部位は，その部位が関係する器官の機能にどれくらい永続性があるかに依存していることを以上で十分に証明できたと思う。頭部と脊柱は，ある意味でその形態は不変である。その理由は，脳と脊髄は大きさのみが変化するからである。しかし，動き，突起と関節に関する限り，それらは精妙に変化し，さまざまな部分の用途に適合している。脊柱，後頭部，顎，歯，骨盤や四肢などどの身体部分も，骨格全体を通して協調，順応せずに変化する部位はないといってもよい。

眼と手の比較

　人がもし絶大な興味を引き起こすと同時に設計の証拠を示すような対象を探ろうとするなら，身体のあらゆる器官の中で最も繊細な眼に関心は自然に向くはずである。このことは，われわれの目下の目的にも適っている。つまり，いかに視覚が手に依存し，両者間にどのような厳密な類似性

があるかを示さなければならない。

　ヘンリー・ウォットン[訳注]の時代から光に関する最近の著者まで，眼は驚異と賞賛の主題であった。しかし，以前ある機会に[注1]，この器官の高い特質はその液体と固有の視神経と同様に外部器官，眼全体の働きに属するものであるから眼球と視神経だけを排他的に賞賛することは見当違いであると述べたことがある。

　われわれが対象や形と大きさ，位置関係を知ることができるのは筋肉器官の効果と筋肉の働きを意識するからである。

　人が眼球に研究を絞って眼の能力すべてを眼球のみから学んできたと想像することは，象限儀，水準器や下げ振り線に頼らずに，レンズの光学的能力を評価することによって経緯儀の効果と使用法を人が理解したと想像することと同様である。

網膜の構造と感覚

　まず網膜の構造と感覚に細心の注意を払うことから観察を開始しなければならない。網膜は眼の内層であり，繊細で柔軟な神経性の物質から構成され，極めて緻密な2つの膜の間にはさまれている。この2枚の膜が網膜を支持し，その表面に数学的な緻密さで滑らかさを与えている。これらの支持膜と同様，神経性の物質は生命のある限り，完全に透明である。眼軸中には膜の他の部分が不透明になっても，透明のまま残る小さな部分があり，孔[注2]あるいは網膜中の穴と間違えられてきた。

　眼の構造を証明するために，あらゆる努力がされてきた。しかし網膜の最も本質的な部分，すなわちジェーコブ氏膜が発見されたのは，現代になってからというのは驚くべきことである。視覚の現象，特に網膜に投影される極めて繊細な像の観察から，神経全体ではなく，その表面のある部分

訳注）ヘンリー・ウォットン（1578-1639）。英国の外交官。「外交官とは，お国のために嘘をつく任務を負って，外国に派遣された正直者である」と言ったことで有名。

注1）英国学士院会報を参照。
注2）ゼンメリング孔と呼ばれる部分がここである。

だけが視覚の座であると私は考えた。このことは，網膜の外膜が初めて証明されたことによって，十分説明されるようになった。しかし現在では，この膜を水中に浮かべて拡大鏡下で観察すると，極めて単純であり，その滑面は綿密に工夫され，感覚の座である神経性の物質層の外表と一致することが判明した。

　網膜という用語は神経が網状組織を構成することを意味している。近代初期の研究者の表現は彼らの仮説に一致するように，この観点から網膜を考察していることを，われわれに信じさせるようとしている。しかし，神経物質中には線維性組織はないが，網膜を溶液に浮かべて針先で引き裂くと，神経を支持する膜の最深部分に相当する「網膜血管膜」(vasculosa retinae)はやや線維性の様相を呈する。

光線を知覚するメカニズム

　光線が透明な網膜を貫通し内側から外側へ到達しなければ，光によって視覚が生じることはありえない。

　眼球を鍵や筆箱の端で圧迫すると光の帯が生じることはよく知られている。その光の知覚は，あたかも光線が圧迫と反対方向に向かうかのように感じられる。この例では，圧効果は光効果に同化されているといえる。圧迫された神経の部分を，光が反対方向に進むように視覚が生じるので，機械的な衝撃で生じた光の帯は，この部分に衝突する光線とは逆方向に感じられるために，光源が反対側にあるように感じられる。この現象を以下の実験と比べてみよう。眼瞼を閉じ，小さな穴のある黒い布切れや紙切れで覆い，この穴が瞳ではなく白眼に対するように調節し，光線が穴に当たるようにすれば，この光は本当の向きに見えるだろう。この2つの場合においてなぜ光がやってくる方向が見かけ上で異なるのだろうか。これは，眼球に向かった光線が網膜に衝突した後，網膜と眼球の液体を貫通し，反対側の網膜に突き当たるということではなかろうか。これは，眼で生じた光が異なる方向からやってくるように見える説明にはなる。しかし，これは二重の感覚印象が存在しないことの理由，すなわち，光線が液体を貫き内

側から外側へ網膜の対側部分に衝突すると同時に，最初に光線が網膜を外から内側を通過することによって網膜を貫通する間にそれに影響を与えないという理由の説明にはなっていない。

視神経は光に感受性を持たない

　哲学者を驚かせたもうひとつは，視神経自体は光に感受性を持たないことである。そのような仕組みになっているので，最強度の光線が眼底で神経末端に降りかかり，そこから繊細な網膜に拡がり出しても，光の感覚は生じない。神経性の物質全体が視覚器なのではなく，物質の外表のみが視覚器に過ぎないと考える私の説が正しいとすれば，これは驚くに値しない。視神経の末端にはもちろん後面はないので，実際，拡張した網膜に比較した神経自体の役割をこの状況より明瞭に示すものはない。すなわち最強度の光線が神経を襲っても，その感覚印象は受容されないのである。このことは，感覚印象を受容する能力と，それを知覚中枢へと伝える能力は2つの異なった機能であることを示唆すると考えられる。

　この見解は，古代の哲学者が発表した内容，すなわち神経は眼に向かう末端部では感覚がなく，「盲点」と名付けられた部分を構成し，ここではまだ神経が，光線による振動に影響されるほど細い線維に分岐していないという説と同様に現象に矛盾しない。

網膜の感受性

　盲点とは異なり，網膜の全表面はすべて等しく光に感受性があるわけではないということを観察しなければならない。瞳の反対側で眼の軸上に，視覚性感覚印象にさらに特異的に感受性のある小点がある。この点の直径を突き止めようとする努力がなされ，視軸から5度の角度の光線が，この感受性のある部分の外側に衝突すると考えられた。しかし，これとは反対に，感受性のある点は正確な環に限られているのでも，また規則的に限定されているのでもなく，感受性は事実，中心に向かって高まるとわれわれは考えている。

網膜の中心に，このような極めて感受性の高い部分が存在することを否定する人がいる。彼らは光が液体の影響を通じて，高い確率で，この点に集束するという事実に高度な視覚の原因を求めている。網膜の感受性が中心から最大限の辺縁から眼軸を構成する点に向かって漸次増強するのでなければ，それがいかに見ることに不都合であるかを次に示そう。

われわれは，直接光が眼に入ったその瞬間，反射光によって対象を見ている。直接光による感覚印象は対象からの反射光線より何十倍も強い。網膜において，直接光が感受性の低い部分に，反射光が感受性の高い部分に集中するという素晴らしい特質が存在していなければ，その対照性から対象の視覚像は破壊される。白昼に，開放された野原で眼を南方に向ければ，われわれが何か対象を調査している時に太陽光線が自然と眼に入るが，その時，太陽光線が中心軸上の点と同じくらい鋭敏な点を刺激すれば，二次的感覚印象がすべて消えて凝視はあたかも人が直接太陽を見る時のように痛いほど強力なものとなるであろう。太陽の方向に瞬時眼を向けただけでも，その後しばらくの間何も見えなくなってしまうほど鋭い感覚が起こるとすれば，網膜の表面全体の感受性が同じくらい高い場合にも同じことが起こるだろう。同様の効果がロウソクの明かりのついた部屋で見られる。ロウソクと反対側の人を，ただちにわれわれが見出すことはない。その理由は，直接光が反射光と干渉し，弱い感覚印象である後者を消すからである。

以上から，もし網膜の感受性がその全表面で同等に高い場合には，見ることができないということが理解される。それでは実際に，どのように物を見，どのように器官が働くかを観察してみよう。人には固有の視覚の座として鋭敏な点を作動させようとする継続的な欲求がある。ある感覚印象が網膜上に，その中心部以外の点に対する衝撃効果のように不十分な程度に与えられた場合，人は中心軸をそちらの方に向ける，つまり一層鋭敏な中心部でその光線を受けようとする努力がなされる。したがって，眼の恒常的な探索運動を生み出すのは，眼球の筋肉の作用と連合したこの感受性であり，実際，網膜全体の低い感受性から，器官のこうした働きの必要性

が生じる。器官の完成度の高さはこうしたことに起因する。

　対象の探索能力は幼年時代にゆっくりと獲得されるもので，手の動きと同様，眼の動きは徐々に完成されてゆくのである。手と眼の器官は共に複雑な作用があり，感覚神経に対する感覚印象に意志の効果が伴い，筋肉の働きを意志に順応させている。ある種の動物では幼若期に最初から視覚能力が完成しているものがあるということは，このことに矛盾しない。つまり卵の殻が破れた瞬間に水に向かって走り出すというアヒルの本能は，子供が数多くの試行を繰り返した末に立ったり，歩いたりすることを習得するという事実と矛盾しない。

眼の探索運動

　このような眼の探索運動が視力にとっていかに本質的なものであるかを次に見てみよう。部屋に入るや否や，われわれは鏡，絵画，カーテンの装飾や椅子など，その全体像を一挙に見るが，それは欺かれているからで，実際には，眼の動きを意識せずに，それぞれの対象が敏速に連続して眼に呈示されているのである。眼球の動きがないなら，視覚は急速に失われてしまうこと，また，対象はすべて眼の動きがあるからはっきり識別され輝いていると認識されており，そうでなければ対象は消失することを示すのは容易である。例えば，眼は動く傾向が非常に強いため，実行は困難であるが，繰り返し試みることによって最後には眼を一点に固定する能力が得られるので，眼を一点に固定してみたとする。この場合，全体の場面はますます不鮮明となり，最後には消えることがわかるだろう。部屋に飾られた印象的な絵画の隅に眼を固定しておくとする。最初，その周囲のものすべては，はっきりしているが，すぐに感覚印象は弱くなり，対象がぼやけてくる。するとこの時点で眼球はほとんど制御できないほど回転したくなる。もしこれに耐えた時には，最初に絵の中の人物の感覚印象が色あせ，金色の縁のみがしばらく見えるが，これもまたぼやけてくる。こうした事実を確認した後，眼の方向をほんのわずか変えるだけで，突如，場面がすべて再び完全な姿で現れる。

こうした現象は網膜が疲労しやすい結果起こる。色のついた光線が持続して網膜を刺激すると網膜の感受性は低下するが，反対色の光線に対しては鋭敏となる。眼がある点で固定され，対象の光，陰影，色が網膜の同一部位を刺激し続ければ神経は消耗するが，眼が偏位すれば，神経の働きが刷新される。つまり，光を受けていた網膜の部分が今度は陰影に相対し，ある色に反応していたものは，次に別の色に相対するようになり，刺激の対象となる源が変化することによって新しい感覚が生じる。このことから，眼の不断の探索運動が，この器官の持続した働きに欠かせないほど重要であるかがわかる。

さらに別の例をあげよう。人が広大な景色を観察し，遠方のある対象に眼がとまった時や，遠くからやってくるのが友人ではないかと思い詳しく見ようと努力して眼を釘づけにすると，対象は消える。がっかりして，眼をこすりもう一度眼を転じて見てみると，再びその対象が眼に入る。この理由は非常に明白である。すなわち，網膜は疲労しても，異なった陰影や色の別の対象を見ることによって回復するからである。荒野や山中で猟師が雛鳥の一群が逃げた場所に印をし，眼を固定しその点に向かって進んでいく時にも何度となく同様な経験をしているはずである。

仮説との矛盾

一旦，このテーマから離れ，これらの現象が，「光が神経線維に振動を引き起こすことによって視覚が生じる」とする流行の仮説といかに矛盾するかを観察してみよう。この仮説が取り入れているあらゆる運動の法則によって，身体が動きはじめれば容易に動きが維持され，弦が振動すれば同時にその動きによって振動が維持されるということはよく知られている。これらの神経線維（これもまた想像上のものであることを思い起こさなければならない）が楽器の弦のように動かされれば，同時に振動により極めて容易に動き続けること，またある一定の割合で振動する赤色光線の方が別の間隔で振動する緑色光線よりも容易に神経線維を活性化し続けることを想定することは自然なことである。赤色光線の色が特別な振動によるも

のだとすれば，緑色光線がそれに合った動きを生み出すためには，既に赤色で開始された動きを遮断するために，ある種の抵抗に遭遇しなければならない注)。

　網膜中の感受性の強い部位に話を戻すと，それを点と称するのは正しくないように思われる。針先の繊細な点を見る時も，広い光景の中の対象を見る時と同一の法則が支配している。ちょうど，家や木を選択して余念なく調べることができるように，鉛筆の先端を見たり隙間の一端を無視して他端のみに注目することができる。もし敏感な点が明確に限定されているとしたら，それは非常に小さいはずである。実際，そのように限定されているとしたら，そのことにわれわれは感づいているはずであるが，現実には感じていない。したがって，眼の中心に近づくほど感覚印象に対する感受性は大きくなるという法則が常に成立していると考えられ，このこと

注)　柔軟性のある媒体では，一定の法則に支配される衝撃や運動の性質によらず，運動は分子から分子へ伝えられるが，光の理論においては，等間隔で何度も続いて繰り返される周期性の規則正しい法則に従って生じる一次性衝撃のみが，光に感受性を有する器官に影響を与えると考えられている。網膜の神経分子が十分な効果を発揮するためには，際限なく微妙な隣接した軽量分子の衝撃が頻繁に規則正しく反復される必要があり，その結果，神経分子に対する効果が集積され増強される。こうして，大きな振り子が，非常に微小な力によって，時には振動時間と正確に等しい間隔を適用されて振動しはじめるように，あるいはひとつの弾性体にある距離を隔てて別の弾性体からの振動が空気を通じて伝達されるように，振動時間と間隔に正確な調和があれば，網膜の大きな神経線維は，ごく軽微な衝撃波の継続した反復によって動きが与えられることを理解できる。つまり，衝撃が繰り返され動きが与えられることを理解できる。言い換えると，衝撃が反復される時間と全く同等の時間で振動可能となるような大きさ，形，弾力性に対してのみ神経線維が反応するのである。

　このように，目に見える色の限界がどのように設定されるのかを理解することは容易である。すなわち，ある限界の上下を超える振動数に一致する神経線維がなければ，そのような振動は網膜に到達はするが，感覚を引き起こすことはない。また単一の衝撃波や不規則に反復されるものでは，光は生じない。また，網膜で引き起こされた振動が，刺激となる原因が消えた後も感受性のある時間を引き伸ばし，ほんの少しの間，光覚を延長する(特に鮮明なものであれば)こともある。―J. F. W. ハーシェル氏，Art. Light. Enc.Met.

　この理論が，私が先に述べた現象と矛盾していることは明らかである。

は，田園風景を見る時や，非常に小さく繊細な対象を見る時にも同様に適用される。

眼の筋肉

網膜上の感覚と眼の繊細な筋肉が強調していることを認めないとするなら，眼球が正確な角度で動くという明らかな事実をどう説明するのであろうか。どのようにして，驚異的な精度で一方の眼が他方の眼と協調するのだろうか。また眼球はどのように協力して，それが飛んでいる鳥であれ，テニスボールや砲弾であれ，ある対象を追跡し，それを正確にとらえることに決して失敗することがないのであろうか。これは，明白な結論ではなかろうか――。われわれが対象を追う時，視軸が継続して対象に一致するように眼の筋肉を調節し，対象が移動すればその動きに気づいていなければならない。この動きに気づかずに，どうして，われわれは筋肉を支配することができるのだろうか。

次の問題は，筋肉の状態を知り，驚くべき巧妙さで筋肉を支配する作用がある対象の位置を計算している結果なのだろうかという点である。しかしこの問題は，人間が自らの手を意識せずに，手を支配することができるかどうかと考えた時に生じた問題と全く同じものではなかろうか。ある対象を支配する指令を与える以前に，手の位置の感覚や意識があってはならないのだろうか。新たな対象を凝視するため視線を移す以前に，眼軸の位置と筋肉との関連性の感覚があってはならないのだろうか。

幼児を観察していると新たに呼び起こされた感覚が徐々に獲得されていくことが明らかなのに，眼の筋肉の作用が完全な視力には不可欠であるという考えに同意しない研究者がいるのは驚くべきことである。明るい対象物が幼児の眼から遠ざけられた場合，幼児の表情はうつろになり，再び対象が呈示されると興奮の色を示す。しばらくの間は，対象を移動しても，眼の探索運動が伴うことはないが，やがて眼はそれに従い，消えるとまた求めて周囲を見回す。こうした，眼の能力のゆるやかな獲得には，手の動きの獲得と全く並行したところがあり，両者ともに，筋肉の動きの手段に

よって得られた経験と固有の感覚神経による感覚印象を結びつけているのである。

生後に獲得される人間の視力

　ある対象の位置に関する認識はわれわれの心に植えつけられていて，経験とは独立したものであると主張する人がいる。このような認識が生得的なものであったとしたら，この可能性を認めなければならない。出生時に，視力が完璧である動物がいる。しかし，これらの動物では，対応する能力すべてが，同様に最初から完全であり，生み落とされたばかりの仔ウマや仔ヒツジは起き上がり，母に従う。殻を打ち破り，つがいを見つけ，ヤナギやイバラなど適当な木の上に産卵し，昼の1時間のみで死んでしまうハエを人間と比べることができないのと同様，人間の無力な子を仔ウマや仔ヒツジなどの動物と比較してはならない。これはわれわれの探究とは全く次元が異なる。なぜなら，人間の眼には，そのような生まれ落ちた時に授かった視力はなく，他の感覚の行使同様に獲得されるものであり，心の働き自体も繰り返す努力や経験によって得られるということが明白であるからである。

　眼を通して受容するわれわれの観念は経験によって得られるということが認められたなら，視界にないものや，特別な方向に置かれた対象に関する概念を人間が持つ以前に，比較する行為の中で心は訓練される必要があることを認めなければならない。権威的な人はえてして眼の底に描かれた絵を想定し，心は逆に絵を想起し，各部を比較していると主張するために物事が複雑にになる。このことは，全く説明のないまま問題を放り出しており，心がこのカメラをのぞくことが，どういうことであるかの答えを示していない。一点を見る場合を考え，点が眼に向かう方向をどのように知るのかを考察することによって，少なくとも問題は単純化されるであろう。船乗りの見る天空の星あるいは灯台と想定しよう。星の位置を確認するために，船乗りは比較の対象として探している星が属す星座とは別の星を発見する必要があり，灯台の位置を確認するためには，羅針盤や方位指

示盤を頼りに，自分たちのいる場所との関連で灯台の方向を追跡するのではないだろうか。このことは，実際，すべての物事を見る場合においてなされる過程である。単一の点は直接，眼軸上にあるが，眼球を別の点の方に回転し，眼球の動いた角度に敏感でなければ，その点の位置を判断できない。あるいは，基準となる点を最初に設定しておかなければ，眼自体の運動効果を参照する方法で場所を判断しなければならない。われわれは，眼が左右どちらを向いているか気づいており，神経に対する視覚印象と眼の動き，その方向と幅を比較しているのである。

　数学者でさえ網膜に落ちる光線と対象が眼に入る直線によって，あるひとつの対象の方向を判断していることを確証している。しかし，ここで言及されている光線は網膜の単なる一点に衝撃を加えるに過ぎない。この点には方向がなく，光線の入射角度はわれわれに何の情報も与えない。すべての傾斜角度の光線がその点を形成するために収束するに過ぎない。同じ数学者ですら，科学に関する最初の講義で，少なくとも2点を通過して引かれるものを直線として定義していないであろうか。ここで直線の方向を暗示する2点はどこにあるのだろうか。というのは，角膜や眼水[注]は光線の通過に対し感受性がないのであるから。

　それともこれは解剖学の不正確な概念から生じた誤りなのであろうか。光線の方向が2点に関する知識を与えることができるという考えは，光線が網膜の厚く濁った物質を通過するという見解から生じたのであろうか。大きな望遠鏡にはなぜ「ファインダー」がつけられているのであろうか。ひとつの対象を高倍率に拡大することによって，大型器具は天空の中で方向を定められずに，観察者はただある対象を見るだけで全体の中での位置を確認することができないからである。

　したがって，これを修正するために，大型の望遠鏡には小型で，低倍率であるがより広範囲を見渡すことのできる，正確に平行に取り付けられた「ファインダー」があり，天文学者はこのファインダーを星座に向け，調査

注）このことについてはアレキサンダー・ショー氏がよく説明しているので，彼の論文を参照。Journal of the Royal Institution, 1832.

する星が視野の中央に来るまで星から星へと移動させる。大型の望遠鏡を，自らの対象へと適応させるのは，まさにこのようにしてなされるのである。このことは眼の働きの正確な例証ではないだろうか。眼が一点のみを見ている時，その働きが不完全であるわけではない。反対に，眼がひとつの対象から別の対象へと移動し，その動きの方向と角度を判定し，比較することによってわれわれの判断を可能にすることは，まさに眼の機能の完全な働きではなかろうか。

視覚と身体の経験の関連

　現代の優れた哲学者は，視覚のこうした複合的な見解に反対し，物体の形態と位置関係は，眼球自体の独立した働き，すなわち，眼水を通過する光線の伝導と網膜に対する影響によって知ることができると述べている。さらに，この哲学者は，眼筋がもし麻痺していたとしても，物体の位置を知ることができるはずであると述べている。しかし，筆者は以下のことが理解されることを希望する。すなわち，筆者が眼の動きを非常に重要視するのは，身体の動き，とりわけ手の運動を無視しているのではないこと，実際には，われわれが眼を通して行う対象の測定は，全身の動きを通じて得た経験と合致していること，さらに，こうした経験がなければ，われわれは素材，位置や距離，形態の知識を持ちえないということである。眼が頭部に固定されているか，麻痺しているとすれば，その器官を守るために必要なあらゆる装置のみならず，その器官の働きの大部分を失うが，それでもなお，視覚印象を身体の経験と対比することが可能である。人が左手と右手を区別することができたり，頭上に何があるかを見ようと頭を挙上する必要がある場合や，あるいは人の足元を見ようと身をかがめなければならない場合には，視神経に対する感覚印象と身体の経験の間の比較対照を形成するための素材に事欠くことはありえない。

　こうした眼の複合的な働きに関するこの見解に対する反論としては次のような議論がある。ある人が眼にひとつの明るい物体の感覚印象を受けた場合，その結果眼瞼を閉じてもその残像が残っているだろうし，その人が

回転椅子に腰掛け，自らの努力なしに，友人の手でぐるぐる廻された場合には，残像の動きはその人自身の動きに一致するだろう．そのことは疑いのないことである．なぜなら，人は自分が回転させられていることを意識しているからで，回転椅子に座っている時は必ず，その人は自分の場所を維持しようと努め，回転させられていることを意識し，同時に，必ず感覚印象が目前に依然として存在するものであると感じるので，自らの前に，つまり自分が回転させられた状況で残像を見るだろう．

　もし私の意見の正当性を自ら確信していないとしたら，この問題に関して見識ある人々の意見に反論することに対して謝罪しなければならない．しかし，両者の見解の不一致は，このようなテーマの研究に対するアプローチの仕方に大いに影響されているためであると考えられる．光の性質と光学器械としての眼水の効果をもちあげることに夢中になっている人は，私が眼の性質を生きた構造の資質と比較することに慣れているように，私には否定しがたいと思われるこのような推論に盲目になっているのかもしれない．眼の筋肉の活動を評価する場合，眼を画像が底に逆さまに写るカメラであると見なさないで，われわれは身体の平衡をとる時に伴う感覚をよりどころとする．これは素晴らしい特性であり，それによってさまざまな傾きに筋肉を適応させることができる．どのようにして，子供の時にこの筋肉の適応が獲得されるのか．麻痺の患者や大酒飲みでは，どのように失われるのか．手の運動と感覚がどのように結合しているのか．さらに手は最も繊細な道具をどのように誘導するのだろうか．次に，どのように眼と手が対応するかを考察すると，網膜に与えられた感覚印象と結びついた眼の運動が，対象の位置，形態，距離を測定，評価する手段となっていることがわかる．つまり，手について知られたことがそのまま眼にも当てはまる．最後に，眼の動きに注目し，それが極めて精緻で最高の感受性をもつことにわれわれが気づけば，眼の動きを支配する能力(全身の働きに関連性を保つ動き)がない場合，精神力の発達に非常に寄与している最高の感覚器官が駆使されないままであることは否定しがたい事実であろう．

色彩と陰影効果からみた眼の動き

　この点に関する考察から必然的に，素人とプロの画家に関するいくつかの原則を暗示することが可能かどうかという問いが生じる。素人画家が色と影を配置するうえで原則を設ける場合の言葉や構想は，ひどく漠然としたものである。

　絵画で表現された自然の色や物体の色は，基本的な状況で異なるということにまず注目する必要がある。さまざまな色をした物体が一緒に置かれた時，それぞれ一方から他方へと自らの色を物体同士が反射しあう結果として眼に写るのである。これは，自然の色合いが調和をとっているひとつの様式である。しかし，平らな画布の表面上の色が，このように入り混じって反映されることはない。第二の相違は，光線が離れた対象から眼に届くまでに大気を通って和らげられる点である。画布は眼に近いため，大気が色におよぼす効果は絵画では無に等しくなる。色が影響を受ける第三の様式は，自然の対象と絵画に共通で，われわれが今まで考察してきたものである。ここで再び視覚の原理に戻って検討してみよう。

視神経の疲労と感覚の消失

　色どられた点を見つめる実験をすれば，それが網膜の感覚に与える影響は驚異的である。この影響は偶然に生じるわけではなく，われわれが目を使えば必ず生じるものであり，絵画を鑑賞する時は，網膜がその影響を反映する。この点を検討するうえで，記憶に留めておかなければならないありふれた事実は，銀貨を薄黒いテーブルの上に投げ，その中心に眼を固定し，そのコインを取り除いた時，一瞬白い点となり，それがただちに濃い黒に変わるということである。もし，赤色の薄い焼き菓子を1枚の紙の上に乗せ，それを凝視し，同じ点を見続けてから，その菓子を取り除くと，菓子が白紙上に乗っていた部分が緑に見えるであろう。同様に緑の薄い焼き菓子を注視して，それを取り去れば，その点は赤に見えるであろう。菓子が青や藍色であれば，同様な操作でその部分の紙は黄に見えるであろう。これらの現象は，神経が感覚印象の連続によって衰え，反対色からの

204　終章　手と眼―動物と人間の比較解剖学

感覚を受容しやすくなるということを考えれば説明可能である。焼き菓子を取り去った場合，白紙の表面から眼にプリズムの色すべてが入ってくるが，神経が紙上に落ちる赤色光線の投射によって褪せているので，紙面から赤色光線が反射しても，それに対して感受性がなく，反対色の光線の効果が増強するために，点はもはや白色ではなく，緑色が優勢となるはずである。

　無色で光と影のみからなる版画の場合，感覚の消失がどのような効果を与えるかを見てみよう。

　雲のない空で，高い塔の頂上が底部より暗いということがあり得るだろうか。そこで，古い尖塔あるいは塔が晴天に向かってそびえ立つ様子が表現された版画の本に目をやれば，高い部分がすべて暗く描かれており，その効果は美しく，心地よいことがわかるだろう。このことはまったく正しい。塔の最高部分は最も明るく照らされるはずなのに，そうは見えない―眼には決してそうは写らないのである。その理由は，われわれが尖塔

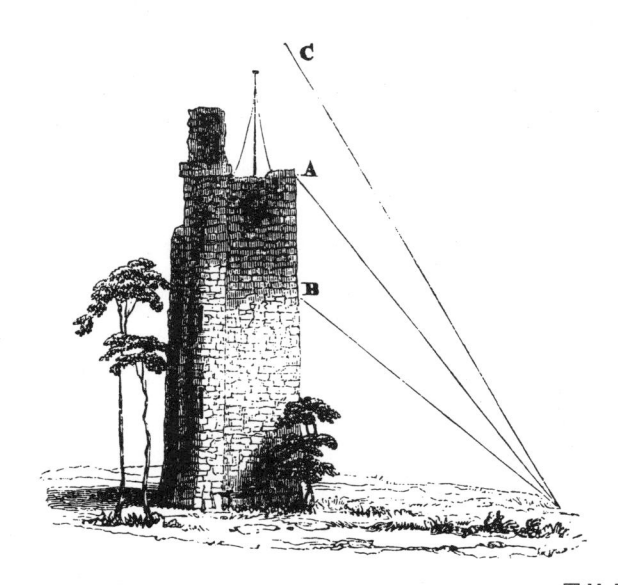

図11-7　古い尖塔

に対した場合，網膜の大部分は空の光に対しているため，尖塔の特定の部位を見ようと眼を移動すると，その対象部分からの反射光が網膜に落ちるが，網膜は既に空の直接の光で消耗しているからである。われわれが塔の頂上を眺め，次に眼を地上の建築的装飾に下ろした場合，その効果は絶対確実に，塔の上半分が暗くなるということである。例えば，図11-7でA点を見る場合，目をBへ下げれば，AからBまでの塔は，AからCまで晴れた空に対していた網膜の部分で見ることになる。暗く見えるが，それは軽率に言われるようなコントラストによるものでなく，神経の感覚がいくぶん消耗しているためである。これが，眼の探索運動から生じる効果として気づく最初のものである。

色調の表現とコントラストの効果

　旅行中に読書をしている時，眼を本から離し野原や森林を見る時ほど自然の光景の見事な色調が喜ばしいと感じられることはない。影は色濃く，緑は穏やかで，全体の色合いは柔らかになる。レノルズ訳注1)は，ジョルジュ・ボモン氏訳注2)に，大陸を再訪した時はルーベンスの絵が異なって見え，輝きが少なかったと述べているが，その理由は，最初の訪問の時は彼はメモを取っていたが，2度目の時は取っていなかったからだと述べている。それは正当な理由であるが，「輝き」という用語の使い方にやや不正確なところがある。輝きが色の暖かさや深さの意味で用いられているのであれば納得できる。なぜなら，眼を白紙から絵に転ずると，赤と黄は必ず深みを増すからである。われわれが窓から外を眺め，次に絵に眼を向ければ，すべての効果が消失し，絵からの反射光線が弱すぎて，その感覚印象を生み出すことができない。1枚の白紙を見た後に絵を見れば，色調はより深く，暖かい色合いがさらに強調されるが，光と影の差は不明瞭とな

訳注1) レノルズ(1812-1912)。レノルズ数，レノルズ応力で知られる。英国の工学者のことと思われる。
訳注2) ジョルジュ・ボモン(1798-1874)。個々の岩層の相対年齢を決定する方式を実証した。フランスの地質学者と思われる。

る。額がついていない油絵を大きな紙の上にのせるか，白壁に掛ければ，それは強烈な黄色となる。この場合，眼は意識せずに白紙や壁から絵画へと交互に視線を変えるが，絵は深い色調を持ち，茶と黄が不自然なまでに増強される。このような絵には，金メッキの額が必要であることが理解できよう。それは，周囲の物体を遮断するのみならず，絵の色に対し眼に準備するように仕向け，こういう表現がもし許されるとすれば，それによって画家は自らの技術をより大胆に駆使し，自然色を誇張することができるからである。

　画家は実験をしながら進んでゆく存在である。画家が肖像画を描く際，ごくわずかな色使いで，光と影の対照によって容貌を表現することがあるが，このような肖像画は生彩がない。画家が光と影のコントラストをあまり用いずに容貌を表現しなければならない時には，色のコントラストによって特徴を際立たせなければならず，肌色が必ず誇張される。こうしたことはすべて掛け布を絵の中に描くだけで和らげられ，その色により眼は掛け布に順応するため，顔つきに目を移すと肌色が自然に見える。この技量がなければ，当然興奮した顔つきに表現されてしまうだろう。画家に共通の手段は，深紅色の幕や花やドレスを絵に描くことである。それにより一連の色合い，正確に言えば，肖像画の誇張された色を眼が受け入れる準備ができる。眼が最初赤いカーテンに注目し，次に顔つきに注目するとあたかもその色は目立たないように見える。

　絵を部屋に掛ける人は，派手な色調の掛け布のついたボローニヤ派様式で描かれた歴史絵画を風景画の脇に置くようなことはしない。その理由は，風景画の色は全体として自然に合致し弱く低い色調に抑えてあり，それは，今まで観察したように空気の介在による効果を示しているものである。それがあまりにも強力なコントラストだと空気の効果が殺されてしまう。美術館の壁をどのような色にするかを決めるのは困難である。というのは絵画のほとんどはさまざまな流儀で描かれているからである。

　一般的に暗い落ちついた赤は絵の持ち味を引き出す。この色調の壁を見てから絵に目を向けると，優勢な緑と黄色の色調が一層明るく見える。

「コントラスト」という語は定義されず，その意味を正確に理解せずに用いられている。色の効果は，色が一緒に置かれた場合，先に述べた網膜の感覚の原理に基づいて眼の「動き」を通して生み出される。色を比較する場合，われわれは実際には，ひとつの色に長くかかわることによって神経が消耗し，反対色により感受性を持つようになる神経の効果を経験している。例えば色のついた掛け布では，そこからすべての色が反射して混じることによって，たとえそのうちの一色が優勢であっても，感覚印象は眼が前もって経験していたものによってかなり修飾される。肉体の彩色が画家の言うあまりにも「暖かい」場合には，眼を赤と黄の光線に対して感覚を麻痺させ，普通以上に青と紫の光線に対して感受性を持たせることによって，肉体の彩色は「冷たく」なる。肉体からの色の光線はすべて眼に伝達されるが，眼が黄色あるいは深紅色の掛け布から肉体へと視線を移動するとその種の光線がしばしの間視界から消失し，肉体の色は反対色の光線が優勢となり，暖かみが薄れるように見える。

用語の意味をよく理解もせずに用いることは，哲学を学ぶ学生にとって好ましいことではないに違いない。絵画の色が共存することによって起こるコントラストと調和については，多くのことが言われてきている。人が皆感じている効果であるが，われわれが色の重なり合いを同時に見ているという考えは，一方と他方を順ぐりに見ていることに基づいている。この問題は検討に価するものであるが，美術であれ自然であれ，美的快楽にとって眼の動きが肝要であることの重要性を私はここで立証したいだけである。

もうひとつ興味深い問題がある。それは，眼を意識的にひとつの対象に固定し，ある点から別の点へと移動しないようにした時の網膜上に生じる効果についてである。このことは画法の明暗の配合に重要なことで，単に光と影の処理だけでなく，主たる対象に従属している背景の部分を保存する効果がある。すべての人物の服装，すべての対象の彫刻様式や装飾が綿密に表現されている場合のように，すべてが明示されているような絵画は，素人の目にも何かしら不完全で不愉快なところがある。なぜなら，こ

うした絵画は決して自然には見られないからである。一方，真の絵画は，絵の中の主たる題材や人物に眼がとっさに引きつけられるように工夫されたものであり，その時の効果が自然に感じられるようにすることによって画家は鑑賞者の想像を膨らまそうとする。画家は自らの妙技にますます磨きをかけ，絵画の中心から離れた周辺を目立たないようにし，対象を一心に見つめている時のようにその場面を描く。すなわち，眼の中心軸に近いものを鮮明に見て，それ以外の対象は，中心から遠ざかるに比例して，後退するかのように控え目な感覚で見つめる。画家がパノラマ画を描く時，パノラマを見る者は体の向きを変えることによって目の前にいくつか独立した円形部分(そのいずれもが，等しく明瞭に)を認めることができる。

　画家はまたある時には，目が一点から別の一点へさまようのではなく，眼が特に興味をそそる中心にある対象だけを凝視し，それ以外の対象は中心から遠ざかるように描く。

　ここで，ある生命に与えられた恩恵という重要な議論について述べるとすれば，運動と感覚を共有するという眼の二重の特性を通して享受される喜びに自然に再び立ち戻ることになり，光と影の多様な変化が視覚には必要であることを認識するとともに，彩色光線もまた，その多様性から視覚の高度な働きと適合していることに気づかされる。それらは同等に対象を照らし出すわけでなく，同等に眼に快いわけでもない。黄色，薄緑色，灰黄色は最も強く対象を照らし出し，最も快く感覚に訴える色である。田園であれ，海であれ，空であれ，自然の表面に向かいあってみると，優勢な色[注]がそれらであることを観察せざるをえない。

　赤色光線の照度は最も小さいが，その刺激は最大である。その持続した働きで多くの喜びをもたらすのは，まさに神経に与えられる光線の影響の多様性である。われわれは色の連続性とコントラストから快楽を得るが，それは，色の連合の影響を通じて心が享受する高度な満足感とは別のものである。

注) 天文学者が暗黄色の光を最大限に屈接するレンズを望遠鏡につけるのは，この色が最高度に照らし出し，刺激が最も小さいからである。

人間の表情と手の表現

　本書を終えるにあたって，自然哲学が時に弱者の心を妨害することについて述べたいと思う。天空に視線を向けて祈りの姿勢をとることを拒否したひとりの学生のことを私は思い出す。というのもこの学生はこう語ったからである。「天を仰ぐことは無意味である。われわれの地球は丸いので，地球上のあらゆる地域の住民も，さまざまな方向に眼を向け大地から眼をそらし，無に集中しているからだ。」

　このようなばかげた考え方は，精神・身体と外界の自然との関係について改めて考えてみるきっかけを与えてくれる。

　神に対する崇敬の表現と姿勢は，あらゆる人生の諸段階，すべての社会階級やすべての集団において普遍的に同一である。この点からすると，信仰心を持っている時の人間の顔が，地上から天空の純粋な対象に向かうのは，ごく自然なことと思われる。しかし，この現象にはあらゆる点で注目すべきつながりがあり，頭上の天蓋が暗黒に覆われたとしていたとしても，真昼の輝きを示しても天候とは無関係に常に目は天上を仰いでいる。

　眼球を動かす筋肉はある種の心的状態に大きく影響され，意志の力とは全く独立して，精神的に苦悩し，強い宗教的情動や慈悲が感じられる時に眼は上方を見つめる。このことは人間の表情に刻印された自然のしるしであり，人間を動物から識別するいかなるものと同様，人間に特異的なものである。身体の姿勢は必然性に従い，人類の共感を引き起こす多くの特徴となる表現の一つを示している。

　われわれは，手の表現についての疑問を解決する際に提示した類似の証拠，すなわち，人間の崇高な情熱を自らの芸術の主題とした偉大な画家の作品について述べたのと同一の証拠をここに提示しよう。それは，視線と，顔つきと姿勢の一致によって，画家が全人類に話しかけていることである。したがって，暗い部屋であろうと，天蓋下であろうと，われわれは敬虔な姿勢と目が上方に向かうことが人間にとって自然であることを認めなければならない。これらは，まさに精神と身体の生まれつきの性質であって，あまりにも強力すぎて，それを消去したり変えたりすることはでき

ない。苦痛や不運が人を打ちのめし，自然と人が祈ろうとする気持ちになるや否や，同一の普遍的な表現で満たされるのである。ここに心・身体と外的自然の一致が見られる。これによって，人間は混沌の中に救助を求めることをやめて，「丘を見上げるように」導かれるのである。

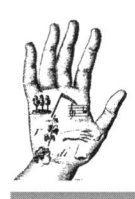

動物の分類

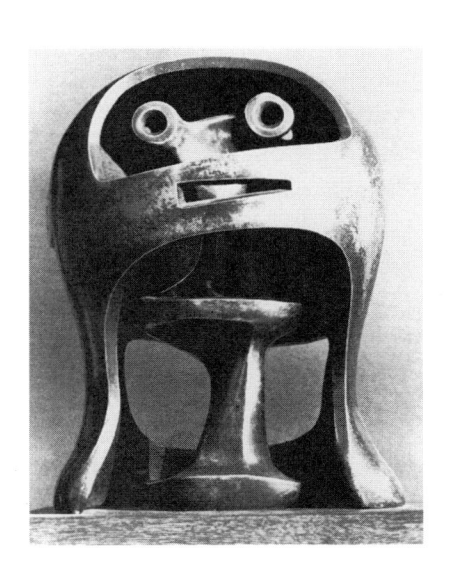

原書巻末に掲載されている「動物の分類」は，キュヴィエなどの整理がそのまま尾を曳いている古いものだが，ベルが生きていた当時の背景を示しているので，ほぼそのまま訳出する。現行のものとの著しい違いを，念のため以下に列記する。

　(1) **生物群間の区切り，まとめの違い**。例えば，ホソロリス L. tardigradus は「キツネザルの一種」と何気なく記されているが，現在では科というよりも多くは下目くらいのレベルで，両者は区別されている。とりあえず渉禽類と訳した Grallæ には，ある程度親類筋のコウノトリ，トキ，フラミンゴと並んで，何とダチョウが仲間入りしている。すねが長いという，素人っぽいまとめ方だろうが，今からみて，むしろたいへん面白い。看板の Grallæ の語義に stilt とあるのは，これらとかなり遠縁のセイタカシギを指す。

　(2) **使われていない用語**。上の Grallæ もその例だが，廃語か，少なくとも永久使用中止になっている語も見受けられる。細かいところでは，昆虫のゼノス xenos はネジレバネの一族のうちに以前立てられていた分類群だが，今は廃用という。

　(3) **用語そのものは残っているのに，適用対象が全然ずれてしまった例**。とくに顕著な一つは緩歩類 tardigrada で，動物の行動スタイルは本書の論旨で重要なことから，ロリスがこの仲間として登場する。しかし現在の緩歩類は，節足動物と近い別門の小動物，クマムシなどを意味する。こうした「他人のそら似」の他の大きな例として，両生類 amphibia がある。これも水中滞在時間が長いということでアザラシなどのれっきとした脊椎動物が，素朴に水陸両用獣として別に整理されたもので，現在の両生類は，キュヴィエが与えた batrachia（カエル類）の枠に該当する。

　(4) **哺乳類の箇所**。哺乳綱の冒頭でこれらが「目，属，種へと順次に下位分類される」という説明があって，「科」が抜けている。本文中にも同様な記述がある。ただしベルが，種を目へと束ねる途中経過として科を単に重視しなかっただけなのか，その他に積極的な理由があるのかという見分けには，別の論議が必要である。本文中で使われている 'family' も，必ずしも現在の「科」の意味ではなく，漠然と「〜の一族」くらいに受け取られる場合もあるだろう。ただしその解釈の差は，本書全体の理解に影響を及ぼすものではない。

　なお原書では，語義の部分にギリシャ語がそれぞれ添えられているが，これは訳書では省いた（長野　敬）。

動物の分類訳注)

動物界は4つの門に分かれている。

門Ⅰ．**脊椎動物** Vertebral Animals：背骨である脊柱を有することから，このように命名された。

門Ⅱ．**軟体動物** Molluscous Animals：軟部組織からなり，骨格を持たない貝，甲殻類など水生の無脊椎動物。〔mollis＝柔軟な〕

門Ⅲ．**関節動物** Articulated Animals：昆虫である蠕虫の一種で，骨格を持たず皮膚や外被が分節状で連なっている。〔Articulus＝ひとつの関節〕

門Ⅳ．**植虫** Zoophytes：可動性，感受性があり植物の形態に類似した，ほぼ均一な髄質から構成されていると考えられている動物。〔zoon＝生き物，phyton＝植物〕

門Ⅰ

脊椎動物の門は4つの綱から構成される。

1．〈**哺乳綱**〉Mammalia：母乳を飲ませて子供を育てる動物。〔mamma＝乳頭〕

2．〈**鳥綱**〉Aves：〔avis＝鳥〕

3．〈**爬虫綱**〉Reptilia：這う動物。〔repoという語の一部から，這う〕

4．〈**魚綱**〉Pisces：〔piscis＝魚〕

第1綱　哺乳綱

最初の哺乳綱は，目に分けられ，目はさらに属に，属はさらに種に下位分類される。

よく知られた例で主たる目を示す

〈**二手類，人類**〉Bimana：〔bis＝2つ，manus＝手〕

訳注）各項目の〈　〉内は訳語，〔　〕は語源を示す。

〈四手類〉Quadrumana〔quatuor＝4，manus＝手〕サル。キツネザル〔lemur；lemures＝亡霊〕。緩歩類のホソロリス〔loris tardigradus；tardus＝のろい，gradior＝歩く〕はキツネザルの一種である。

〈翼手類〉Cheiroptera〔cheir＝手，pteron＝翼〕コウモリ。

〈食虫類〉Insectivora〔insecta＝昆虫，voro＝食べる〕ハリネズミ，トガリネズミ，モグラ。

〈蹠行類〉Plantigrade〔planta＝足の裏，gradior＝歩く〕クマ，アライグマ。

〈趾行類〉Digitigrade〔digitus＝爪先または指先，gradior＝歩く〕ライオン，オオカミ，イヌ，イタチ。

〈両生類〉Amphibia〔amphi＝両方，bios＝生命〕セイウチ，アザラシ。

〈有袋類〉Marsupialia〔marsupium＝袋〕カンガルー，オポッサム。

〈齧歯類〉Rodentia〔rodo＝かじる〕リス，ビーバー，ネズミ，ノウサギ。

〈貧歯類〉Edentata〔edentulus＝歯がない〕前歯のない動物。ミツユビナマケモノ，フタユビナマケモノ，アルマジロ，アリクイ，コアリクイ，オオナマケモノ（メガテリウム）〔megas＝巨大な，therion＝野獣〕，メガロニクス〔megas＝巨大な，onyx＝ツメ〕，カモノハシ〔ornithos＝鳥の，rhynchos＝嘴（くちばし）〕。

〈厚皮類〉Pachydermata〔pachys＝厚い，derma＝皮膚〕サイ，ゾウ，マンモス，マストドン〔mastos＝乳頭，odon＝歯〕，バク，ウマのような固いヒヅメを持つクワッガ（couagga）。

〈反芻類〉Ruminantia〔ruminatio＝反芻する〕ラクダ，キリン，シカ，ヤギ，ウシ，ヒツジ。

〈鯨類〉Cetacea〔cetus＝クジラ〕イルカ，クジラ，ジュゴン。

第2綱　鳥綱

〈猛禽類〉Accipitres〔accipiter＝タカ〕ハゲタカ，ワシ，フクロウ。

〈燕雀類〉Passeres〔passer＝スズメ〕ヒバリ，ツグミ，ツバメ，カラス，ミソサザイ。

〈攀木鳥類〉Scansores〔scando＝登る〕オウム，キツツキ，オオハシ。

〈鶉鶏類〉Gallinæ〔gallina＝雌鳥〕クジャク，キジ，ハト。

〈渉禽類〉Grallæ〔grallæ＝たかあし(stilts)〕ダチョウ，コウノトリ，トキ，フラミンゴ。

〈蹼足類〉Palmipedes〔palma＝水かき〕ハクチョウ，ペリカン，カモメ。

第3綱　爬虫綱

〈カメ類〉Chelonia〔chelys＝カメ〕カメ，ウミガメ。

〈トカゲ類〉Sauria〔saura＝トカゲ〕ワニ，アメリカワニ，カメレオン，トビトカゲ，翼手竜〔pterodactyle；pteron＝翼，dactylus＝指〕，魚竜〔ichtyosaurus；ichthys＝魚，saura＝トカゲ〕，蛇頸竜〔plesiosaurus；plesion＝近い，saura＝トカゲ〕，メガロサウルス〔megalosaurus；megale＝大きい，saura＝トカゲ〕，禽竜(iguanodon〈イグアノドン〉)。

〈ヘビ類〉Ophidia〔ophis＝ヘビ〕ボア，マムシ。

〈カエル類〉Batrachia〔batrachos＝カエル〕カエル，サンショウウオ，プロテウス。

第4綱　魚綱

〈軟骨魚類〉Chondropterygii〔chondros＝軟骨，pteryx＝ひれ〕エイ，チョウザメ，フカ，ヤツメウナギ，アモセーテ(ammocete；ammos＝砂，cetos＝魚〈ヤツメウナギの幼魚〉)。

〈癒顎類〉Plectognathi〔pleco＝つなげる，gnathos＝顎〕マンボウ，ハコフグ。

〈総鰓類〉Lophobranchi〔lophos＝環状の，branchia＝鰓(えら)〕ヨウジウオ，ウミテング。

〈軟鰭類〉Malacopterygii〔malakos＝柔らかい，pteryx＝ひれ〕サケ，

マス，タラ，ニシン，コバンザメ．

〈**棘鰭類**〉Acanthopterygii〔acantha＝とげのある，pteryx＝ひれ〕ス ズキ，メカジキ，サバ，ロヒィウス・ピスカトリウス(lophius piscator- ius〈アンコウ〉；lophia＝旗，piscator＝漁夫)，ケトドン・ロストラトス 〔chætodon〈チョウチョウウオ〉；chæte＝毛，odon＝歯，rostratus＝嘴 状の〕，ゼウス・シリアリス〔zeus ciliaris〈マトウダイ〉；[zeus＝ゼウス 神．十二使徒のペテロがつかんだ指痕が腹部の黒斑として残ったという話 から]，cilium＝まつ毛〕．

門Ⅱ　軟体動物

第1綱 〈**頭足類**〉Cephalopoda〔cephale＝頭，poda＝足〕頭の周囲に 運動器官が配置された動物．

この綱には以下が含まれる．墨をふくコウイカ．フネダコ Argonatus 〔Argo＝船，nautes＝船員〕．オウムガイ Nautilus〔nautes＝船員〕．アン モンガイは，雄ヒツジの角あるいはジュピターアモンの彫像にのった角の ようにうず巻き状で，オウムガイの殻に似た殻に住みついていた現在は絶 滅した頭足類であることに，その名が由来する．ベレムナイトも絶滅した もので，その殻はまっすぐ長く，円錐形である(ベレモンは投げ失の意)． ナンムュライト(貨幣石)も同様に絶滅しており，その殻が，岩の連鎖全体 を形作り，エジプトのピラミッドはこのような岩から構成されている(ナ ンムュスは貨幣の意)．

第2綱 〈**翼足類**〉Pteropoda〔pteron＝翼，poda＝足〕口の両側に翼に 似たひれ，あるいは突起を有する．

クリオ・ボレアス(ウキビシガイ Clio Borealis) は北海に豊富で，クジ ラの主たる餌である．

第3綱 〈**腹足類**〉Gasteropoda〔gaster＝胃，poda＝足〕腹の下に位置 する肉質の器官を使って動く動物．カタツムリ，ナメクジ，カサガイ．

第4綱 〈**無頭類**〉Acephala〔a＝欠く，cephale＝頭〕頭部のない軟体 動物．カキ，タマエガイ．

第5綱〈腕足類〉Brachiopoda〔brachion＝腕, poda＝足〕腕のような突起で動く動物。シャミセンガイ, チョウチンガイ。

第6綱〈蔓脚類〉Cirrhopoda〔cirrus＝巻き毛, 毛のふさ, poda＝足〕フジツボ, エボシガイ anatifera〔anas＝あひる, fero＝生み出す〕。

門Ⅲ　関節動物

第1綱〈環形類, あるいは蠕虫類〉Annelides, or Vermes〔Annellus＝小さな環, vermis＝虫〕

ヒル, ウミケムシ, ミミズ, スナケムシ。トウビィコレ tubicolæ（管住虫）〔tubus＝管, colo＝住む〕は, 体表から分泌される粘液で体を覆う虫で, イサゴムシのように小さな殻や小石, あるいは砂や泥でできた鞘を持っている。

第2綱〈甲殻類〉Crustacea　殻状の外皮を持った動物で体を覆っている。

カニ, エビ, ロブスター。

第3綱〈クモ類〉Arachnida〔arachnes＝クモ〕

クモ, コガネグモ, ハネグモ, ハエトリグモ, ダニ。

第4綱〈昆虫類〉Insecta　翅を持つものと持たないものに分けられる。翅を持つものは, さらにその翅の特徴によって下位分類される。

〈無翅類〉Aptera〔a＝ない, pteron＝翅〕。ムカデ Centipede〔百の足を持つ〕, シラミ, ノミ。

〈鞘翅類〉Coleptera（甲虫類）〔coleos＝鞘のある, pteron＝翅〕は, コガネムシのように覆いにより保護された翅を持つ昆虫である。

〈直翅類〉Orthoptera〔ortho＝まっすぐ〕バッタ, イナゴなど。

〈半翅類〉Hemiptera〔hemisu＝半分〕半分が厚く強靭な翅で, 残りの半分が膜様の翅である。ゴキブリ, ダニ, ホタルなどの昆虫。

〈脈翅類〉Neuroptera〔neuron＝翅に脈がある〕トンボ, アリジゴク, カゲロウなど。

〈膜翅類〉Hymenoptera〔hymen＝膜〕ミツバチ, スズメバチ, アリなど。

〈鱗翅類〉Lepidoptera〔lepis＝うろこ〕ガ，チョウ。
〈扇翅類〉Rhipiptera〔ripis＝うちわ〕ゼノス，ネジレバネ。
〈双翅類〉Diptera〔dis＝二枚の〕イエバエ，カ。

門Ⅳ　植虫

〈棘皮類〉Echinodermata〔echinos＝ハリネズミ，derma＝皮膚〕ヒトデ，ウニ。
〈内部寄生類〉Entozoa〔entos＝内部，zoa＝生活〕サナダムシ，胞虫。
〈クラゲ類〉Acalephæ〔acalephe＝イラクサ属の植物〕クラゲ，ポリプ〔多く液を含む〕，イソギンチャク，ヒドラ，クダサンゴ〔管に宿る〕，ウミシバ，ケルラリア〔カイメンの仲間〕，オウギコケムシ，サンゴ，カイメン。
〈浸滴虫類〉Infusoria〔浸出液やよどんだ水中にみられる〕モナス，ビブリオ，プロテウス。

手

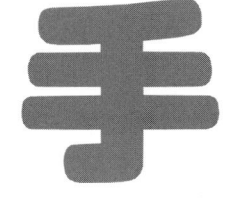

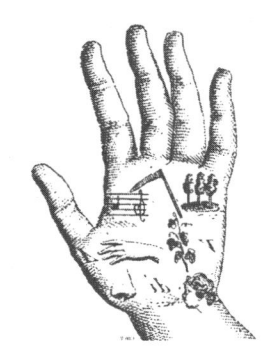

その多面的アスペクト

母子像にみる手　220

手の言葉抄　222

手の症候学　229

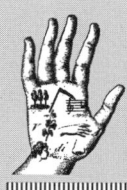

母子像にみる手

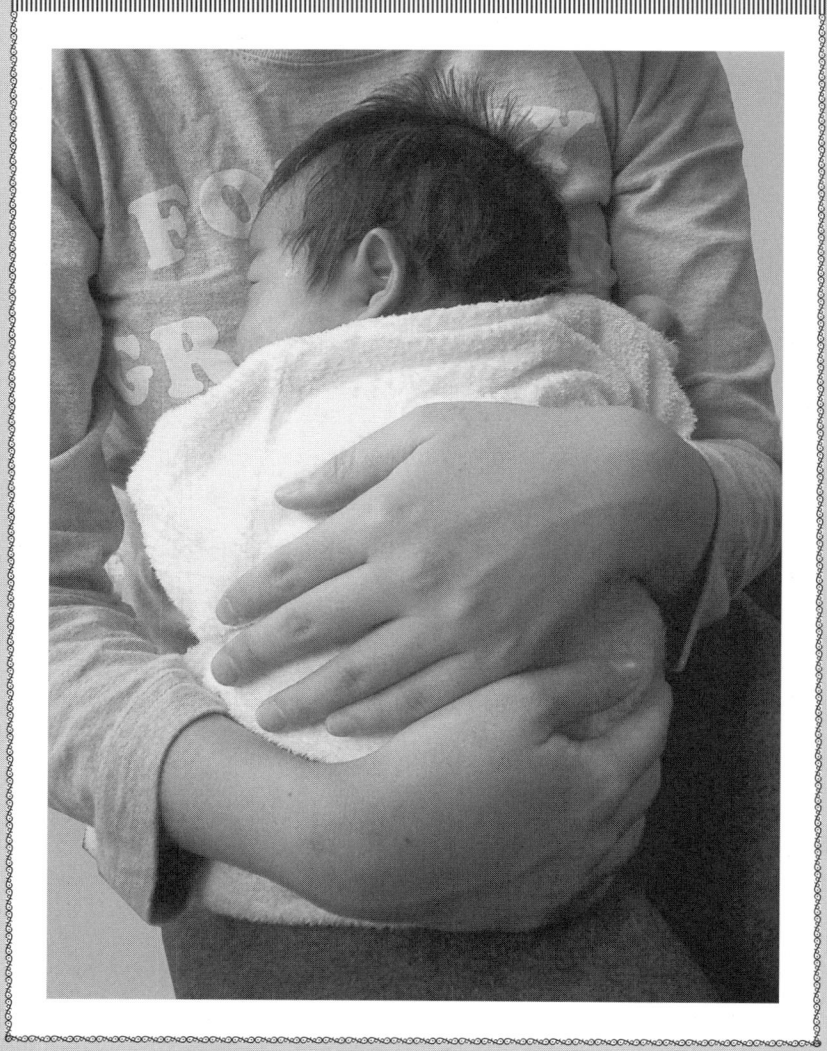

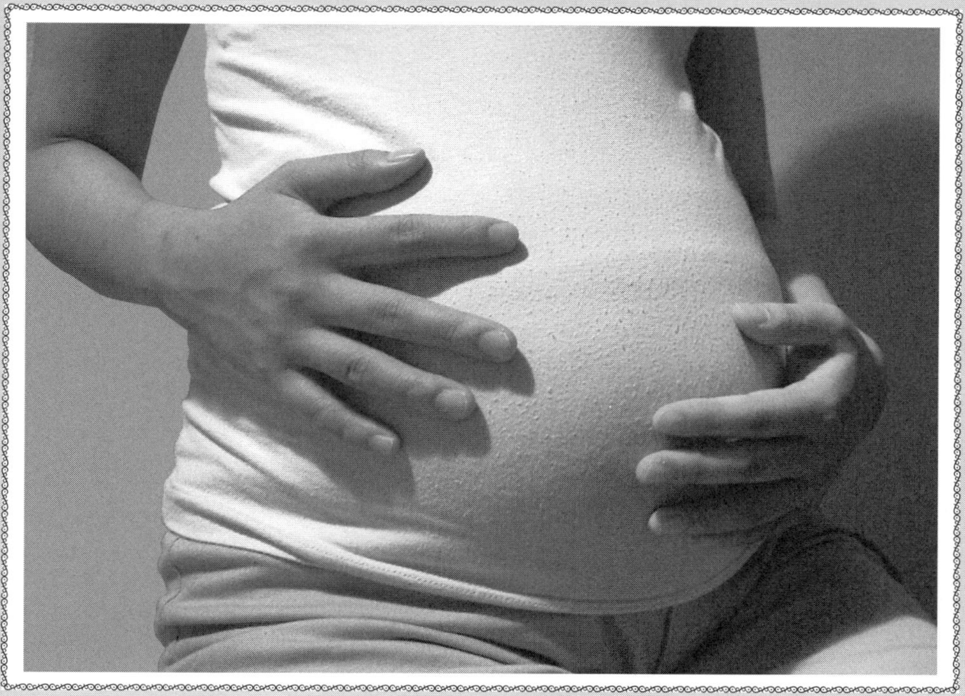

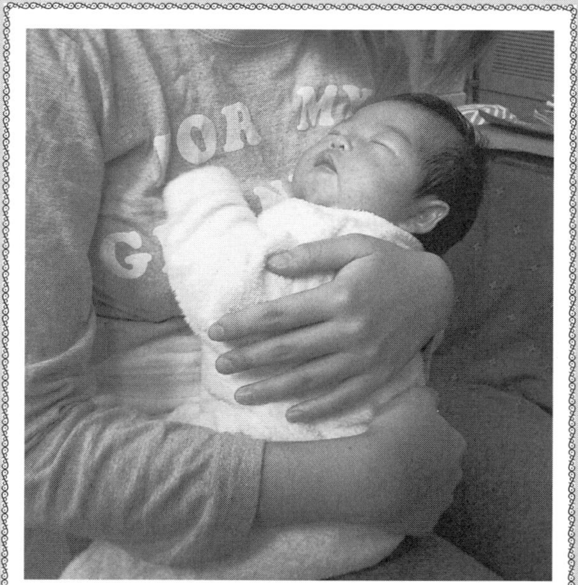

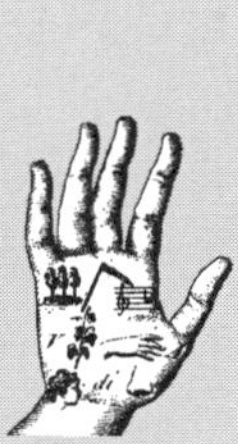

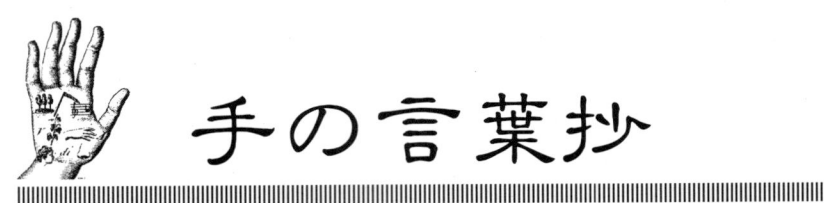

手の言葉抄

　人間における手の重要性については，チャールズ・ベルが本書の中で解剖学の立場から詳しく論じているが，手の機能とその意味については古今東西，さまざまな見地から語られている。
　ロダンとその弟子であるマイナー・リルケと高村光太郎などの他，ヘーゲル，エンゲルス，バルザックなど多士済々である。その極めつけは美術史家のアンリ・フォションの一冊『手を讃えて』であろう。
　ここに紹介するのは，その一部である。手というものが，いかに多様な機能をもち，手が精神や身体にもたらすさまざまな働きや，芸術の創作や舞踊を始めとする変幻自在な側面について，雄弁に語っている。
　ミロのビーナス像は，腕ごともぎとられているため手がないが，人は幻想としての手を，そこに思い描き，まざまざと観察していることは間違いない。
　世界中どこの国でも，手は極めて多義的な意味で広く使われているのも，手が単なる homo faber（工作者）としての意味ばかりではなく，宗教，芸術から日常生活全般において，重要な機能を持っているからだと考えられる。

●イヴァン・ゴル『手』

　手よ，盲人よ
　風に向かつて差しのべられた手よ
　犬の牽(ひ)き綱(づな)のやうに
　君を導く雨の糸に
　すがりつかうともがく手よ
　僕は自分の掌(てのひら)に君が握りたかつた
　そして寒がる小鳥のやうに温めてやりたかつた
　そして病気の子の頬のやうに愛撫してやりたかつた
　だのに僕はしかねた
　街の往来(ゆきき)の人達がしげしげ僕等を見てゐたので

　　　　　　　　　　　　　　　　　　　（堀口大学訳）

●『ロダンの言葉抄』

（――「この手は鷹の趾に似ています。」）
　――そうです。「自然」を追うとすべてを得ます。私がモデルに女の美しい体を得た時，それから取る素画は，私には昆虫や，鳥や，魚類の影響を与えます。そんな事はありそうもなく見えますね。私自身でもそれを思いもかけなかったのです。昔，私はセーヴルの製造場のために，瓶の形を探しました。

　　　　　　　　　　　　　　　　　　　（高村光太郎訳）

●リルケ『ロダン』

　ロダンの作品の中には，どの身体の一部分でもなく，それ自身として生きている小さな手がある。いらだち，怒って，きっと身を起こしている手がある。五つの指が地獄の番犬の五つの項(うなじ)のように毛を逆立ててほえている手がある。歩いて行く手，眠っている手がある，かと思うとまた，めざめている手がある。罪人らしい，何か遺伝の素質を持った手があり，疲れてもう何ものぞまないで，誰も自

分を助けることはできないのだと知っている病気の獣たちのように，どこかの隅っこに身を横たえてしまっている手がある。しかし手はすでに一つの複雑な有機体である，行動の大きな流れにそそぐためにはるばると来た多くの生命が落ち合って流れている三角州である。手の歴史というものが存在するのである。実際手はそれ自身の文化を持ち，その特殊の美を持つのである。ひとは手に，それ自身の発展をもつ権利を，それ自身の願望を，感情を，気まぐれを，道楽を持つ権利を認めるのである。

（高安国世訳）

●高村光太郎『緑の太陽』

　昔ロンドンで画家白滝幾之助(しらたきいくのすけ)さんと共同炊事をしていた頃，白滝さんからきいた話であるが，関西の方では料理屋が板前を雇入れる時，まずその手を見るのであるという。「うま手」といって指のずんぐりした一種の手があるのだそうである。また私が子供の頃，弟子たちとの雑談の中で父が，「光リッ手，さびッ手」の言い伝えを話しているのをきいて，弟子たちが気味悪そうに自分たちの手を見ていた事をおぼえている。光リッ手というのはその人の持つ道具や刃物がいつのまにかつやつやと光ってくるたちの手をさし，さびッ手というのは，それがいつのまにか錆(さ)びて来るたちの手の事をさすのである。光リッ手は上手の手，さびッ手は名人の手という職人仲間の言い伝えだという事である。手には何か未知の性質が匿(かく)されている。

　太古，人間の手が道具というものを初めて作り出して以来，手は人類文化一切の工作者となった。顕微鏡でなければ歪(ひず)みの見えないほどの精密工具の扱いにしても，高速度工具鋼の処理にしても，結局はそれ以上に高度な手の神経がそれを統轄(とうかつ)するのである。触覚は触覚それ自身の自律性を有(も)っているかに見え，頭脳の働いている瞬間よりも更に一層微妙に迅速にそれ自身の働きを了(りょう)する。思念の及ばないもの，観念の形成し得ないもの，判断の埒外(らちがい)にあるもの，それらはすべて触覚自身の中で生起し追及せられ完了せしめられる。

指頭の触覚は文化を無限に洗練する。
　蟻は前肢で幾度も拭いた2本の触角を高く立てて頻りに動かす。何か方角を知る未知の能力があるらしい。人間の指頭から糸が出るといって光りを透かして見せてくれた人があった。合掌は精神を統一させ、握力は精神力に正比例する。手のもつ感応力を人間はまだ十分に解明し得ない。触覚というだけでは足らないのである。さもなければ、あの中宮寺の半跏像に見るような気高くも美しい手や、法華寺の十一面観音像に見るような物言う如き美しい手のあるわけがない。

●バルザック『人間喜劇』

　フレンホーフェルにとって、絵画が同じ意味を持つ。「手は身体に属するだけのものではない。手は思考を表現し、継続するのであり、これを捉え、示す必要がある。……ここに真の闘いがある！多くの画家は、この芸術の主題を知らずに、直観だけで有頂天になっている。女性を描いても、その女性を見ないのだ」。

●九鬼周造『「いき」の構造』

　手は媚態と深い関係をもっている。「いき」の無関心な遊戯が男を魅惑する「手管」は、単に「手附」に存する場合も決して少なくない。「いき」な手附は手を軽く反らせることや曲げることのニュアンスのうちに見られる。歌麿の絵のうちには、全体の重心が手一つに置かれているのがある。しかし、更に一歩を進めて、手は顔に次いで、個人の性格を表わし、過去の体験を語るものである。我々はロダンが何故にしばしば手だけを作ったかを考えてみなければならぬ。手判断は決して無意味なものではない。指先まで響いている余韻によって魂そのものを判断するのは不可能ではない。そうして、手が「いき」の表現となり得る可能性も畢竟この一点に懸っている。

●ヘーゲル『精神現象学』

　手が個性の自体を，その運命に関して，現わすにちがいないということは，人間を現象化させ，現実化させるもののうちで，言語という器官については，手が最も重要であるということから，たやすくわかる。手は魂をもった工匠として，人間の幸運をつくり出す。手について言えることは，手が人間の行うところのもので現にあるということである。なぜならば，人間は，自らの自己を実現する能動的器官としての手において，自ら魂を与えるものとなって，現在しているからである。そして，人間は本来自己自身の運命であるのだから，手はそのように自体を表現するであろう。

（樫山欽四郎訳）

●エンゲルス『猿がヒト化するにあたっての労働の役割』
（スティーヴン・J・グールド『ダーウィン以来』）

　こうして手は労働の器官であるばかりか，手は労働がつくりだした産物でもある。労働によって，またつぎつぎに新しくなってゆく諸作業への適応をつうじて……そして遺伝的に受けついだこのような精巧さをますます複雑化してゆく新しい作業にたえずあらためて適用してゆくことによって……人間の手はラファエロの絵画，トルヴァルセンの彫刻，パガニーニの音楽を魔法の杖さながらに世に生みだしうるあの高度の完成をかち得たのである。

（菅原仰訳『マルクス・エンゲルス全集』）

●アンリ・フォション『手を讃えて』

　手のこの特権はいかなるものなのだろうか。このもの言わぬ，視覚なき器官はなぜ，かくも説得力をもってわれわれに語りかけるのだろうか。それはこの器官が，生命の高次の形態にも似てもっとも独創的で，もっとも分化の進んだもののひとつだからである。精巧な蝶番関節で連結された手首は，多数の小さな骨によって組み立て

られている。五つに分岐した骨と,一連の神経や靱帯は,皮膚の下を通って五本の別々の指として勢いよく姿を現し,三つの関節を持つおのおのの指は,独自の性格と精神とを持っている。静脈と動脈が走り,縁は丸みを帯び,手首と指をつないでいる厚い手の甲は,その指の秘められた構造を覆い隠しているのである。その裏側,掌(てのひら)は,花托である。手は活発に活動する中で,柔軟にも堅固にもなることができ,同様に物のかたちにぴったり寄り添うこともできる。

両の手は,ただ受動的に似ているというだけの双子ではない。両手はまた,年下と年上というように一方が他方から区別されるわけでもないし,一方は世知に長けていて抜け目なく,他方は重労働を黙々とこなすことに消耗している二人の娘,といった区別がされるわけでもない。私は,右手が持つ卓越した偉大さというものをまったく信じない。もし左手がなかったら,右手は困難でほとんど不毛な孤独に陥る。

「手で生きる人々」と暮らしたことのない者は,道具との間のこの密やかな関係,その実り多い成果を知らぬ。そうした関わりにおいては,親密さと敬意,仕事をする上での日頃の連帯,手にすることの本能と誇りとがあり,もっとも発展した領域においては,新たな試みへの関心すら働いている。

手と道具の間には,決して終わることのない親密な交わりが開始される。一方は他方に生き生きとした熱を伝え,また果てしなく磨き上げてゆく。道具はいつも新しいので,「円熟」することはない。そして道具と,それを持つ指との間には,徐々に使いこなし,易々と複雑な扱いをし,互いになじみ,またある程度傷むことによってさえ生まれる調和が成り立つ必要がある。

(阿部成樹訳『かたちの生命』)

● シドニー・ブレンナーの言葉
　——ゲノムについて意見を求められて…。

　私たちのスーパーパワーは脳です。600万年も前に私たちは類人猿から分かれてきました。それは生物学的にはとても短い期間です。しかし，ヒトになるまでに何回，突然変異が必要だったのかは，わかりません。すごいことです。説明さえできないのです。ヒトの進化にとってとても重要なことです。ツールを用いることができます。ひとつの分子はあらゆる変化を生み出します。学生によく言うのですが，ヒトの進化について学びたければ，手の筋肉の発達について勉強するようにと言っています。なぜかといえば，ヒトのゲノムによって，この筋肉が発達しているからです。

● アンブロワーズ・ピアス『悪魔の辞典』

　手　人間の腕の端っこにつけられて，通常他人のポケットに突っこまれる奇妙な道具。

（奥田俊介他訳）

● カント『啓蒙とは何か』

　食餌，衣服，外部から加えられる危害に対して自分の安全を図り，またかかる危害を防御すること(その対策として自然は人間に，牡牛の角も獅子の爪も，また犬の歯も与えないで，両手だけを与えた)，——これらの手段の発明にせよ，生活を快適にする諸種の娯楽にせよ，或いは人間の知見や怜悧すら，それどころか意志の善良性さえ，彼自身の作り出したものである，というのがすなわち自然の意図であった。

（篠田英雄訳）

手の症候学

　京都・広隆寺と中宮寺の弥勒菩薩の半跏思惟像は有名であるが，その優美な手のしぐさから神経学のヒントを得た医学者がいる。パリのルネ・デカルト大学名誉教授ピエール・ロンド（Pierre Rondot）氏で，局所性ジストニーの一つである攣縮性斜頸を改善するために患者自身が心得ている拮抗動作（捻転方向の皮膚を同側の手で触れる）を弥勒菩薩の瞑想する手に喩えている（Le Torticolis spasmodique, Rondot P, Jedynak CP, Ferrey G, Masson, 1981）。

　本書の『手』において，チャールズ・ベルが展開している手の生理学と解

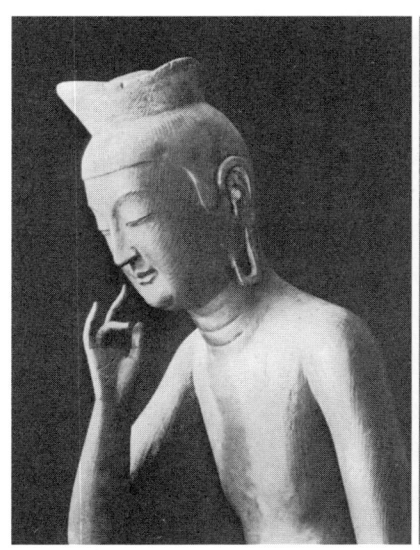

図1　広隆寺・弥勒菩薩　　　　　図2　中宮寺・弥勒菩薩

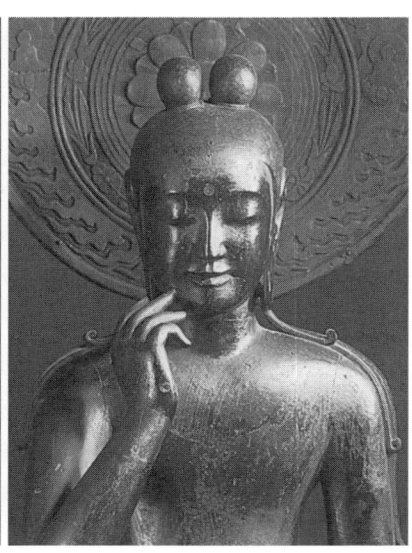

230　手の症候学

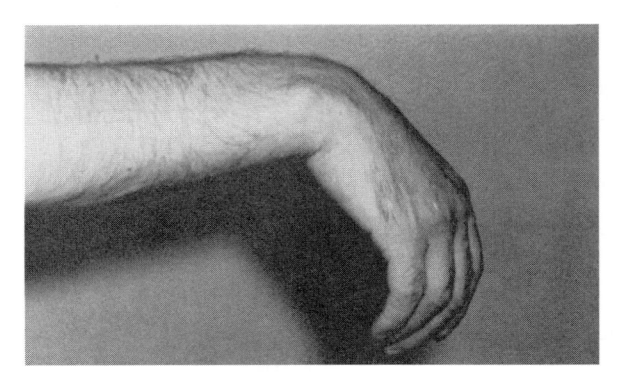

図3　橈骨神経麻痺"垂れ手"（Pierre Rondot「手の神経学」より）

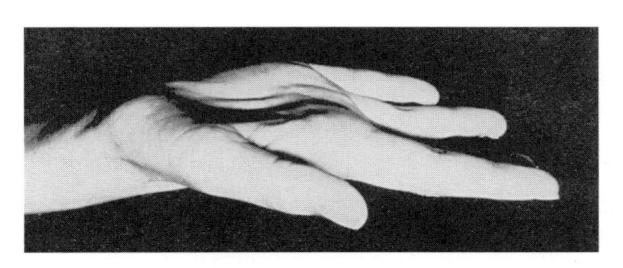

図4　頸肋による筋萎縮（Pierre Rondot「手の神経学」より）

剖学とが合致するように，手はさまざまな機能と無限に変化する形態を表現する。神経疾患で最も影響を受けやすい中枢性と末梢性の調整を受ける手の機構が障害されると，正常な生理・解剖と表裏一体をなす手の動きと形態が病的なものとなる。その異常の差異が基盤となる神経機序を明らかにし，局在診断に大いに役立つ。

　しかし，こうした手の神経症候学が確立したのは，それほど遠い昔ではない。画家や彫刻家たちが「手の症候学」とは別に，以前から小児脳性麻痺，松葉杖歩行者の橈骨神経麻痺，癩病者の尺骨神経麻痺にみられる手を巧妙に捉えていたことは興味深い。それはあたかもベルが絵画を参考にして，人間の多彩な表情について科学的に追究し，初めて表情に関する著書（邦訳『表情を解剖する』）を書いたことを思わせる。

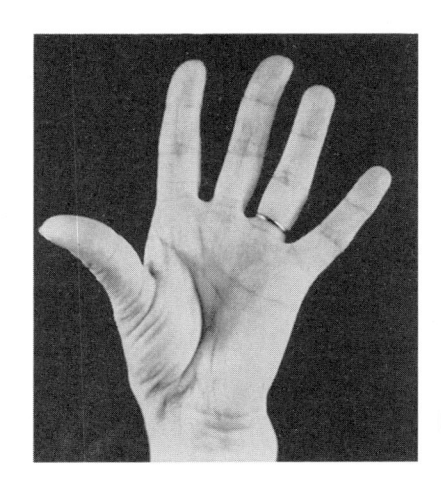

図5　錐体路性凹み手
（Pierre Rondot「手の神経学」より）

　文学や芸術の領域では，手それ自体が重要な題材や小道具となっている例は枚挙にいとまがない。手が題材になることが頻繁にあり，一方，手に関する純粋に医学的な検討はそれほど多くはないが，その記述は正確であり，臨床的価値が高い。ヒトの手の精神運動的豊かさは，時として病的状態とりわけ神経学的病態として表現される。
　手の臨床的な研究はガレノスが始めたとされるが，19世紀前半に本書の著者ベルが初めて科学的に重要な見解を発表した。19世紀後半にはCharcot J.M. が有名な火曜講義の最後で弟子たちに向かって，「境界が鮮明で，明確な対象として実用面で議論の余地のない」テーマとして手を研究するように奨励したことは近代医学史の中でも特筆に値する。
　その後，「手は哲学者である」と書いたフランスの詩人 Paul Valéry は，外科医師会の講演で，当時手に関する研究が一冊も存在しないことに驚くと同時に，手について述べることがいかにむずかしいかについて述べている。
　この2つのエピソードは，当時の人の手に対する関心のあり方とその困難さをよく示している。
　ベルの比較解剖学に基盤を置いた手の研究が，その後，ダーウィンの進

化論に強い影響を与えたことは確かであるが，医学領域では，その後 Duchenne(de Boulogne)の賞賛すべき仕事に引き継がれ，筋肉全体の生理学の一部として手の運動生理学に関する本質的知見が得られるようになった(Physiologie des mouvements, 1867)。

さらに Dejerine が神経症候学の書物(Sémiologie des affections du système nerveux, 1914)の中で 20 頁にも及ぶ記述をしたことにより，「手」の症候学の基盤が確立した。その後，現在に至るまで，神経症候学の進展に伴い感覚器官であると同時に，感覚情報に従って作動する運動器官でもある手の症候学は豊かになり，手の特異性が鮮明に浮き彫りにされた。逆に手を研究することは，神経疾患ほぼ全体を概観することにつながるといっても過言でなかろう。

本項の冒頭で言及した Rondot 教授は，「手の神経学」という論文の中で，次のように述べている。

> 人間の手は高度に分化しております。なぜならば，人間におきましては，手を形成している 15 の小さな筋肉が，人間の近縁の動物に依然としてみられるような麻痺状態から抜け出しているからであります。四つ足で立つという状態から解放されて，ある程度の独立性を獲得いたしましたこれらの筋肉は，脳と脊髄の複雑な命令伝達系によって，日本のすばらしい文楽人形のように，にわかに活気づくのであります。そして手は，人間が工作人間(homo faber)となり，環境の征服にのり出すのを可能ならしめた唯一の道具となりました。このような詩的表現をお許しいただきたいと思いますのは，手とその機構について研究しているものにとりましては，手のこのような発達には感嘆せずにはいられないからであります。
>
> 　　　　　　　　　　　　　　　　　　　　(橋本清，岩田誠訳)

深遠な手の症候学の実際に触れることは，本書の主旨ではないが，代表的な神経疾患による手のイコノグラフィーのいくつかを示した。

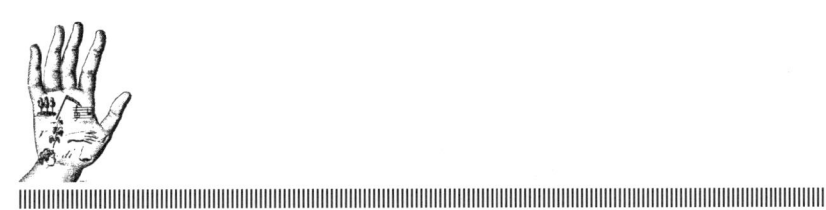

座談会 表情を読む

チャールズ・ベルとチャールズ・ダーウィンの表情研究

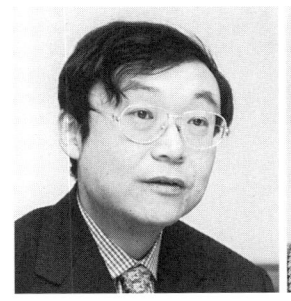

岡本　保
(富坂診療所・神経内科)

長野　敬
(自治医科大学名誉教授)

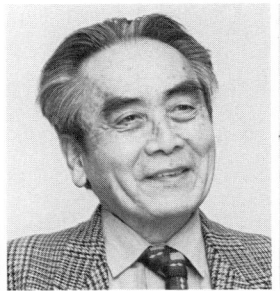

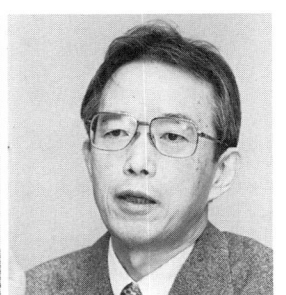

山鳥　重〈司会〉
(神戸学院大学教授・
人文学科)

エジンバラ医学と解剖学者ベル

山鳥〈司会〉 このたび，「神経心理学コレクション」のシリーズとしてチャールズ・ベルの『表情を解剖する』が発刊されました。まず最初に，翻訳に当たられた岡本先生からその経緯をお話しいただけますか。

岡本 きっかけは，このシリーズの編者のおひとりである昭和大の河村満先生が，「非常に古いけれども，おもしろい本がある」と教えてくださったことでした。

読んでみると，表情というものが医学という科学と芸術を接点とした領域で描かれており，ベル自身の絵も素晴らしくて，見るだけでも楽しい本でした。河村先生から日本語になればとお勧めいただき，どこまでできるかわからないけれどもやってみようと思ったわけです。

河村先生からお借りした第4版は1847年にイギリスのジョーン・マレー社から出版されたものです。初版本と比較してみますと図は同じものもありますが，別の形できれいになって増えているものも多々ありまして，それを比較するだけでも興味深いものでした。

山鳥 初版は1806年で，その間に内容も変わり，量も増えていますし，絵も変わっています。ベルが力を入れていたことがよくわかります。

岡本 ベルは1804年にスコットランド・エジンバラからロンドンへ居を移していますので，エジンバラ時代にベルが蓄積してきた仕事や経験が初版に集約されていると思います。第2版が1824年に出版されていますが，題名も変えられています。初版は "Essays on the Anatomy of Expression in Paintings" ですが，第2版から "Philosophy" という語を加え，そのニュアンスを加えています。

内容を比べますと，第3版を出版する前の1840年に，ベルは長年希望していた南イタリアへ旅行しており，芸術的な要素や趣向が加わっています。絵はもちろんですが，本書の注の中にもイタリアの論文からの引用をつけ加えています。その意味で初版から抱いてきた思いを，半世紀かけて

組み上げたと言ってよいと思います。

山鳥 訳し終えて，科学史上大切なポイントはどういう点だとお考えでしょうか。

岡本 最も感銘を受けた点は，医学と芸術・美術との接点です。ベル自身が偉大な芸術家であったことを示す絵がたくさんあります。それを見ながら文章を読むことで，どの筋肉がどういう動きをして表情が生まれるのかが手にとるようにわかります。しかも複雑で深い内容の情動までも含めて記載しています。

さらには，例えばシェイクスピアなどを引用しながら，医学・芸術・美術・文学のすべてを含めた大作になっています。

山鳥 こういう見方は，最近はなくなっているのが残念ですね。

ダーウィンに影響を与えた表情研究

山鳥 長野先生にこの本をご校閲いただいたわけですが，ご感想はいかがでしょうか。

長野 ベルと言えば，科学史では「ベル現象」にとどまらず，「前根後根論争」というベル＝マジャンディ(Bell vs Magendie)の論争はよく知られているわけですが，この機会がなければ，ベルのこういう側面は知らずに過ぎてしまったと思います。

後ほど話が出ると思いますが，ダーウィンも表情の本(『人間と動物の情動表現』1872年)を書いています。そこでは率直に，「これまでいろいろな本を読んだけれども，昔のものはほとんど役に立たない。本格的なのは…」とベルのことを高く評価しています。ただし，そこには立場の違いがあるわけで，それはまたおもしろいのですが，ダーウィンの仕事のほうでも，表情の本は異例と言えると思います。

ダーウィンと言うと『種の起原』(1858年刊)が代表的で，表情の本はあまり取り上げられません。今回通読し，ベルとダーウィンを比べることで教えられるところがありました。

山鳥 ベルとダーウィンは対照的なところがあると思います。先生がおっしゃったように，ダーウィンはベルに刺激を受けていますね。

例えば"The Descent of Man"(『人間の由来』，1871 年刊)の序文にはベルの仕事を紹介して，「この素晴らしい解剖学者は，人はある種の筋肉をただ情動表現の目的のためにのみ与えられていると主張する。この考えは人が下等な動物から進化したという考えに反するので，後に表情についての別の本で取り上げたい」と書いています。

長野 そうですね。『人間の由来』という本そのものが進化論の一環で，自然淘汰の話などがあって，アプローチもだいぶ違います。そこからスピンオフして別の 1 冊になったのが『人間と動物の情動表現』という感じですね。

ベルの本についてダーウィンは，「第 2 版より大幅によくなった第 3 版を参考にした」と言っています。

山鳥 進化論的な観点から，根本的な違いはどこにあるのでしょうか。

長野 ひと口で言うと，系統発生ということです。ダーウィンの場合は動物との連続性が基本テーゼになっています。ベルの場合は，人間と動物はずいぶん違い，ある意味で表情というのは人間にしかない。動物の場合にはただ気分の反映というものが出てくるだけです。連続させながら峻別しているところがある。それをダーウィンはあくまでつながったものとして理解したい。それが違うところですね。

神のデザインと『種の起源』

山鳥 岡本先生も注意深く訳されていますが，ベルのキーワードのひとつに「デザイン」(設計) という言葉があります。これは"God's design"ということです。ヒトというのは神に近い。つまり，極めて完璧に近いレベルに作られており，そのデザインに合わせて筋肉や表情が創られると言っている。そういう意味で「神のデザイン」というものがあって，いろいろなものが創造されてきている。その意味で，ダーウィンとはまったく逆です。

長野 ダーウィンにとって，「デザイン」という言葉は反語的なキーワードで，科学史ではペイリー（Paley）が『自然神学』に書いた有名な話があります。

「野原に時計が落ちていた。こういう精巧なデザインは人間の手によってできるものではなくて創り手がいる。時計よりもはるかに精巧な生物，まして人間はデザインなしには創られない。デザインを行ったのは創造主である」。そういう言い方で，創造主とデザインというものがつながっていて，ダーウィンはそれに非常に反発を覚えて『種の起原』を書いたのだと思います。

山鳥 ベルも，ペイリーを最初のほうで引用していますが，どちらかというとペイリーの考えに従う立場をとっています。そういう点でもダーウィンとは違う。観察はどちらも鋭いのですが，つながりをどこに見るかとなると，ベルは「ゴッド」で，ダーウィンは「細胞」からはじまっているとするわけです。つまりダーウィンにはコペルニクス的転回があるということですよね。

長野 2人の科学史的な役割を見ますと，ベルは生理学者，解剖学者として有名です。そういう立場とこの本との質的なつながりもあるし，違いもあると思います。ダーウィンの場合にもそれがあります。ベルの場合にはどうでしょう？

表情の比較解剖学

岡本「ベルの表情論」というと，突拍子もない印象を持たれるかもしれませんが，彼の研究の流れとして必然的に生まれてきた要素があると思います。

と言うのも，初版が出てまもない1811年に，「新しい脳解剖に関する概念」という論文を発表しています。それは，今まではひとつの神経が2つの役割，例えば運動も感覚も司るという通説に対して，ちょうどハーヴェイ（Harvey）の血液循環論が従来の概念をひっくり返したのと同様に，ベ

ルはひとつの神経はひとつの役割を果たすものだと主張します。

1本の神経は運動神経か感覚神経のどちらかだと言います。ベルは神経系に関して生理学と解剖学を駆使して業績を残しましたが，1821年には解剖学的な立場から後に「ベル神経」と呼ばれる「内呼吸神経」と「外呼吸神経」について述べています。内呼吸神経は今で言う横隔神経，外呼吸神経は前鋸筋のほうへ行って呼吸を支配するものですが，それを正しく解剖学

ベル冠名用語と主要業績（『表情を解剖する』より）

◆**ベルの法則**（脊髄神経の前根は運動性で，後根は感覚性）
　William Harvey (1578-1657) が「血液循環」の発見（1628年）で名を馳せたように，Bell は神経のさまざまの働きを発見したことで後世に名を残した。実際に Romberg は Bell の著書を翻訳するにあたり，Bell を「19世紀の Harvey」と称した。

◆**ベル神経**　内および外呼吸神経の両者が Bell 神経（Bell's nerve）の名で呼ばれる。

＊**内呼吸神経**　横隔神経と呼ばれる。呼吸神経として知られてきた唯一の神経である。

＊**外呼吸神経**　内呼吸神経と起始は同一である。頸髄に起源があり，横隔神経と連絡する。頸部を下行しながら頸神経，腋窩神経を横切り，腋窩を通り肋骨の外側に達し，前鋸筋に枝を出すが，この筋はすでに肋間から出現する脊髄神経によって支配されている。

◆**ベル麻痺**　外傷，炎症，寒冷暴露，腫瘍などにより第Ⅶ脳神経が頭蓋の外あるいは末梢で障害されることで生じる顔面神経麻痺を指す。額に皺を寄せることができず，罹患側の眼を閉じることができない。鼻唇溝が浅くなり，口角が健側に比べ低下し，挙上できない。口笛を吹くことができず，口がうまく閉じられず言葉が不明瞭となる。

◆**ベル現象**　眼を閉じようとすると眼球が外側上方に回転する現象は1823年に "On the motions of the eye, in illustration of the uses of the muscles and nerves of the orbit" と題して発表された。

的に追究しました。

　同じ1821年に末梢性の顔面神経麻痺，つまりベル麻痺を記載して，脳神経，特に顔面神経に関する詳しい解剖学を残しています。それ以前は，第Ⅴ脳神経と第Ⅶ脳神経が非常に曖昧に使われていたのを明確に区別し，呼吸・表情に関するものは顔面神経の仕事だと述べています。

　その後1823年に，先ほど話が出た「神」との関係だと思いますが，人が祈る時には目は天蓋を向き，眼球は上転して白目が見えることに関連づけて，後の「ベル現象」の元になるものを発表しています。

　そういう一連の流れがあって，呼吸について長年研究してきたわけで，没後出版になってしまったものに，アレキサンダー・ショウ（Shaw）という親戚にあたる人がその後を継いで，ベルが追究していた神経について補

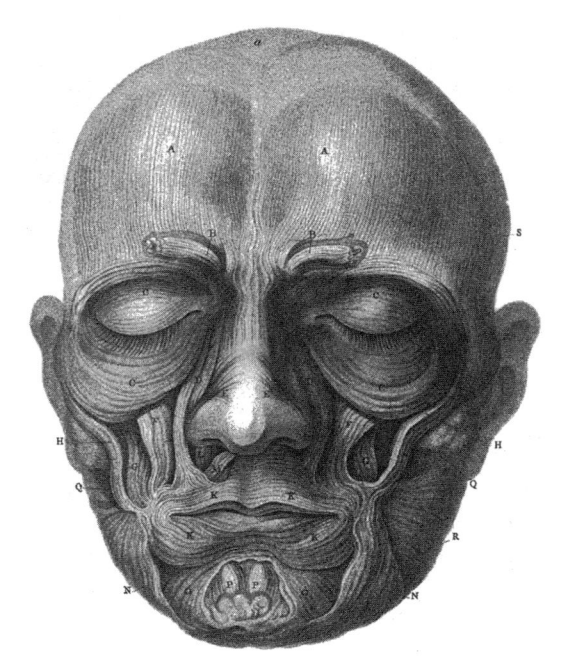

〔以下，図版はすべて『表情を解剖する』（医学書院，2001）より引用〕

充しています。その中で「呼吸神経論」というのを述べていまして，進化論とも結びつく点かもしれません。

第一の神経を「原始系神経」と呼び，移動や把握，ものを食べるなどで脊髄神経が主に働き，人間でなくても，それ以下の動物にも共通しているものとしてまとめています。二番目として非常に特徴的なものが「呼吸系神経」であって，呼吸や発話，言葉に関係し，それが人間に特徴的であると述べています。

そういう一連の流れの中で，ベルの言う呼吸系神経が，表情を司る大切な神経系だということがわかったために，この第4版で集大成したのだと思います。

「心」と呼吸

長野　ベルの関心は確かに神経ですが，むしろ基本には脳の機能への興味から出発したという気がしますが，いかがでしょうか。

山鳥　おっしゃるように，『表情を解剖する』の中では，表情は「マインド (mind)」がその内容を外へ向けて表出する道具として存在する，と考えられているようです。

「マインド」という，「神に近いもの」を翻訳するためのシステムとしての表情という発想があるように思ったのですが，いかがでしょうか。

岡本　おっしゃるとおりだと思います。直接的には表現されていませんが，行間にかなりそのニュアンスが伝わってきます。その点で神を，彼自身もこの中で表現していたと思います。

長野　一般生物学で言いますと，脳ではなく脊髄が前根後根で運動と感覚を受け持っているということになりますが，そういう形で出てきたわけではなく，むしろ運動のほうははっきりしているけれども，脊髄で言えば後根の役目は，ベルにとってはあまりはっきりしていないわけです。

そのあたりで，マジャンディが出てくるわけで，彼は別にベルを否定しているわけではなく，むしろベルのほうが気にしていたのではなかったか

岡本 ベルは，後根は小脳のほうに入っているのであって，感覚に関係ないと言っていますね。

山鳥 呼吸神経という考え方はおもしろいし，神経の走行を発見したのはすごいです。呼吸というものが表情と関係している。表情の前段階に呼吸があると考えていますね。

　マインドがあり，呼吸があり，表情がある。そういう意味で，呼吸を精神と表情の媒介項として重視して研究しているところがあります。そういう発想もおもしろいと思います。現在でいうと神経系を媒介にして，ソマティック(somatic)な運動神経へ翻訳するというステップを考えていることになるのかもしれないですね。

岡本 顔を赤らめたり，青ざめたりするのもやはり呼吸器系・循環器系に関係する表現であるとベルは言っていますね。

山鳥 間に呼吸というものを置いて，表情を全身的な表現の一部と捉えていることがおもしろいと思います。それが最もよく出ているのが「瀕死の剣闘士」の彫刻についての解説です。グラディエイターが右手で地面に自分の身体を支えて，腕を突っ張ってすごく苦しい表情をしている。これを呼吸系の生理から見事に説明しています。苦しい時に息をつくためには頑張って胸郭を膨らませなければならない。胸郭を膨らませるためには，腕の支えがないとだめだ。だからそこに力が入る。瀕死の人にそんな力が出るのかと疑問に思う人がいるかもしれないけれども，それが自然だということでしょう。

　全身から表情を捉えているという立場がすごいですね。今の生理学は，むしろ表情というと顔だけを問題にしている。ベルの場合は，全身を視野に入れて変化を研究しているわけで，その見方においてずっとすぐれているような気がします。

イクスプレッションとフレーム

長野 イクスプレッション(expression)を「表情」と訳すと，おっしゃるようにだいたい顔になるのですが，expressは「情」が「表出」されるのですから，全身のどこに出てきてもよい。ダーウィンも顔だけではなく，全身的な捉え方をしていますね。

　ただ，エソロジー(ethology＝動物行動学・行動生物学)の立場から言うと，人間に焦点を当ててしまうと顔が中心になってくる。人間のように顔つきがはっきりしている場合には，確かに顔が大事になってきます。その

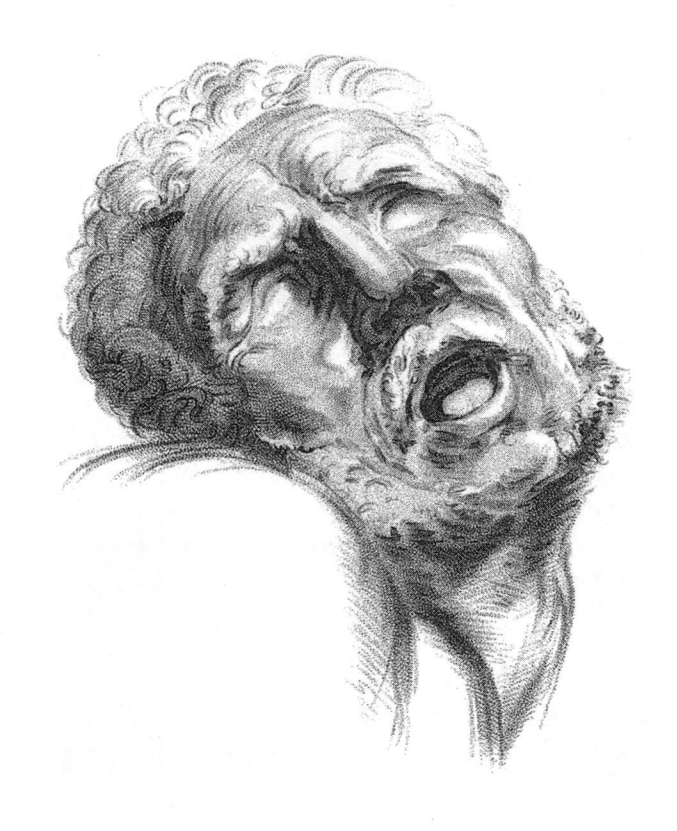

点が特に強調されたのが，ふつうに世間で言う表情だと思います。

山鳥 大変正確なご指摘だと思います。ベルもダーウィンもイクスプレッションであって，facial expression とは言っていません。イクスプレッションに相当する日本語は「全身表現」ですね。

　岡本先生はこの本の中で「ベルはマインドに対してフレーム(frame)という言葉を使う」と言われています。このフレームの訳語にもいろいろ工夫されています。フレームというのはマインド以外のもの，禅宗でいう「皮袋(ひたい)」です。「汚い皮袋」という禅宗の言い方がありますが，それをフレームという言葉で表わして，そのフレームが表わすものがイクスプレッションということですね。

　ベルに関して見落としてならないことは，ヒトと他の動物との間に距離をおいていることです。根本的にヒトとヒト以外という概念が牢固としてあると思います。

　特に押さえておかなければいけないのは，黒人，特に African を white とは違う存在として見ているところで，これはダーウィンとは決定的に違います。おもしろいのは，われわれ東洋人はベルの考え方のどこにもないことです(笑)。そもそも存在しない。white といわゆる negro(black)だけで，アジア的存在はほとんど視野に入っていません。

長野 科学史には必ず出てくることですが，ダーウィンはその点で当時としては進んでいたと思います。ビーグル号で南米へ行った時にフェゴ島あたりで，原地人が海岸で裸で踊っているのを見て，「やはり違う人種だ」というような印象を持ったりしますが，これはしかたがないことですね。

古典翻訳の問題点

山鳥 200年前の英語を訳すのは大変だったと思いますが，そのあたりの苦労話を少しお聞かせいただけますか。

　例えば，先ほどのフレームという語はどのように訳されましたか。

岡本 いろいろ言い換えました。先ほど山鳥先生がおっしゃったように，

「外郭」というのがありますし，具体的に「骨格」や「筋肉」と訳したところもあって，2〜3変えたところがあります。

山鳥 「デザイン」はどうでしたか？

岡本 先ほど先生がおっしゃったように神様が人間を創る時という意味もありますし，画家が使う絵のもとになるものという意味で「図案」としたところもありますし，もう少し高尚に「何か訴えるもの」という意味を持たせて工夫したものもあります。

山鳥 今は現代の心理学に侵されていますから，表情と言ってもせいぜい6つぐらいのパターンに限ってしまい，かなり荒っぽく考えています。ところがベルは，「恐怖」ひとつにしても，「fear」「terror」「horror」ときっちり分けて，その表情はすべて違うとしています。明らかに心理状態としては違うわけです。

長野 ダーウィンのアプローチは，「表情は習慣が固定して，それが反復されると遺伝する」というわけです。現代の言葉で言えば，獲得形質の遺伝ということになります。これは『種の起原』でも，その立場を認めていないわけではないですね。

　ただ，『種の起原』ではそれは副次的な要素で，やはり競争によって生物は種が変わっていくし，枝分かれすることをメインテーマにしていますが，彼の表情の本には，淘汰のメカニズムのことはほとんどなく，ごく自然に，繰り返された表情が遺伝するようになって，後は生まれつき出てくるという言い方になります。

ダーウィンの表情論

山鳥 ダーウィンの表情論に入りたいと思います。長野先生はダーウィンの表情論では，進化論の考えで言う，「セレクション(selection)」ということがあまり出ていないとおっしゃったわけですが，私の持っている1965年の復刻版では，コンラッド・ローレンツ(Lorenz)がイントロを書いています。

ローレンツは「ダーウィンはエソロジーの父だ」と言って，「ビヘイビアー(behavior)もオーガン(organ)と同じように遺伝するという考えは大事だ」という評価をしています。そのへんはどうですか。

長野 その通りだと思います。ただ，そのビヘイビアーが遺伝するようなものとして，いわば生物の身についてきたメカニズムですね。ローレンツはそのメカニズムを気にしないで，エソロジーのレベルで論じています。そういう意味では，ダーウィンの本はぴったりです。要するにヒューマン・エソロジーの源流だと評価している例はたくさんありますね。

山鳥 行動自体が遺伝するというのは，夏目漱石のエッセイにそういう話がありましたね。どこかの骨董屋の親父が座っている。何十年か経ってそこを通ると同じ親父が座っている。考えてみれば，同じなわけはないので，息子が座っているというわけです(笑)。行動が遺伝するというのは，新鮮な気がしたのです。進化論では，そういうものは遺伝しないということですね。

長野 エソロジーとの関係ですが，ローレンツと一緒にノーベル賞を受賞したティンバーゲン(Tinbergen)はローレンツよりも少し実験的なアプローチをしました。

例えば，親鳥が戻ってきた時に雛鳥が突っつくのは，親鳥を認識しているのではなく，嘴のある模様を認識して，それを突っつくと自動的に餌がもらえるからだとデータを取って解析したのです。親鳥の先に何か模様がついているということ自体がひとつのイクスプレッションだということです。それに対して雛鳥が反応するというふうに，個体と個体との間の広い意味の行動的な関係がエソロジーだというわけです。

山鳥 ビヘイビアーからどのくらいマインドが想像できるかということですね。

長野 相手の「マインド」あるいは状況をうかがい，それに対してこちらが反応するための窓口として，全身のイクスプレッションの中でも，表情というのは非常に大事だということです。こういうことを初めて科学的に扱ったひとりが，ベルということになるでしょうね。

ダーウィンとベル

山鳥 そのベルの表情研究を土台に，自分の進化論の立場から表情を分析したわけですが，行動進化論の視点で見たのがダーウィンの画期的なところだと思います。

長野 確かにそうです。ダーウィンというとすぐに分子遺伝学に通ずる「ネオ・ダーウィニズム」がクローズアップされますが，意外に注目されていない点ですね。大変大事な本だということを改めて感じました。

山鳥 「神経心理学コレクション」のシリーズに本書を入れたのは，神経心理学という，「人間の心というのは基本的に脳表現である」という立場から見ると，心を表現するものとして，姿勢や表情は言語などと同じくらい大事だからです。そういうものをトータルに扱う方法論のひとつとして，進化論的な方法論というのは今も大事だと思います。むしろ最近はこういう点が見落されているという気がします。

長野 入江重吉さんが書かれた『ダーウィニズムの人間論』(昭和堂)は，ダーウィンの感情表現に関する一般原理は「①有用な連合性習慣の原理」，「②対照の原理」，「③最初より意思から独立な，またある程度まで習慣から独立な神経系の構造による動作の原理」とまとめています。

　第一の原理は一定の心の状態のもとで，それを満足させるような動作や，顔つきといったものが起こって，それが身についていき習慣が遺伝で固まる。

　第二の原理は，それと反対の感情，心の動きが起こった時は，顔つきや動作そのものには意味がなくても，赤と黒，プラスとマイナスのように反対の動作が起こる。思いつきですけれども，例えば怒る時に拳を振り上げるのは，ダーウィン的に言えば動物が飛びかかる時の姿勢なので(第一の原理)，なだめる時に，「マアマア」と言って腕を水平に「セーフ」の形に広げるのはその逆の第二の原理から出てくることになります。

山鳥 ダーウィンはイヌなどの攻撃の表情とサブミッション(submission)と言って，負けた時の動きが正反対であることをうまく捉えていますね。

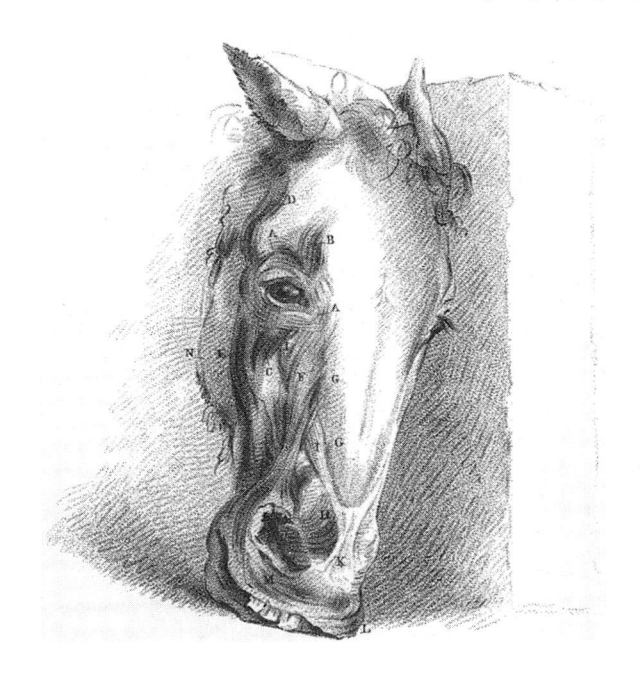

長野 それが相反の原理ですね。それから第三の原理はもう少し神経生理学的な整理の仕方ですね。

山鳥 そうですね。岡本先生が最後の解説のところで紹介されておられますが，この3つの原理はよく考えられていると思います。ただ，先生がおっしゃるように，こういう流れで行動を見ることが，その後出ていないのではないでしょうか。

長野 ただ，心理学の分野ではけっこうあります。この本にも紹介されていますが，エックマン(Eckmann)は「普遍性のテーゼ」で，今のような見方でいろいろなパターンが全部説明できるとダーウィンを高く評価しています。

ところが，J. ラッセル(Russell)という人は，例えば文化的・社会的な

コンテクストで，同じ感情でも表出のされ方はずいぶん違ってくるというようなところがあまりカバーされていないので，普遍的と言うには限界があると言っています。

山鳥　ダーウィンの書いていることは伝わってはいるわけですね。

「ダーウィン・ウォーズ」― 利己的遺伝子

山鳥　長野先生は最近『ダーウィン・ウォーズ』(青土社)という本をお訳しになられましたが，最近の進化論の状況についてお話しいただけますか。

長野　ダーウィンの表情の話は生物学の主流には乗らずに，自然選択という部分がクローズアップされてきたわけです。遺伝子がわかる以前から，とにかく「遺伝質」の変化によって進化していくという筋書きができ，生物学者はそれを信じるようになってしまったわけです。

最大のネックは遺伝子でした。遺伝子はメンデル以来，形式的な伝わり方は解析されてきたのですが，正体がわからない。それが，「DNAの二重らせん」という実体がわかり，その塩基の変化が突然変異であると言えるようになったわけです。

最初は突然変異の対象となるのは，フィジカルなものとして捉えられる，身体的な変化だけだったわけです。しかしそれが広がって，いろいろな行動が動物ではわかってきた。また，それと人間とのつながりについては，基本的に動物と人間に変わりはないことが，分子遺伝学が進むにつれて強調されて，モノー(Monod)に言わせると，「大腸菌で真実であることは象でも真実である」ということになる。

これは少し言いすぎだと思いますが，それをさらに伸ばせば，象で真実であることは人間で真実だということになってくるわけで，広い意味では人間までカバーできる，という一般観念があるわけです。そこにもうひとつ，先ほどのエソロジーが近代化してきて，行動は形質であって遺伝するというのはローレンツも言ったわけですけれども，遺伝するのだったら，やはり遺伝子で決まるだろうという一種の観念主義的な発想が強力になっ

て，そこに「利己的遺伝子」というドーキンス(Dawkins)のキーワードが合流することになりました。

　ダーウィン的な競争の世界で生物がせめぎあって生きているとすれば，自分に損になるようなことを生物はするはずがない。ある個体が遠慮深い行動をしたとすれば，その個体が持っている遺伝子は，その個体と一緒に子孫を残さずに断絶してしまうのだから，その観念を遺伝子まで持っていって，実際にある行動を，動物，さらには人間に取らせているのは遺伝子であるというものです。

山鳥　ドーキンスのキーワードのひとつは，「個体は遺伝子の乗り物である」。つまり，今残っているものは，勝ち残ったのであって，そうでないものは消えてしまうということですね。利己的なものだけが今残っているのだということですよね。

長野　これはよく攻撃される言い回しですね。ドーキンスの使った「利己性」というのは，確率的に遺伝子が次の世代まで残るストラテジーが伝わりやすいからというだけのことですが，個体の行動としての利己主義とか博愛といったレベルと，遺伝子のレベルの話がどうしても混乱するのです。

山鳥　それは大事なところで，利己的というとindividualに還元して一般に考えられていますが，彼の言う「利己的」というのは，遺伝子部分が可能性としてそれを今に残しているものが利己的だということですね。そこに誤解が生じるもとがあるのでしょうか。

長野　それは，ドーキンスに言わせると誤解だというのですが，ああいう言葉を選択したということは，やはり罪の半分はドーキンスにあると思います。いわば，必然的に落ちるような落とし穴をしかけておいて，「落ちたほうが悪い」と言っているような感じがします。

山鳥　グールド(Gould)とドーキンスは，『ダーウィン・ウォーズ』では対極のように記載されていますが。

長野　この本の著者ブラウンは，グールドに対しての批判が少し強いですけれどもね。ドーキンスのほうは，自分の学説が目立たなければ生き残れ

ないですから，最初は極端に遺伝子が中心であって，個体はそれに操られる乗り物であると強調しました。そうすると，個々の行動パターンも遺伝子で決まることになって，これは人間性の解体である，ということになる。人間の場合にはもっと全体的に見なければいけないというのはその通りですね。

　これはいわば昔，社会ダーウィニズムとして否定されたものと同じようになる。この限りではブラウンも，グールドや，さらにその盟友でもっと立場のはっきりしているルウォンティン（R. C. Lewontin）に一理あることを認めています。

山鳥　そうですね。そっちへつながっていく危険性はありますね。

　グールドは遺伝子中心以外のプリンシプルを主張しているのですか。グールドも基本的には遺伝子ですね。

長野　定向進化など，合理的な説明のつかないものに対しても，持ち出しているわけではありません。

　例えば，「スパンドレル」という有名な概念があります。これはアーチ建築で，丸屋根と縦の柱の間にできる三角の隙間のことです。それはただ丸と棒の隙間に出てきたものだけれども，次第に装飾の上でなくてはならないものになったわけです。初めから設計されたように思われるけれども，いわば偶然の産物で，それが後から役に立つということになったものです。

山鳥　と言うことは，遺伝子だけが重要なのではなくて，フェノタイプ（phenotype）も重要だということになるのでしょうか。

長野　いまのスパンドレルの話は，建物ができなければ存在しないわけです。ですから，フェノタイプが組み合わさってできあがったシステムというものが大事だから，あくまでも個体レベルで見なければならないというわけです。

山鳥　全体としてのシステムが大事で，遺伝子だけというのはおかしい。そういう違いがあるのですね。

長野　そうです。ドーキンスも頭のよい人ですから，最近は方向転換して

います。個々の遺伝子が利己的だと言って頑張って自分だけ勝手なことをすれば、遺伝子がシステムをアンバランスにして破壊してしまう。これは自殺行為で、利己性にならないから、お互いに仲よくしましょうというのが利己性であると、詭弁みたいですが、そう言っています。そこまでいくと、グールドとほとんど変わらなくなってしまいます。

山鳥 鮮明に方法論的に違うかというと、あまりよくわからないですね。

長野 ええ。進化のユニットとしては、個体がなくなって受け渡されるのは、生殖細胞の遺伝子だけだと言えばその通りですが、だから進化で支配的なのは遺伝子だけと言ってよいかという問題ですね。やはり、持ち主である個体全体を進化の単位としてみるか、というところで論争があったのですね。

さらに上のレベルで、ダーウィンも気にしていましたが、集団で生きている生物、例えばハチのような集団が進化の単位になり得るかという話が出てきて、これは理論的に否定され、個体が主だということになったのですが、今でもまだ尾を引いていますね。

それをもう一段下へずらすと、個体も遺伝子の集団だから、個体を丸ごとというだけの捉え方は粗雑で科学的でない。やはり伝わるのは遺伝子であるというもうひとつの主張が出てきて、最後の対立はそこですね。ですが、ドーキンスのほうが戦略を変えて、「私は個々の遺伝子が勝手なことをするなどとは言っていない。それは誤解だ」と言う。そういうふうに開き直られると、その限りでは差が縮まってきたわけです。

そうなると、残った対立点は理論的というより、例えば「個体、ことに人間の場合に、個人をばらして考えるのはけしからん」という一種の理念ですね。「ヒューマニズムというものがある」、「それは思い込みであって科学的でない」とか、「結果として出てくるのならよいけれども、最初から観念を科学理論にかぶせるのは認められない」というところに対立点が移っています。

ハーヴェイの「血液循環論」と表情論

山鳥 ところで,ハーヴェイの血液循環論がベルの表情論に影響を与えたのですか。

岡本 先ほど申しましたように,ハーヴェイが「血液は体循環する」という画期的な概念を発表しましてから100年後の1811年にベルが,「新しい脳解剖に関する概念」と題した論文を公にしました。

それをハーヴェイに喩えたのはロンベルク(Romberg)という神経内科医です。彼は「ベルは,ちょうど200年前のハーヴェイと同様の人であり,その発見は同様の発見だ」と言ったということです。彼はベルを高く評価して,表情の本を含めていくつか翻訳しています。

ベルには生理学に多くの貢献がありますが,その中で筋感覚=muscle sense,第六感覚と言いますか,それを言ったのもベルが最初で,筋肉自体からフィードバックとして感覚が戻ってくる,筋肉にも自分自身を知る能力があると言いました。ロンベルクは最初それに目をつけて,臨床的にロンベルクの名をとって「ロンベルグ試験」というような,深部感覚を調べ

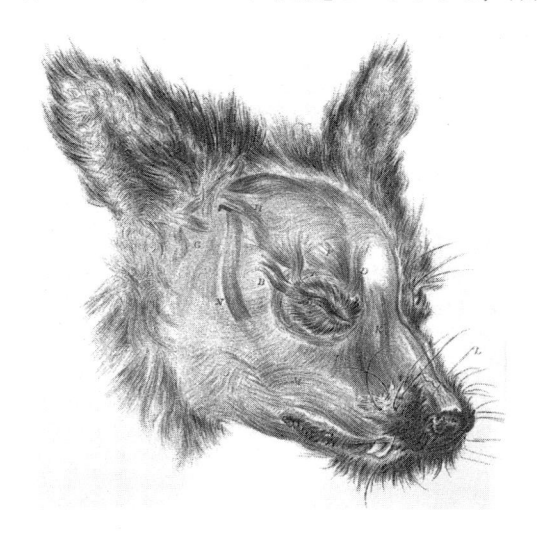

る試験法を初めて行っています。いろいろな意味で，ロンベルクとのつながりがあったということです。

　ベルは脳解剖や脳生理などの基礎的なことを19世紀前半にやっていたのですが，シャルコー（Charcot）も19世紀の半ば以降から神経学に取り組み，ロンベルクも後に神経学に貢献していて，臨床的な診療手技として得られるさまざまな方法を考え出すきっかけを与えたのがベルということになります。そういう意味で，表情のこととは別としても，神経学や神経生理学に与えた影響は大きいと思います。

長野　筋肉からのレポートというのは，今の言葉で言えば，筋紡錘からインパルスがくるという情報の流れを掴んでいたのですね。

山鳥　この本の岡本先生の解説の中に，ベルがお兄さんにあてた手紙などが紹介されていますが，目の神経は光を運び，耳の神経は音を運ぶ。舌の神経は味を運ぶ。心臓の神経は血圧の動きを運ぶ。そういう意味で，筋肉も当然筋肉独特の動きを運ぶであろう，という原理的な考えでいろいろ発見しているところで，そこがおもしろいです。やはり天才ですね。

ベルの「イタリア紀行」と芸術絵画論

編集部　ところで，第4版が決定的に違うのは，暗いエジンバラで育ったベルが，イタリアへ行ったことで，「南方」の絵画や彫刻に開眼し，それについて詳しく触れていたことです。特に古代ギリシャ美術の点についてはヴィンケルマン（Winckelman）などをもとに詳しく論じていますが，ゲーテの「イタリア紀行」を想起させる点についてはいかがでしょうか。

岡本　若い頃から，彼は南方に憧れる気持ちが強かったようです。

　当時，ヴィンケルマンという新古典主義の歴史家が，「美術と風土と地理というものが非常に密接な関係にある」と言ったのです。北の寒風にさらされた地域では忍耐強く，宗教的に言えば，教会で黙々と祈る姿が思い描かれる。それに対して，南は開放的で，陽気で，裸で海辺にたわむれている人たちを見るだけで絵になると言う。教会の石段に倒れている乞食で

さえも，彼が小さい頃から憧れてきたイタリアを象徴するような雰囲気をかもしだしています。

ベルは芸術家としても名高いわけですが，「スコットランドのホガース（Hogarth）」と呼ばれていた，イタリアで研修を積んだディヴィッド・アラン（Allan）と小さい頃から親交があり，絵に親しんでいたことが，イタリアへ行きたいという気持ちにさせたひとつの要因かと思います。

イタリアの芸術や美術の中で，彼が最も感銘を受けたのは，ミケランジェロの彫像だったようです。「あれは解剖学的な知識がなければ絶対にできない仕事だ。姿勢にしても，動きにしても，筋肉の解剖をきちんと押さえていないと，実際にああいう力強い形で彫刻に現わすことはできなかっただろう」と言っています。自分が解剖学や生理学で学んできたことを，この芸術に接して再認識することが，ベルにとって大きな意味があったと思います。

それが最終的に第3版や第4版が内容的に豊富なものになったことに関係があると思います。また，南と北の気質，風土とその取り組み方の違いというものが，エジンバラで育ったベルだからこそ，なおさら心を南に向かわせて，そこでの吸収力にもつながったのだと思います。

長野 ダ・ヴィンチにはあまり注目してないですね。

岡本 ダ・ヴィンチについては，あまり重きを置いていないようですね。

山鳥 僕もミケランジェロが好きですが，ベルは解剖学的に，どの筋肉がどれだけ盛り上がっているとか，肩甲骨がどれだけ上がっているかということをきちんと見ているわけです。そして，その全体のバランスの取り方がノーマルよりも，あるところを強調しているからよけいに自然に見える，というような理詰めの観賞をしています。それがすごいですね。

おもしろいのは，「ダヴィデ像が口を閉じているのは変だ」と言うのです。ミケランジェロを崇拝していますが，「あの像はおかしい」と指摘しているわけです。「口をあけていないと，力は出ないのではないか」というわけですね（笑）。

しかし，本当に絵がうまいですね。

長野 みんながこの程度には描いたのですかね。

山鳥 ベルを読んでいると，ギリシャ時代の人も解剖を勉強していた可能性を感じますね。200年前にこのような本が出ていたことは驚きです。「ダーウィン以来」(Since Darwin)という考え方はありますが，「Before Darwin」というものはありません。そこから半世紀遡ったところで，ベルがこういうことを書いていたのは衝撃的です。

　日本は明治維新の時より前に成立していた思想にはブラインドです。そういう点でも，この本を紹介するのは意味のあることだと思います。

（おわり）

〔週刊医学界新聞　第2482号(2002年4月15日)より再掲〕

『神経心理学コレクション』

シリーズ編集
- **山鳥　重**　神戸学院大学教授
- **彦坂興秀**　National Institute of Health (Chief, Section of Neuronal Networks Laboratory of Sensorimotor Research)
- **河村　満**　昭和大学教授
- **田邉敬貴**　愛媛大学教授

　ダイナミックで複雑な脳の働きを新しい切り口で捉え直すシリーズ。言語，行為，知覚から，意識や記憶など多岐にわたる人間の高次機能を解明する。狭義の「神経心理学」にこだわらず，脳という巨大な星雲を通して起こる現象を日常の研究や臨床と結びつけて解析し，「脳の科学」と「心の科学」の統合をめざす。

[既刊]〔定価(本体価格＋税5%)〕
山鳥　重・河村　満　「神経心理学の挑戦」（¥3,150）
田邉敬貴　「痴呆の症候学」（ハイブリッド CD-ROM 付）（¥4,515）
岩村吉晃　「タッチ」（¥3,675）
チャールズ・ベル（岡本　保訳）「表情を解剖する」（¥4,200）
川島隆太　「高次機能のブレインイメージング」
　　　　　（ハイブリッド CD-ROM 付）（¥5,460）
彦坂興秀の課外授業　「眼と精神」（¥3,150）
山鳥　重　「記憶の神経心理学」（¥2,730）
相馬芳明・田邉敬貴　「失語の症候学」
　　　　　（ハイブリッド CD-ROM 付）（¥4,515）
入來篤史　「*Homo faber* 道具を使うサル」（¥3,150）
目黒謙一　「痴呆の臨床」
　　　　　（CDR 判定用ワークシート解説付）（¥2,940）

[続刊予定]　酒田英夫の課外授業　「スペース」